Respirar
Meditar
Inspirar

*A jornada
de uma mulher
em busca de calma
e paz de espírito*

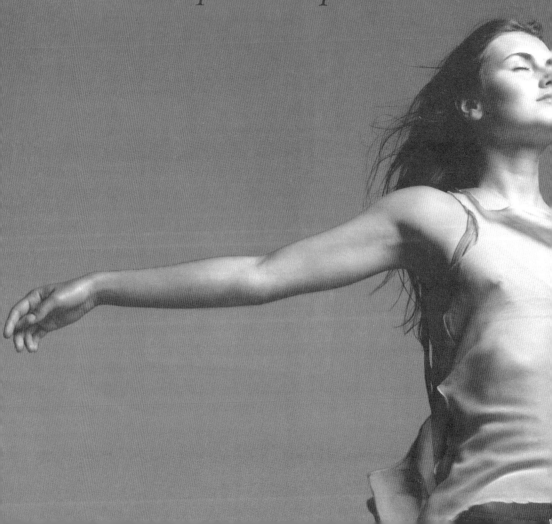

PRISCILLA WARNER

Respirar
Meditar
Inspirar

Tradução
Mônica Maia

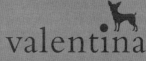
valentina

Rio de Janeiro, 2014
2ª edição

Copyright © 2011 *by* Priscilla Warner

TÍTULO ORIGINAL
Learning to Breathe

CAPA
Silvana Mattievich

FOTO DE CAPA
George Doyle / Getty Images

DIAGRAMAÇÃO
Abreu's System

Impresso no Brasil
Printed in Brazil
2014

CATALOGAÇÃO NA PUBLICAÇÃO
BIBLIOTECÁRIA: FERNANDA PINHEIRO DE S. LANDIN CRB-7: 6304

W283r	Warner, Priscilla, 1953-
2. ed.	Respirar, meditar, inspirar: a jornada de uma mulher em busca de calma e paz de espírito / Priscilla Warner; tradução de Mônica Maia. – 2. ed. – Rio de Janeiro: Valentina, 2014. 280 p.; 23 cm
	Tradução de: Learning to breathe ISBN 978-85-65859-20-2
	1. Warner, Priscilla – Saúde. 2. Síndrome do pânico – Tratamento alternativo. 3. Transtornos da ansiedade – Tratamento. 4. Meditação. I. Título.
	CDD: 616.85

Todos os livros da Editora Valentina estão em conformidade com
o novo Acordo Ortográfico da Língua Portuguesa.

Todos os direitos desta edição reservados à

EDITORA VALENTINA
Rua Santa Clara 50/1107 – Copacabana
Rio de Janeiro – 22041-012
Tel/Fax: (21) 3208-8777
www.editoravalentina.com.br

NOTA AO LEITOR

Este livro é um relato de experiências que dividi com muitas pessoas maravilhosas. É baseado em minhas lembranças, assim como em gravações em áudio feitas em conversas e sessões de terapia e cuidadosas anotações que fiz durante as aulas. Em algumas ocasiões, os nomes e/ou características que identificam algumas pessoas foram alterados.

Com infinita gratidão

a

Jimmy

Max e Jack

Riva e Paul

Que todos aqueles que buscam a felicidade a encontrem
Em todos os lugares aonde forem,
E, sem esforço algum, que eles possam conquistar
aquilo que tenham se proposto a fazer.

Shantideva, *A Guide to the Bodhisattva's Way of Life*

Sumário

COMO VIVER

1 • Decolagem 11
2 • As Tigelas Ressoam 15
3 • Em Pânico 21
4 • Meus Demônios 28
5 • Devagar com o Andor, Meu Cérebro 34
6 • O Monge que Conhecia o Pânico 37
7 • Sorte de Principiante 50
8 • Acima da Minha Cabeça 54
9 • A Casa Grande na Colina 61
10 • Terapia da Alegria 66
11 • Enraizada 71
12 • Entrando no Jogo 78
13 • O Santuário da Arte 85
14 • O Longo Alcance de Providence 91
15 • Usando o Kit de Ferramentas 97
16 • Sintonizada com Minha Tribo 103
17 • Tocando no Ponto Fraco 107
18 • Sorrindo Diante do Medo 111
19 • Fisgada pela Cura 117

COMO AMAR

20 • A Convenção da Compaixão   127
21 • Conserto Mágico   137
22 • Renascida   144
23 • O Médico da Alma   155
24 • Respirando de um Jeito Diferente   164
25 • Este É o seu Cérebro com Amor   173
26 • Uma Boa Amiga   184
27 • Encontrando o Buda de Ouro   190
28 • Avanço Respiratório   194

COMO MORRER

29 • Aprendendo a Morrer Feliz   203
30 • Minha Religião É a Compaixão   212
31 • Uma Lição sobre a Impermanência   219
32 • Mais uma Pessoa Feliz no Planeta   224
33 • Neurótica, Cura a Ti Mesma   228
34 • Dawn   234
35 • Feliz Dia do Parto   238
36 • Um Ato de Desapego   245
37 • A Roshi   252
38 • Minha Rede de Segurança   257
39 • Apenas Respire   264
40 • Prova   270

Agradecimentos   274
Apêndice: o Plano de Priscilla   276
Bibliografia   278

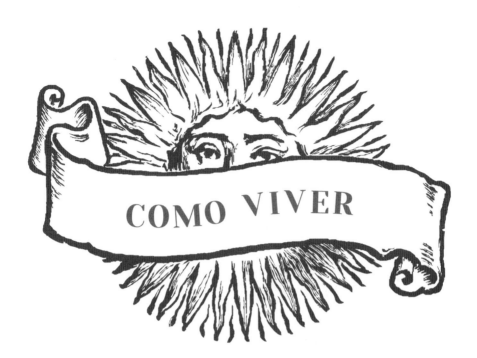

1

Decolagem

Afundada na poltrona do avião, eu quase não via o suficiente de Tulsa, em Oklahoma, para dizer adeus à cidade na escuridão da madrugada. O avião decolou, e eu estava voltando para casa, em Nova York, na última escala de um intenso programa de três anos de aulas. Abri uma revista... e lá estavam os monges — mais uma vez.

Trajando vestes rubras, com as cabeças raspadas, tibetanos serenos me encaravam da fotografia. Esses mesmos homens haviam me assombrado inadvertidamente por anos, pois encontraram uma paz interior que me escapara por muito tempo. Enquanto eu experimentara debilitantes ataques de pânico e ansiedade por décadas, eles estiveram meditando de modo tão eficaz que seus lobos pré-frontais se iluminam nos exames de ressonância magnética, rechonchudos como pêssegos completamente maduros.

Não foi precisamente dessa maneira que os cérebros dos monges foram descritos nos artigos médicos sobre os quais eu li, mas foi como os imaginei — alegremente grávidos de energia positiva. Ao contrário do meu cérebro, que parecia surrado e machucado, inchado de ansiedade, adrenalina, desgosto e hormônios.

"Quero o cérebro de um monge!", decidi imediatamente.

Eu também queria tudo o que acompanhava esse cérebro — paz e tranquilidade, compaixão e bondade, sabedoria e paciência. Era pedir muito?

E foi como nasceu a minha missão.

Tornei-me determinada a fazer meu lobo pré-frontal acender como os dos monges, a desenvolver um cérebro que funcionaria de modo tranquilo e sem problemas, ao invés de ficar quicando em meu crânio como um feijão mexicano na fritura. Algumas pessoas montam laboratórios de drogas sintéticas em seus porões, mas eu queria um laboratório de Rivotril (clonazepan) na minha cabeça produzindo uma versão natural do remédio que minha terapeuta prescrevera muitos anos atrás com a finalidade de me ajudar a lidar com a ansiedade crônica e o pânico.

Eu já procurava por serenidade esporadicamente havia quarenta anos, durante os quais fora à Turquia e percorrera as antigas cavernas dos primeiros místicos cristãos, lera a requintada poesia sufi de Rumi e aprendera os mistérios da Cabala. Bebia chá de ervas regularmente e acendia incenso em meu quarto. E tinha os meridianos massageados enquanto meus chacras eram cuidados por atendentes de voz suave em minhas ocasionais extravagâncias em spas.

Adoraria ter ido ao Nepal para encontrar a paz interior, sentada aos pés de um monge no alto de uma montanha, mas tenho pânico de altura. Não queria me mudar para um mosteiro, mas imaginei que havia dezenas de coisas que poderia fazer sem me afastar muito de casa, que certamente poderiam me tornar meio monja. Então, decidi tentar me comportar como um monge enquanto continuava fazendo as compras para o jantar nos shoppings do bairro onde morava. E decidi escrever sobre as minhas aventuras.

Essa renovação cerebral em grande escala levaria algum tempo, planejamento, improvisação e trabalho duro. Contudo, eu tinha esperança de que, se exercitasse minha cansada massa cinzenta corretamente, com regularidade e durante um bom período de tempo, e alimentasse meu cérebro com todo o tipo de coisas boas, como meditação, exercícios de visualização, ioga, comida macrobiótica e ensinamentos budistas, talvez ele mudasse sob o aspecto físico. Ouvia falar sobre *neuroplasticidade* nos artigos científicos, um termo que significa que o cérebro está supostamente apto a transformar a si mesmo em qualquer idade. Talvez o meu

Decolagem

fosse como massinha de modelar: dobrável e flexível, e muito divertido de ser trabalhado.

O que eu tinha a perder? Mudei um pouco de posição na minha poltrona do avião, os monges ainda me olhando da fotografia.

Externamente, eu até funcionava bem: era uma feliz e bem casada mãe de dois filhos incríveis. Fizera uma turnê por mais de cinquenta cidades para promover *The Faith Club*. Mas, por dentro, o distúrbio da ansiedade contra o qual eu havia lutado durante toda a minha vida me deixara exausta, fora de forma e devorando chocolates para estimular o ânimo e as glândulas suprarrenais. Meu corpo e meu coração doíam por meus filhos, que haviam saído de casa, e por minha mãe, que sofria do Mal de Alzheimer havia nove anos, confinada numa UTI em um asilo de idosos. Vinte anos antes, meu pai morrera de câncer; mas ele tinha quase a minha idade quando o tumor começara sua jornada mortal pelo cólon.

Obviamente, eu estava enfrentando a minha própria mortalidade. Embora quisesse fugir dela como o diabo da cruz.

Em outro rito de passagem, uma terapeuta maravilhosa, com a qual me consultava havia anos, morrera recentemente, e eu compareci à cerimônia em sua memória. Quando cheguei à casa de funerais judaicos, uma mulher de cabeça raspada, trajada com uma veste negra simples, havia me cumprimentado. Embora o sorriso fosse amável, inicialmente a presença dela me confundiu. Era budista? Era uma freira? O cérebro dela também se iluminava em uma ressonância magnética?

Depois de cumprimentar as pessoas na entrada da capela com uma tranquilidade que deixava todos à vontade, ela conduziu os procedimentos com cordialidade, humor e sensibilidade, incitando as pessoas a dizerem algo sobre a amiga falecida. Considerei o aparecimento dela como uma mensagem da minha última analista.

"Vá em frente", imaginei-a falando. "Vá e encontre o seu monge interior."

Não sabia a diferença entre o meu *darma* e o meu *carma*, mas estava disposta a aprender. Talvez eu viesse a definir outros termos para mim mesma, como *conscientização*, *bondade* e *gentileza*, e talvez até mesmo *verdadeira felicidade.* Tentaria qualquer técnica, tratamento e ensinamentos que achasse serem capazes de me guiar ao longo do caminho do pânico à paz.

Sua Santidade, o Dalai-Lama, acredita que os seres humanos podem transformar as emoções negativas em emoções positivas no próprio cérebro.

E quem vai duvidar do Dalai-Lama?

Talvez minha jornada fosse se parecer a algo assim como uma mistura de *Sidarta* com o *Diary of a Mad Jewish Housewife.*

Esqueça o "Médico, cura a ti mesmo", decidi, enquanto meu avião pousava em Nova York e minha fantasia se tornava realidade.

Meu novo mantra seria: "Neurótica, cura a ti mesma (e por favor pare de reclamar)."

2

As Tigelas Ressoam*

Quando você está pronto para aprender, suas lições o encontram nos lugares mais estranhos, como o balcão de aluguel de carros da Hertz no Aeroporto Internacional de São Francisco. Para comemorar o final da turnê de *The Faith Club*, viajei até a Califórnia para visitar minha irmã e alguns amigos. Um funcionário da Hertz, um homem alto e cordial, terminava de aprontar a minha documentação quando notou o colar de cores vivas que eu estava usando.

— Você deve ir a essa loja tibetana no Haight-Ashbury** — disse-me ele.

Fiquei surpresa. Como aquele homem sabia que eu aspirava a me tornar uma serena monja tibetana?

Ele me entregou as chaves e uma indicação aproximada do endereço da Tibet Styles, que anotei no contrato de aluguel do carro. Eu estava sempre pronta para uma aventura consumista.

---

* As terapias com gongos e tigelas tibetanas utilizam as ondas sonoras desses instrumentos para promoção do bem-estar. São usadas em tratamentos capazes de estimular a energia vital, promover o relaxamento e combater o estresse, conforme o livro *Singing Bows, Exercises for Personal Harmony*, da musicoterapeuta Anneke Huyser. Nos Estados Unidos e na Europa, terapeutas holísticos trabalham com "tigelas tibetanas" como técnica de apoio terapêutico. (N. da T.)

** Bairro de São Francisco famoso por sua atmosfera de cultura alternativa desde o tempo do movimento hippie. (N. da T.)

Três dias depois, decidi seguir o conselho do funcionário da Hertz. Minha amiga Judy me levou ao Haight-Ashbury, e andamos para cima e para baixo pelas ruas movimentadas procurando a Tibet Styles. Um jovem em uma cafeteria nos deu o endereço.

– Diga à Dolma que eu mandei um abraço – disse ele. – Ela é uma mulher maravilhosa.

Enfiada em um quarteirão de estúdios de tatuagem, lojas de discos e vitrines exibindo excelentes mercadorias dos anos 1960, a Tibet Styles era um oásis de tranquilidade, repleto de bijuterias coloridas, echarpes e panôs artesanais. Levamos tempo examinando os colares feitos de prata e pedras semipreciosas enquanto rumávamos para os fundos da loja, onde dezenas de tigelas de metal estavam empilhadas em uma mesa.

Peguei a tigela de cobre mais pesada e o bastão parcialmente revestido de camurça.

– Passe o bastão em volta de uma delas – sugeriu Judy com um sorriso. – Veja o que acontece.

Comecei a esfregar a beirada da tigela com o bastão, mas absolutamente nada aconteceu. Uma pequena mulher tibetana, regulando em idade comigo, saiu de trás da caixa registradora. Usava um avental listrado em cores e tinha o cabelo escuro preso em um coque.

– Não tão rápido – disse ao tirar a tigela da minha mão. – Assim. – Delicadamente, ela esfregou a borda do círculo com o bastão. – Vê? Bem devagar.

A tigela começou a emitir vibrações sonoras, primeiro suavemente, e depois alto o suficiente para encher a pequena loja com seu som, até acima do canto musical do CD que tocava ao fundo. A mulher bateu no metal suavemente e ele produziu um perfeito, profundo e complexo "goooong". Entregando-me a tigela de volta, ela disse:

– Experimente agora.

Esfreguei a tigela com o bastão, produzindo nada mais que silêncio. A mulher tibetana se afastou para atender uma cliente que comprava brincos. Peguei outra tigela de metal e passei o bastão na borda. Outra vez não houve som algum. Judy pegou outra tigela, que, é claro, soou para ela imediatamente.

As Tigelas Ressoam

A dona da loja voltou no momento em que eu pegava outra tigela, de um bronze escuro com uma pátina verde.

— Devagar, devagar!

Ela tomou a tigela das minhas mãos, bateu na beirada suavemente, e em um instante ela soou.

Senti-me como uma perdedora. Ou qualquer que fosse essa palavra em tibetano.

Peguei uma tigela após outra, tentando em vão fazer com que cada uma soasse.

— Devagar, devagar, você está se movimentando muito rápido — continuava dizendo a mulher. — Mantenha a palma da mão na horizontal. Não toque a tigela com os dedos.

Ela manipulava minha mão para fazer com que cada tigela ficasse firme na palma, mas falhei novamente ao tentar fazer soar a enésima tigela.

Por fim, ela pegou uma de tamanho médio, de um bronze claro, e me entregou.

— Tente esta.

Passei o bastão na borda o mais lentamente que pude, temendo estar tão neurótica e sem contato com meu aspecto espiritual a ponto de não conseguir fazer uma tigela tibetana tinir, que dirá ressoar.

Mas, então, a tigela começou a me dizer algo. Tornou-se viva em minha mão, vibrando de maneira firme. Então, bati com o bastão. "Goooong." A poderosa vibração subiu por meu braço diretamente ao coração. Eu tinha encontrado a minha tigela.

— Você conseguiu! — exclamou Judy.

— Ótimo — disse a mulher tibetana, como se soubesse que eu conseguiria todo o tempo. Ela voltou para trás da caixa registradora para atender outro cliente.

Acariciei a minha tigela amorosamente. Eu não era um fracasso retumbante. Podia fazer uma tigela soar. Apesar de tudo, meu carma não era tão ruim assim.

A mulher tibetana voltou.

— É só isso? — perguntou ela. — Vai levar a tigela?

— Esta é a que serve? — perguntei.

— Sim, sim. É esta.

— As outras são muito difíceis para mim? — Minha nova-iorquina interior estava determinada a fazer do ressoar das tigelas uma prova.

— A que você escolheu é uma boa tigela — decretara a mulher; o negócio estava fechado. Eu a segui até a caixa registradora segurando com força a minha tigela, que fiz ressoar outra vez, sorrindo.

— Realmente preciso disso — deixei escapar. — Quero dizer, da tigela. Preciso de um pouco de paz.

Calmamente a mulher apanhou uma sacola de compras.

— Quero aprender a meditar — falei. — Você tem algum CD que possa me ajudar?

O canto masculino ao fundo parecia ser capaz de trazer algum tipo de tranquilidade.

— Qual é o seu nome? — perguntou Judy à proprietária da loja.

— Meu nome é Dolma — respondeu a mulher, voltando-se para mim. — Gosta dessa música?

Escutei de novo, então abanei a cabeça.

— Não, obrigada.

Os cantores pareciam bem-humorados demais. Eu precisava do equivalente a um Sargento Tainha tibetano para pôr à prova as minhas qualidades. Quem quer que levasse para casa comigo para confortar meu espírito perturbado, teria uma árdua tarefa pela frente.

Dolma me entregou um CD com a fotografia dos Monges de Gyuto na capa, então colocou o disco no aparelho de som. Eram os sons mais baixos, mais guturais que eu já ouvira seres humanos emitirem, e me atingiram como um soco no estômago. No bom sentido.

— Gosto disso — falei ao examinar o retrato dos sombrios homens de cabeças raspadas, trajando vestes vermelho-escuras. Meus futuros Sargentos Tainha me encaravam, e pareciam não estar para brincadeiras.

— Isso é bom para você. Muito forte. Você precisa disso.

Dolma se posicionou bem na minha frente, segurando meus ombros.

— Você é uma pessoa muito tranquila — disse ela.

As Tigelas Ressoam

Judy caiu na gargalhada.

— Não, ela *é* muito tranquila — insistiu Dolma.

Entendi exatamente o que ela queria dizer. Ainda que tivesse sofrido ataques de pânico durante quarenta anos, no íntimo sabia que podia ser uma pessoa tranquila.

Judy devia partir para um compromisso, e nos despedimos. Mas eu tinha tempo para perder com Dolma.

E, na sua loja sossegada, de resto vazia, Dolma tinha tempo para mim. Ela tomou minhas mãos nas suas e me encarou diretamente nos olhos.

Nunca questionei o que aquela estranha estava fazendo.

— Você é cheia de piedade — afirmou Dolma, permanecendo parada como uma estátua diante de mim.

— Eu não sei. — Estava constrangida. — Não sou tão piedosa. Eu sou apenas...

— Você *é* piedosa — disse Dolma. — Isso é uma coisa *boa*.

— Eu só...

Dolma apertou minhas mãos com mais força. Lágrimas rolaram por minhas faces, primeiro devagar, depois em uma torrente contínua. Mas eu não disse uma palavra e nem as enxuguei, porque não queria tirar minhas mãos das de Dolma. Ela as estava segurando bem firmemente.

— Calma, calma — disse ela. — Está tudo bem. Você tem uma profunda piedade pelas pessoas. Sente a dor delas com muita intensidade.

— Estou tentando apenas chegar ao final do dia... — solucei. — É tão difícil.

— Por que é tão difícil? — perguntou ela.

— Eu sofro ataques de pânico. Tenho isso há muito anos. E minha mãe... — Eu me interrompi.

— Sua mãe?

— Minha mãe tem Alzheimer. Está em um asilo, um lar para idosos.

Dolma largou minhas mãos, correu para detrás do balcão e pegou um cordão de contas de madeira. Então fechou os olhos, empurrando as contas para a frente e para trás rapidamente ao longo do cordão, sussurrando orações.

— Está tudo certo — disse Dolma. — Tudo vai dar certo. As coisas vão se ajeitar, você vai ficar bem...

Os dedos dela moviam-se mais rápido do que quaisquer dedos que eu já tinha visto.

— E sua mãe? Ela ficará bem.

Eu queria acreditar nela.

Com os olhos fechados, Dolma murmurava repetidas vezes para si mesma, ou para Deus, ou para o universo. Algumas vezes ela cantarolava. Continuei onde estava, com os olhos sem lágrimas, assistindo fascinada, sem entender uma palavra.

Dolma terminou com as suas contas de oração, colocou-as de lado e saiu de trás do balcão, segurando minhas mãos nas dela mais uma vez. As mãos eram fortes, levemente calejadas, porém macias. As mãos de uma mulher que trabalhava e rezava muito.

— Libere — disse ela, parada à minha frente, segurando firme minhas mãos e me olhando fixo nos olhos. — Libere.

Liberar *o quê*?

— Libere o seu sofrimento — murmurou Dolma. — Deixe que todo ele saia de seu corpo. Desfaça-se dele. Libere-o.

Olhei no fundo dos olhos escuros de Dolma e segurei aquelas mãos fortes enquanto ela começava a rezar ou cantarolar de novo, ainda segurando minhas mãos e puxando-as com delicadeza, fazendo que sim com a cabeça.

Respirei de uma maneira profunda, entrecortada e irregular.

E então, deixei aquilo sair.

A dor e a tristeza, o cansaço e o medo. A decepção e o sofrimento. Os asilos e o rosto confuso de minha mãe, meu ninho vazio com os filhos que partiram, as dores e os tormentos de meu corpo que envelhecia. Deixei sair meu desejo ardente por juventude, por felicidade, por perfeição, por uma vida sem sofrimento.

Liberei tudo aquilo.

Em uma pequena e sossegada loja em São Francisco, senti todo o sofrimento se esvair pelos meus dedos para dentro das mãos de Dolma, e para fora, para o mundo, para o grande desconhecido.

E, apenas por um instante, nas mãos de uma estranha, tive uma pequena amostra do que seria me sentir mais leve.

3

Em Pânico

A leveza não era algo que eu experimentara de verdade antes de encontrar Dolma. O pânico era a minha zona de conforto. E meu castigo merecido.

Eu sofrera meu primeiro ataque de pânico quando era garçonete, aos quinze anos, trabalhando atrás do balcão de aço inoxidável cheio de manchas de gordura da cantina da Universidade Brown.

Durante alguns finais de semana daquele outono, eu e minhas amigas deixamos nosso ninho do colégio de ensino médio para moças, de Providence, em Rhode Island, e voltamos nossa atenção para os rapazes daquela universidade. Trabalhávamos nos refeitórios até que novos estudantes fossem contratados para assumir nosso trabalho. Naquela época, Brown era uma instituição universitária apenas para homens. Eu sorria para o sexo oposto enquanto servia uma carne suspeita, vestida em meu uniforme de poliéster azul-claro, fingindo não ligar para o que eles pensavam de mim.

Há quarenta anos, ninguém jamais usava o termo *ataque de pânico*, inclusive eu. Ninguém falava em distúrbios de ansiedade ou desabafava em rede nacional de televisão. Por isso, não pude imaginar o que estava acontecendo comigo naquele dia de setembro, um dia igual aos outros, quando me apresentei para trabalhar e, então, quase morri. Em um momento estava servindo ervilhas desbotadas para uma multidão de jovens entediados, e no momento seguinte estava desmaiando, sem conseguir respirar. Senti um choque elétrico percorrer meus braços até o fundo do peito, travando meus pulmões como um torno. O coração palpitava descontroladamente. Todo o meu corpo tremia. Comecei a suar frio. Tentei respirar fundo ao sair de trás do balcão.

Mas não consegui. Tentei engolir, mas não consegui fazer isso também. Minha língua estava grossa, obstruindo a garganta.

Entrei em pânico. Engoli em seco. Eu arfava. Tentei respirar fundo, um longo hausto que me salvasse a vida, mas tudo que conseguia inspirar eram pequenas baforadas de ar que de nada me valiam. Tive uma vertigem. Os rostos dos rapazes em fila congelaram, mas meus pensamentos disparavam enquanto eu engolia e ofegava, pensando: O que acontece quando seu corpo não recebe oxigênio? Eu poderia ficar inconsciente? Despencar no chão? Poderia morrer?

Eu estava morrendo?

Como uma autômata, tentei segurar as ervilhas que servia, mas minhas mãos tremiam visivelmente.

"Acalme-se!", gritei para mim mesma. Mas meu corpo não obedecia aos meus comandos.

Deixei a colher cair e cambaleei para fora do meu posto em direção à cozinha, tentando respirar, outra vez e outra vez mais em enormes espasmos. Barbara, minha melhor amiga, apareceu. Eu estava tremendo, segurando-me nas prateleiras abarrotadas de enormes caçarolas de macarrão com queijo. Escorreguei até o chão, com as costas contra a parede, minhas inúteis pernas abertas à minha frente.

— Você está péssima — observou Barbara.

— Não consigo respirar — murmurei.

— Quer que eu telefone para sua casa?

Barbara me empurrou para cima de uma mesa, discou meu número e a Sra. Quinn, a empregada que meus pais tinham contratado recentemente, atendeu.

— Não estou me sentindo bem — falei.

A Sra. Quinn não era uma mulher calorosa e simpática, mas combinou de se encontrar comigo.

Barbara me guiou para fora do refeitório em direção à rua. Eu ia me arrastando pela calçada, tentando respirar fundo uma vez atrás da outra, tiritando e tremendo.

Quando a Sra. Quinn chegou em seu velho Chevrolet cinza na esquina que combinamos, Barbara abriu a porta de trás e me empurrou para o assento rachado de vinil. Voltei para casa e me aconcheguei na grande cama vazia de meus pais sob o olhar de um enorme peixe-espada de olhos vidrados que meu pai havia pescado, empalhado e pendurado na parede.

Quando meus pais retornaram, telefonaram para o médico deles, que nos fez uma visita e me examinou. Ele me receitou um tranquilizante chamado Librium, ressaltando que eu estava "só um pouco nervosa".

Só um pouco?

Durante os próximos quarenta anos, ataques de pânico radicais como esse continuaram a devastar meu corpo. Assombrada por uma história que meus pais costumavam me contar quando eu era criança, eu sempre me afligia, achando que esses ataques iriam me matar. Enquanto outras crianças iam para a cama ouvindo histórias de fadas dançarinas ou de patinhos bonitos, durante anos meus pais me contaram uma história que chamei de "A noite em que você quase morreu". É assim que minha canção de ninar começa...

Quando eu tinha um ano e quatro meses de vida, meu pai estava de licença da Marinha, e nós morávamos em San Diego, na Califórnia. Eu desenvolvi uma epiglotite aguda, uma perigosa infecção na traqueia. Quando minha febre chegou a 41 graus, meu pais me levaram ao consultório de um pediatra, onde fiquei roxa e meus olhos se reviraram. (Minha mãe era uma artista, com uma verve para detalhes dramáticos.)

Depois de me ver sofrer um ataque após outro, meu pai estava muito apavorado para me levar ao hospital. Então ele pediu ao pediatra para me levar com minha mãe e nos seguiu no carro dele. Meus pais não dão detalhes sobre esse percurso, mas eles de fato me contaram a parte mais importante da história.

Após chegarem ao hospital, meus pais me deixaram e foram para casa. Enquanto estava deitada na minha cama, mais tarde, naquela noite, minhas vias respiratórias se fecharam e eu parei de respirar. Felizmente, um médico residente entrou no meu quarto por acaso e me encontrou em agonia. Ele fez uma traqueostomia de emergência, que salvou minha vida. Meus pais o elogiavam cada vez que me contavam essa história, o que acontecia com frequência. "Nós estávamos tão apavorados!"

E eu me tornei tão nervosa.

Encerrado o serviço de garçonete na Universidade Brown, consegui um emprego como caixa de supermercado aos sábados. Naquele tempo, era necessário digitar o preço de cada um dos itens, o que me deixava ansiosa. Meu pai era o proprietário do supermercado, o que me deixava ainda mais ansiosa. Desesperada para provar que merecia o emprego, lutava sem trégua contra o pânico, até que um dia hiperventilei tanto que abandonei minha caixa registradora e fui para casa. "Você não tem mais de trabalhar lá", disse meu pai quando, chorando, contei para ele o que acontecera aquela noite. Entretanto, ele não tinha conselhos sobre como evitar o pânico fora dos supermercados.

O que eu fiz. Bastante.

Escondi minha vergonhosa situação de meu pai e de todos na minha vida. Durante os dez anos seguintes, carregava comigo uma garrafinha de vodca para todos os lugares, e tomava um gole quando sentia os sinais de um iminente ataque de pânico – o coração martelando, formigamento nas mãos, distúrbios de respiração. O líquido ardente aquecia meu peito e por fim me acalmava. Optara pela vodca, pois achava que não deixava cheiro. Caso não soubesse que era assim, teria ainda maior sensação de pânico ao pensar que as pessoas pudessem saber que eu estava bebendo.

Quando chegou a época de frequentar a faculdade, fiquei ansiosa com a perspectiva de deixar meus amigos e minha família. Passei muito do meu tempo na Universidade da Pensilvânia sentada ao fundo das enormes salas de aula, construídas como auditórios, garantindo uma saída rápida caso começasse a ter um ataque de pânico. Quando estava em salas menores, também tomava Valium – uma nova droga que um clínico geral me receitara, que levava comigo a toda parte. Meus comprimidos amarelos mágicos eram bem mais fáceis de esconder do que minha garrafinha, e não ficavam adernando em minha bolsa.

Quando me formei pela Universidade da Pensilvânia, comecei a trabalhar numa agência de publicidade em Boston como diretora de arte. Gostava de criar anúncios de revista e comerciais de televisão, mas ficava aterrorizada de fazer apresentações aos nossos clientes – o que me deixou mais sujeita a ataques de pânico. O Valium mascarava bastante meus medos, mas por dentro eu me sentia uma fraude.

Conheci meu marido, Jimmy, em um bar lotado, e nos apaixonamos à primeira vista. Isso fez maravilhas pelo meu sistema nervoso central. Mas, quando tentei ser ousada e fui para a França com Jimmy, fui vítima de um extenso ataque de pânico no nosso quarto em um lindo e pequeno hotel, após um magnífico jantar, no qual bebemos um delicioso tinto da Borgonha e nos deliciamos com fabulosos chocolates. Meu sistema nervoso entrou em crise no meio da noite, com meus pulmões se convulsionando em espasmos. Estava morta de vergonha. Pela primeira vez tomei um Valium na frente de outra pessoa, andando de um lado para o outro até o remédio fazer efeito.

Casamos, e meu marido me amava, com minhas neuroses e tudo o mais. Cinco anos depois, fiquei grávida, e não tomei um só Valium, embora tivesse desenvolvido pressão arterial alta no oitavo mês e precisado ficar de cama e tomar fenobarbital, um medicamento anticonvulsivante e sedativo.

Felizmente Max, nosso primeiro filho, nasceu saudável. Mas meu pai, de cinquenta e oito anos, foi diagnosticado com câncer. Vê-lo passar por cirurgias, radioterapia e quimioterapia abalou meus nervos, e, quanto mais eu sofria, mais sentia pânico, estivesse no hospital ou em táxis. Quando ele morreu, eu estava arrasada, e a frequência dos ataques de pânico aumentou. Adorava ser mãe do meu doce filhinho. Mas somente dois anos depois eu me senti emocionalmente preparada para engravidar outra vez.

Minha segunda gravidez foi basicamente um longo ataque de pânico. Meus hormônios se alteraram, enchendo meu corpo de terror. Implorei ao obstetra para me deixar tomar Valium, mas ele recusou. Nosso segundo filho, Jack, chegou dez dias antes, o bebê mais tranquilo do mundo. Na verdade, todos os três homens da nossa casa geralmente são tranquilos como monges. Aos olhos de todos eles pareço ansiosa.

A carreira de Jimmy decolou e eu me tornei uma esposa corporativa, acompanhando-o a várias palestras. Certa tarde, cheguei em Manhattan para comprar algumas roupas apropriadas. Insegura a respeito de minha habilidade para desempenhar o papel no qual fora jogada, e faminta por ter deixado de almoçar para ir às compras, comecei a me descompensar no provador da loja de departamentos. Fui cambaleando até o arranha--céu onde ficava o escritório de meu marido, ali perto, e tentei entrar em um elevador no saguão.

Apertei o botão para o trigésimo quinto andar repetidas vezes, apenas para sair correndo da pequena caixa preta antes que as portas se fechassem. Por fim, liguei para meu marido de um telefone público.

– Estou aqui embaixo, no saguão – gemi.

– Suba – disse ele, com naturalidade.

– Não posso! – Rompi em lágrimas. – Eu não consigo entrar no elevador!

O príncipe encantado desceu até o saguão e me levou ao seu escritório, retomando em seguida sua tarde atarefada. Deitei no sofá, um triste saco de ansiedade com uma roupa nova em folha em uma sacola de compras. Uma massa de insegurança, à qual, graças a Deus, meu marido ainda amava.

Os ataques de pânico me seguiram por toda parte durante os anos seguintes, mesmo numas férias em Long Island, em um belo dia de verão.

– Aposto que você é a única pessoa que já tomou um Valium na praia – disse meu marido, paciente, mas um pouco confuso, abanando a cabeça.

Meu último ataque de pânico antes de eu partir para me tornar uma monja sem um monastério aconteceu em uma rua de Denver, antes da palestra para o livro *The Faith Club*. Em um momento estava sozinha, dando um passeio vespertino, no momento seguinte meu coração disparava, galopando, e eu começava a hiperventilar.

Sentei em uma escada fria de concreto e tentei me desvencilhar do ataque de pânico.

– Desacelere! – ordenei entre os dentes.

Tentava contar minhas respirações, mas meus pulmões, frenéticos, ignoravam minhas ordens, em convulsão. Senti que iria vomitar. Estava suando e tremendo. E então...

Uma voz firme e baixa em meu cérebro disse: "Isso não é culpa sua. Você não está ficando louca. Você não está morrendo. Não é uma mulher fraca ou uma aberração, totalmente diferente do resto do mundo. Você é alguém que sofreu centenas de ataques de pânico. Este é apenas mais um."

Percebi que estava sofrendo do enjoo comum em grandes altitudes. Precisava de água e descanso. Peguei um comprimido de Rivotril no fundo da bolsa, engoli-o e cambaleei de volta à casa da amiga que me hospedava. Eu era uma experiência científica ambulante.

Bebi vários copos de água, deitei e telefonei para o médico para saber se poderia tomar um pouco de potássio, que ele havia me receitado para contrabalançar os diuréticos que tomava para a pressão alta. A química de meu corpo estava desequilibrada.

Enquanto descansava para o compromisso da palestra naquela noite, pensei em como estaria cercada por pessoas de todas as religiões, ansiosas por se comunicar. Lembrei algo que uma mulher em uma sessão de autógrafos perto de Detroit havia me falado: "A próxima vez que você sobrevoar Michigan, quero que olhe para a terra abaixo e se lembre de como tantas pessoas a adoram." Então me entregou o agasalho da Universidade de Michigan, usado pelo pai dela, para guardar como lembrança.

Fiquei emocionada demais para falar.

Enquanto meu coração batia forte diante de milhares de pessoas em nossas palestras, nem sempre estive apta a receber o amor que me era retribuído. "Quero me voltar para dentro, quero me tornar mística", comecei a brincar, sem saber ao certo o que era um místico. Finalmente era hora de descobrir.

Após minha crise em Denver, consegui fazer muitas viagens pelo país, e então os monges entraram a bordo comigo, naquele fatídico voo que vinha de Tulsa. Em algum lugar próximo a Oklahoma, aquela voz interior, grave e tranquila em meu cérebro reapareceu e me disse que eu ficaria bem. Voltei para casa com meus monges guardiões meditando alegremente dentro da minha revista, e aterrissei em Nova York com um plano.

4

Meus Demônios

Todas as religiões e buscas espirituais começam com o grito de "Socorro!", segundo William James. Para me ajudar em minha jornada do pânico à paz, um amigo terapeuta me recomendou Tara Brach, uma instrutora de meditação budista e psicóloga clínica, cujas aulas estão disponíveis on-line. Brach define *coragem* como a "disposição para conviver com o medo um pouco mais". Muitas pessoas, diz Brach, vivem em um "transe de medo", no qual a mente está constantemente antecipando o que pode dar errado. Como Mark Twain escreveu: "As piores coisas da vida nunca acontecem, de fato." Essas pessoas estavam falando a minha língua.

Tara conta a história de um mestre de meditação tibetana que, certo dia, retorna a seu refúgio para descobrir que demônios tomaram conta dele. Corajosamente, espanta-os, mas um deles, obstinado e poderoso, se recusa a partir. Então, o mestre de meditação enfia a cabeça na boca do demônio.

Uau. Aquilo era algo que eu não faria nesta vida. Matar demônios? Eu mal conseguia comprar uma meia-calça numa loja de departamentos. O zumbido das luzes fluorescentes deixava meu sistema nervoso em brasa e competia com as abelhas em meu cérebro.

Durante anos tenho combatido meus próprios demônios, mas eu não era uma guerreira valente. Toda vez que um ataque de pânico tomou conta de mim, até o último ataque em Denver, fiquei com medo de que estivesse morrendo. Mas o que me apavorava mais do que isso era a possibilidade de estar enlouquecendo – como muitos dos meus parentes.

Meu pai foi diagnosticado como maníaco-depressivo justo na época em que tive meu primeiro ataque de pânico. "É um caso brando", relatou-me, com certo otimismo. Oprimido pela tarefa de dirigir uma empresa familiar que exigia uma enorme habilidade, meu pai também administrava um complicado casamento com minha mãe, alguém que, segundo ele, era uma "narcisista". Claro que minha mãe lhe devolvia essa classificação, argumentando que era ele o narcisista. Se eu soubesse o que aquela palavra carregada significava, poderia sugerir que ambos dessem uma boa olhada no espelho.

Colocando isso de maneira delicada, nosso lar não era convencional. Frequentemente se passava dos limites, e as fronteiras eram desrespeitadas quando meus pais discutiam seus diagnósticos psiquiátricos comigo. Ao relembrar isso, acho que deveria ter lhes cobrado por hora.

Às vezes fantasio sobre com quem minha mãe e meu pai poderiam ter se casado, se nunca tivessem se conhecido. Sempre acho que poderiam ter sido mais felizes com outras pessoas, ainda mais porque contavam comigo como confidente e enumeravam as frustrações de um com o outro e com a vida em geral.

Naquela época, eu era fascinada por um programa de televisão popular chamado *Queen for a Day* [Rainha por um dia], no qual donas de casa infelizes disputavam prêmios, como novas máquinas de lavar, ao relatar suas histórias tristes para a plateia de um estúdio, que votava na mais desgraçada das concorrentes. Era mais divertido estar com essas mulheres do que com meus pais em conflito – e elas recebiam aplausos por seus dramas.

"Não apenas sou vidente, como também leio cartas de tarô", minha mãe costumava anunciar às pessoas, fazendo minha pele se arrepiar. Ela também dizia: "Ninguém me compreende. Sou diferente dos outros." Mas eu já havia percebido isso.

Minha mãe foi criada em Hollywood, na Califórnia, um fato de que se orgulhou a vida inteira. Costumava brincar de "travessuras ou gostosuras"*

---

* Tradição das festas de Halloween nos países de cultura anglo-saxônica na qual as crianças vão de casa em casa pedindo doces ao perguntar *"Trick or treat?"* (N. da T.)

na casa de W. C. Fields★ e tomar Coca-Cola no Schwab's. O primo dela ganhou quatro Oscars por Fotografia. O pai, que trabalhava na área técnica da indústria cinematográfica, conseguiu que ela fizesse uma ponta como uma menina de rua em um filme de Bing Crosby.

Mamãe conheceu meu pai nas escadas da biblioteca da Universidade da Califórnia (UCLA), em Los Angeles, onde ambos estudavam. Papai foi criado em Massachusetts e frequentou um colégio particular de ensino médio, portanto a diferença nas origens deles pareceu empolgante à primeira vista. Ficaram noivos três semanas depois de se conhecerem, e após terminarem a faculdade se casaram e viajaram pelo país para começar a nova vida a dois.

Minha mãe jamais se conformou de ter deixado Hollywood. Ela se livrou de boa quando se recusou a se mudar com meu pai para Fall River, em Massachusetts, a sombria cidade de indústrias têxteis onde a família dele vivia, e se estabeleceram em Providence, uma cidade universitária à qual a Universidade Brown e a Escola de Design de Rhode Island davam um pouco de sofisticação e estímulo. Mas não era Hollywood.

Fotografias dos anos 1950 de minha mãe a mostravam em suas roupas de dona de casa, sorrindo para a câmera, embora eu a imagine tramando fugir daquela vida o tempo todo, mesmo que apenas em sua mente. Esposa de um bem-sucedido homem de negócios de dia, ela organizava workshops de análise de sonhos em nosso porão nas noites de sexta-feira, quando eu era adolescente. Estranhos adentravam a nossa porta e rumavam para o andar de baixo, onde um analista junguiano supervisionava os debates. Ela fez workshops de Terapia do Grito Primal e um curso sobre o método de programação mental Silva Mind Control. Ela estudou o I Ching, frequentou workshops de regressão a vidas passadas e travou amizade com diversas personalidades incomuns, como se estivesse experimentando *alter egos* diferentes, dando o melhor de si para ser feliz.

★ William Claude Dukenfield (1880-1946), conhecido como W. C. Fields, foi um comediante, ator e escritor norte-americano considerado por Woody Allen como um dos grandes seis "gênios da comédia" da história do cinema, ao lado de Charles Chaplin, Buster Keaton, Groucho e Harpo Marx e Peter Sellers. (N. da T.)

Ela não se casou para fazer parte de uma família amorosa e divertida. A definição de diversão na casa de meu pai era o ritual de quatro horas do *Seder*, na celebração da Páscoa judaica.

Quando criança, eu sentia que meu pai era oprimido por preocupações, e todo o universo dependia dele, que trabalhava com seu tio Sam, no supermercado da família, labutando longas horas para sustentar muitos parentes que não trabalhavam. Sob uma pressão enorme, ele sempre chegava em casa exausto.

O irmão gêmeo dele, meu tio Nathan, parecia ser quem mais o exauria. Uma alma sensível, torturada, Nathan tinha uma gagueira terrível. Eu intuía uma raiva contida na voz dele, e não podia deixar de sentir que ele era um fardo para meu pai. Literalmente tremendo de ansiedade, tio Nathan parecia carregar dentro de si toda a dor que envenenava a família de meu pai. Nunca vimos nenhum dos parentes de minha mãe na longínqua Califórnia, por isso eu não me preocupava muito com o tipo de loucura deles.

Papai e tio Nathan viviam vidas completamente diferentes. Enquanto meu pai trabalhava para o tio deles em Providence, Nathan era um solteirão e um poeta que vivia a uma hora de distância, convivendo socialmente com outros escritores e artistas. Escreveu poemas complexos que eu não conseguia entender e viajava até a nossa casa para comparecer a jantares de família que pareciam deixá-lo muito nervoso.

De vez em quando, tio Nathan sofria do que os adultos da família chamavam, entre cochichos, de "colapsos nervosos". Eu não tinha ideia do que fosse um colapso nervoso, mas não havia como esconder o fato de que o homem era nervoso. Toda vez que perguntava à minha mãe o que havia acontecido com Nathan, ela descrevia como "a pobre alma" sofrera seu primeiro colapso quando estava na Marinha. Segundo meus cálculos, isso significava que eu tinha poucos anos de sanidade pela frente. Mas havia outra pessoa na família de meu pai que me assustava em tempo real.

Desafiando a tradição judaica de nunca dar nomes de pessoas vivas a bebês, meu pai me deu o nome da prima favorita dele, Priscilla, cuja mãe era doente mental e estivera internada. Eu costumava sentar perto da "outra Priscilla" nos jantares ocasionais de família, observando cada movimento dela, em busca de pistas de como nos parecíamos uma com a outra.

Bonita, rosto largo e franco, Priscilla falava com uma voz baixa e nervosa e usava saias e sandálias de estilo cigano; o cabelo castanho-claro serpenteava nas costas em uma longa trança. Meu pai evidentemente a adorava, mas, à medida que eu crescia, meu pais começaram a falar de Priscilla no mesmo tom sussurrante que reservavam para Nathan. Algo lhe acontecera. Ela, assim como Nathan, tivera um "colapso nervoso" e fora internada.

Apavorada com a hipótese de que o mesmo pudesse me ocorrer algum dia, interroguei-os sobre Priscilla, mas obtive respostas-padrão. "Priscilla se casou com um cara e não deu certo, eles se divorciaram e daí em diante foi ladeira abaixo", disse meu pai. Segundo ele, o divórcio indesejado provocou o colapso de Priscilla. Aprisionado na sua estranha coreografia com minha mãe, papai parecia comparar um casamento infeliz com uma descida em direção à loucura.

"Priscilla sempre foi meio desequilibrada", relembrava minha mãe. "Quando era criança, costumava subir na mesa da sala de jantar e dançar nua." OK. Essa história me dava algum conforto − eu não tinha a menor vontade de tirar a roupa e fazer uma performance para minha família em nossa sala de jantar, ou em qualquer outro lugar. Mas as cartas que recebi periodicamente da minha prima Priscilla de fato exacerbaram minha ansiedade.

Depois da faculdade, basicamente eu estava levando minha vida adiante, e até gostando do meu emprego na agência de publicidade de Boston, apesar do fato de meu namorado ter terminado comigo, do negócio de meu pai ter ido à falência e de eu estar batalhando contra minha síndrome do pânico sem muito sucesso. Nesse ponto perigoso de minha vida, a prima Priscilla conseguiu meu endereço com minha mãe e deu início a uma correspondência unilateral comigo. Em cartas cuidadosamente datilografadas, Priscilla escreveu:

Gostaria de lhe escrever de maneira honesta neste momento, mas não é possível. Minha situação é confusa e difícil; a vida neste momento é uma questão de andar claudicante por aí, tentando fazer o melhor das circunstâncias. Simplesmente há sempre mais a fazer do que os meus nervos e saúde podem suportar.

No entanto, era eu que estava indo me consultar com um psiquiatra pela primeira vez, segurando um frasco de tranquilizantes enquanto andava de metrô em Boston, e hiperventilava em qualquer lugar, sem dizer a absolutamente ninguém o quanto estava apavorada.

"Não há possibilidade imediata de ter uma trégua diante das pressões que tanto me atormentam", escreveu Priscilla. "Eu rezo muito, e desse jeito passo horas na cama todos os dias... Jamais acreditaria que a ansiedade e o nervosismo pudessem mexer tanto com uma pessoa e esgotá-la. Às vezes fico tão exausta com esse meu estado mental que já estou pronta para voltar a dormir antes mesmo de me levantar."

Com os anos, Priscilla se tornou uma sem-teto que vagava pelo país e periodicamente deixava pacotes na porta dos fundos de minha mãe, repletos de coisas que recolhia em latas de lixo e de cópias das cartas com textos agressivos que ela enviara à Casa Branca. Minha homônima provavelmente era esquizofrênica, disse-me minha mãe. Embora obviamente ela estivesse pior do que eu, não pude deixar de me identificar com sua dor. Por fim, em uma carta comovente, Priscilla me libertou disso:

Não é necessário se afligir a meu respeito. Eu recebo os melhores cuidados e estou indo tão bem quanto possível. A culpa de certas coisas faz parte das circunstâncias, droga, porcaria, etc. e tal... ainda há espaço para diversão enquanto eu puder disciplinar e controlar esse projeto monstruoso,,,,,,mas é muito difícil,,,,e então, por favor, não conte comigo e me deixe de lado, em paz para descansar com menos, mas enviando meus melhores pensamentos e orações.

Realmente tentei deixar Priscilla de lado enquanto reconstruía minha vida, mas guardei todas as cartas dela. Entendi mais a respeito da raiva muda e da dor de tio Nathan quando ele finalmente saiu do armário aos sessenta e cinco anos e passou a viver com o homem que amava. Ele e Priscilla perduram em meus pensamentos e no meu sistema nervoso central ainda hoje. Muito antes de os vampiros se tornarem obsessões românticas das adolescentes em todo os EUA, eu tinha meus dois estranhos guardiões: ambos me aterrorizaram e me fascinaram.

5

Devagar com o Andor, Meu Cérebro

Segundo o Instituto Nacional de Saúde Mental (National Institute of Mental Health, NIMH), cerca de seis milhões de norte-americanos acima de dezoito anos sofrem de síndrome do pânico. Mas, como eu jamais havia encontrado outra alma que sofresse do modo como eu sofria, tinha certeza de que era uma aberração.

O *Manual de diagnóstico e estatísticas de transtornos mentais [Diagnostic and Statistical Manual of Mental Disorders, DSM]*, a bíblia dos psiquiatras, descreve um ataque de pânico de maneira clara: taquicardia, palpitações, aumento da frequência cardíaca, suor, tremores e agitação, a sensação de estar sufocando, dor ou desconforto no peito, náusea ou perturbações abdominais, tontura, delírios, sensações de desconexão consigo mesmo ou da realidade, medo de perder o controle ou de ficar louco, medo de morrer, dormência ou sensação de formigamento, calafrios e ondas de calor.

Apenas ver essas palavras me fazia ficar ansiosa. Tinha experimentado cada sintoma da página. Alguém havia roubado meu diário do segundo ano do ensino médio.

Conforme a Aliança Nacional sobre Saúde Mental, ataques de pânico podem ser deflagrados por fatores como desequilíbrio químico ou hormonal, drogas ou álcool, e estresse ou outros "eventos circunstanciais", que sempre são confundidos com ataques do coração, doenças coronárias ou problemas respiratórios.

Em outras palavras, a vida pode fazer com que você fique louco.

A primeira vez que vi o termo *ataque de pânico* impresso foi em um artigo de revista publicado há mais de vinte anos, que ligou minha nêmesis a outro problema que eu tinha – um prolapso da válvula mitral, um sopro cardíaco que ocorre em 5% a 20% da população. A válvula mitral falha em fechar completamente entre as batidas, e algumas vezes as pessoas que sofrem disso sentem palpitações ou extrassístoles.

Um clínico geral que consultei quando estava na casa dos trinta anos desconsiderou a conexão entre os problemas de prolapso da válvula mitral e os ataques de pânico. Um cardiologista que consultei alguns anos depois acreditava que pudesse haver uma ligação e me disse que 15% das pessoas com prolapso da válvula mitral alguma vez pensaram que também estivessem sofrendo de síndrome do pânico, mas aquelas estatísticas de fato estavam "confusas".

Meus ataques de pânico começaram antes que qualquer dado sobre essa síndrome estivesse disponível. Todas as estatísticas que eu conseguia reunir eram incidentais, mas passei a vida inteira elaborando minhas próprias teorias. Tentei ser analista, cientista e nutricionista sem ser licenciada, portando um frasco em vez de um diploma.

Quando experimentei o pânico logo antes de meus períodos menstruais e durante minhas gestações, supus que os hormônios estivessem em ação. Quando hiperventilei ao jogar tênis, decidi que pequenos tiros de velocidade nas corridas curtas me faziam mal: o exercício contínuo como o jogging me fazia bem. Quando sofri ataques de pânico logo depois de me empanturrar de chocolate quente, decidi que a cafeína era a culpada. Parei de tomar café e Coca Diet, mas nunca consegui deixar de ser viciada em chocolate. Quando acordei no meio de uma noite com o coração aos pulos, logo algumas horas depois de ter consumido uma garrafa de vinho branco, liguei a bebedeira ao pânico e parei de beber álcool.

E, quando conheci uma psicoterapeuta chamada Dra. Jaeger há dez anos, ela me receitou uma pequena dose diária de Rivotril que mudou minha vida.

Com efeito mais duradouro que o Valium e menos altos e baixos associados ao seu uso, o Rivotril era a droga perfeita para mim. Nunca abusei dela e sempre a apreciei. Sempre sentira que meu sistema nervoso central operava mais rápido que o normal, mas o Rivotril atrasou meu relógio interno em apenas um segundo, o que fez toda a diferença.

Toda vez que eu viajava para as turnês de promoção de meu livro, colocava doses extras de Rivotril na bagagem, e não só para todos os voos que pegava para cidades do país. Levantar para falar diante de centenas de pessoas me aterrorizava. Quando eu não tomava o pequeno comprimido, meu coração disparava, minha garganta se fechava e eu tinha certeza de que teria um ataque de pânico completo. O que teria sido mortificante.

– Apenas tome isso – disse-me meu clínico geral. – Tenho CEOs com gelo correndo pelas veias que tomam Rivotril quando falam em público.

Ainda me sentia envergonhada por precisar de algo para me acalmar, até que uma amiga me falou a respeito de uma pesquisa na qual os sinais vitais de atores prestes a entrar no palco foram comparados com os de astronautas prontos para ser lançados no espaço: as pulsações cardíacas deles eram idênticas. "Eu uso a descarga de adrenalina como combustível para minha apresentação no palco", uma atriz contou-me. "Mas, se você não gosta da sensação, deve se livrar dela."

Com essa simples declaração, ela me fez sentir melhor. Ela não me julgou ou tentou me mudar: ela me aceitava como eu era, com pânico e tudo.

Se eu pudesse fazer o mesmo.

– O pânico é uma síndrome – explicou minha terapeuta, Dra. Jaeger. – E qualquer síndrome geralmente se origina de uma combinação de fatores, biológicos, sociológicos e psicológicos. Mas você terá de entender os ataques de pânico em *você*. A ciência nos oferece um grande volume bruto de informações com o qual trabalhar, mas o modo como tudo se aplica a você como indivíduo é algo muito específico, que você terá de descobrir por si mesma.

Se eu pudesse me aquietar o suficiente para fazer isso. E esse era meu próximo passo para me tornar uma monja – aprender a sentar e ficar imóvel.

6

O Monge que Conhecia o Pânico

No dia que se seguiu ao meu aniversário de cinquenta e seis anos, rumei para Garrison, no estado de Nova York, para me dar um presente: a possibilidade de encontrar a paz interior. Fiz a matrícula em um curso de meditação para principiantes que teria como instrutor Yongey Mingyur Rinpoche, um monge tibetano que tinha curado sua síndrome do pânico com meditação.

Estava empolgada para encontrar o homem que tinha escrito que o horror e o pavor "o perseguiram como fantasmas famintos" quando ele era uma criança. Do outro lado do mundo, esse monge vivera em um "transe de medo" que eu conhecia muito bem. Mas ele havia vencido. E agora eu queria um pouco do que ele tinha.

À medida que dirigia para o Norte, por sinuosas estradas do campo, passei por pontos de referência que me eram familiares, desde o tempo em que Jimmy e eu tínhamos alugado uma casa no verão, havia vinte anos. Perto do fim da vida de meu pai, quando ele estava em estado terminal, meus pais ficaram conosco lá, por longos períodos. "Você acha que pode estocar lembranças?", eu perguntara a Jimmy.

"Não sei se a vida funciona desse jeito", respondeu meu marido. Mas ele me ajudou a tornar aquela temporada com meu pai o mais feliz possível. Max, então um menininho adorável, trouxe a todos nós uma enorme alegria. Meus pais estavam eufóricos por serem avós.

Quando entrei no caminho do centro de retiros, percebi que estava quebrando minha promessa de buscar a iluminação longe de uma vida reclusa. Em vez de me tornar uma monja numa minivan, estava me dirigindo ao que outrora fora um mosteiro, mesmo que por cinco dias. Vi de relance o rio Hudson através de árvores frondosas que cercavam a propriedade, e o inconfundível complexo de pedra da Academia Militar dos Estados Unidos também surgiu no meu campo de visão na margem ao longe.

Meu pai fora um entusiasta de temas militares. Passávamos horas passeando juntos em West Point, sentando em canhões com vistas panorâmicas para as majestosas margens do Hudson. Estacionei meu carro e olhei fixamente a academia militar, impressionada com a súbita revelação de que eu iria passar cinco dias do outro lado do rio, onde estava meu pai.

Após me recompor, fiz o check-in e analisei a programação de horários do retiro. O período de silêncio começaria depois do jantar, às oito horas todas as noites, e continuaria até o almoço do dia seguinte, nos oferecendo tempo suficiente para refletir sobre o que havíamos aprendido. Por ora, decidi explorar o terreno do mosteiro e atravessei a porta da frente por um extenso gramado para sentar em um banco bem acima do Hudson.

Uma bela mulher loura, com idade próxima à minha, vestindo calça cáqui com echarpe colorida, me abordou. Uma coleção de amuletos de prata tilintou em volta do seu pescoço.

— Isso é West Point? — perguntou ela.

Balancei a cabeça.

— É, sim.

— É tão estranho estar neste retiro, para essa experiência de paz, com aquele outro mundo tão perto — comentou ela. — Meu nome é Anna — disse, com um sotaque musical e desconhecido. Anna Souza seria uma das minhas mais encantadoras companhias na jornada em busca da paz que eu iniciava.

Anna passou anos estudando o budismo e apresentando a cultura tibetana ao mundo como diretora da Tibet House na cidade de Nova York. Ela havia trabalhado com o Dalai-Lama décadas antes. Nascida no México, agora vive na Colômbia.

O Monge que Conhecia o Pânico

Após jantarmos juntas em um refeitório apinhado, Anna e eu seguimos todos os que estavam participando do retiro para um enorme salão de meditação. Tiramos os sapatos e os enfileiramos de modo ordenado no corredor, do lado de fora. Então escolhemos cadeiras no fundo. Outras pessoas optaram por almofadas no chão mais próximo da frente do salão, onde um grande Buda de ouro também estava sentado.

Segui os movimentos de Anna como um jogador de beisebol principiante imitando Babe Ruth,* com uma certa reverência, enquanto ela desdobrava um lindo quadrado com arabescos orientais sobre os ombros. Eu não tinha colocado um xale na bagagem. Ou um caderno como o que Anna sacou de sua sacola depois. Por quatro dias fiquei reduzida a rabiscar notas nos folhetos que recebi no check-in.

Subitamente, a multidão ficou em silêncio. Um grupo de homens altos, com cabeças raspadas, trajando vestes carmim, entrou por uma porta lateral. Atrás desses lamas, ou "professores-mães" em tibetano, vinha Yongey Mingyur Rinpoche.

Meu herói.

Mingyur não era uma presença impactante, do ponto de vista físico, mas absolutamente radiante. A cabeça estava raspada, usava óculos sem aros e também estava vestido em tom carmim.

Mingyur sentou com as pernas cruzadas em um tablado coberto com tecidos estampados e almofadas, sorrindo ao ajustar sua posição.

– Bonito lugar, hein? – A voz dele era potente. – Este é um retiro cinco estrelas!

A multidão de cerca de cento e vinte pessoas riu. Alguns tinham vindo de tão longe como Texas, Rússia, França, Flórida e do estado de Washington.

Mingyur tomou um gole de uma garrafa térmica prateada.

– Como estão vocês hoje? – perguntou ele. – Estão nota dez? Sete? Zero? – Ele riu. – Zero é bom...

---

* George Herman Ruth Jr. (1895–1948), conhecido como *Babe Ruth* e *Bambino*, foi um grande jogador de beisebol nos EUA, considerado por muitos o melhor, por ser um dos poucos a saber arremessar e rebater bem. (N. da T.)

Ele riu às gargalhadas, e sua risada era contagiante.

– Então... – Mingyur bebeu da garrafa, e depois inclinou a cabeça para o lado, refletindo. – Sempre há três maneiras de beber água – afirmou. – A primeira é apertando os dedos... – Ele esmagou a garrafa como se a sede fosse desesperadora. – *Eu preciso, agora!* – disse, entre os dentes cerrados. Suas mãos tremeram, derramando o líquido. – Muito apertado – observou, simplesmente colocando a garrafa de volta na mesa. – Segunda maneira de beber... – Mingyur recostou-se profundamente nas almofadas, jogando a cabeça para trás, fechou os olhos e murmurou: – Ah, eu preciso beber, mas... aaahhh...

Sua cabeça balançou para trás e para a frente preguiçosamente, enquanto ele imitava a atitude relax de um surfista:

– Talvez amanhã... ano que vem... na próxima vida... E a terceira maneira... – Mingyur sentou ereto na cadeira de novo. – Você pega a água, de modo bem equilibrado, e toma um gole... – Ele demonstrou. – Você faz um esforço, mas está relaxado.

"Isso não é a Faculdade de Meditação", falou Mingyur, "onde você terminará com um diploma. Não se preocupe muito com o resultado. A boa meditação é válida; a má meditação é válida. Tente desenvolver a meditação positiva. Apenas diga, 'Vou tentar dar o melhor de mim ao meditar.'"

Ele sorriu.

– No Tibete, nós usamos esse conceito para ajudar na meditação: meditação como uma vaca velha fazendo xixi. Não com um jato firme e forte, ou tudo terminará muito rápido! Um pouquinho de cada vez está bom.

Então todos na sala tentaram dar o melhor de si junto com ele.

Observei Anna, perto de mim, colocar as mãos nos joelhos, fechar os olhos e sentar imóvel. Imitei-a. Tinha tentado várias formas de meditação ao longo dos anos, começando na faculdade com a técnica de efeito de relaxamento do Dr. Herbert Benson, método que envolvia ficar bem consciente da respiração. O que não funcionou muito bem para uma garota que hiperventilava. Tentei recitar um mantra inventado, e também cantava "Om Mane Padme Om" junto com uma fita

O Monge que Conhecia o Pânico 41

gravada que minha mãe tinha me dado. Mas nunca tentei simplesmente sentar imóvel e meditar.

Na prática, não era tão simples. Minha mente vagueou por alguns minutos enquanto imaginava o que todos os outros naquela sala estavam fazendo. E então Mingyur quebrou o silêncio:

— Como foi? Bom? — Ele sorriu. — Vamos aprender como manter a mente equilibrada — prometeu.

Acreditei nele. Estava adorando aquele cara! Era tão positivo, tão disposto a fazer com que os outros sentissem o que ele sentia. Nos seus livros, escrevera que, por meio da meditação, estamos procurando aumentar nossa compaixão, despertar nossos corações e mentes. Um aprofundamento do amor abre as portas da compaixão. Compaixão é a essência do ensinamento, ou do darma.

— Todos temos bondade — disse ele sereno. — Todos temos amor, gentileza, compaixão. Tente reconhecer isso dentro de você.

Naquela noite, tive um sono agitado em meu quartinho, na minha cama de solteiro, com lençóis engomados. Acordei várias vezes para fazer xixi, arrastando os pés descalços pelo corredor escuro do antigo mosteiro até o banheiro coletivo. Estava urinando como uma louca. Fora o chá de ervas que bebera? Ou fora a mensagem de Mingyur para meditar como uma vaca velha fazendo xixi?

Na manhã seguinte, de alguma forma me senti mais alerta e consciente. Encontrei Anna no refeitório, onde as pessoas comiam em silêncio. Escolhi flocos de grãos integrais de aveia, ovos cozidos ainda nas cascas, alguns azuis, alguns cinza e outros amarelo-claro, e fatias de melão cantalupo de um bufê. Arrumei-os como uma natureza-morta perfeita em meu prato. Naquele refeitório silencioso, a comida parecia mais cheia de vida do que jamais vira.

Eu até gostei da aveia. Sempre detestara, mas aquela tigela de grãos integrais era uma revelação crocante. Toda a minha vida estava mudando, até minha aversão a aveia. Talvez estivesse comendo tofu em vez de torrones antes do final do retiro.

Anna e eu andamos até o salão de meditação para as aulas da manhã. Mingyur entrou no salão tão bem-humorado quanto estava na véspera.

— Agora ensinarei sobre a mente do macaco — disse ajeitando-se na almofada. — O que é a mente do macaco? É quando os pensamentos e emoções correm por sua mente tentando trazer problemas, assim como um macaco fazendo bagunça em uma quitanda. Dá uma mordida numa maçã, joga-a fora, descasca uma banana... bagunça todas as frutas.

"Você precisa dar uma ocupação à sua mente", disse-nos Mingyur. "E o segredo é que a mente do macaco de fato adora ter uma ocupação! A ocupação que você pode lhe dar é a meditação."

Para alinhar nossos corpos, podíamos sentar de pernas cruzadas no chão ou em uma cadeira. Nossas mãos podiam tocar os joelhos, ou podíamos colocar uma em cima da outra levemente, no colo. Nossas costas deviam estar eretas e os ombros bem abertos, de modo que a energia fluísse adequadamente. Nossos olhos deviam estar fechados, embora Mingyur tenha sugerido que os mantivéssemos abertos, para podermos ver as coisas enquanto aprendíamos a não nos concentrarmos nelas, mas através delas.

Quem podia imaginar que houvesse tantas regras? Eu estava exausta. Mas então ouvi uma coisa que calou fundo em mim:

— Seja como uma criança de cinco ou seis anos em um museu — disse Mingyur. — É importante manter a conscientização, mas as crianças não veem cada pincelada quando olham pinturas. Elas veem as coisas com uma espécie de consciência inocente. Sentem a alegria, mas não podem articulá-la.

E então nos deu uma sugestão maravilhosa:

— O que vocês estão buscando — disse Mingyur — é a sensação que experimentam quando chegam em casa depois de um longo dia de trabalho, tiram o paletó e se jogam no sofá. Ou quando sobem no alto de uma montanha, sentam e olham a paisagem. Um sentimento de alívio.

Ele nos pediu para sentarmos, não pensarmos em nada e relaxarmos. Segui as instruções dele.

Mas, quando simplesmente descansamos nossas mentes, nos disse ele, isso não é meditação, é relaxamento.

Oy.⋆ Estava tão confusa. Precisava relaxar, mas não relaxar. Precisava sentar ereta, mas adorava ficar numa postura relaxada. Devia dar

---

⋆ Da expressão iídiche de lamento *oy vey*, cujo significado é equivalente a "ai de mim?". (N. da T.)

ao macaco em minha mente uma ocupação, mas não tinha certeza se podia fazê-lo me obedecer; ele estivera se balançando livremente pelas vinhas emaranhadas de meu cérebro por quarenta anos.

Contudo, enquanto todos tentávamos meditar de novo, senti um embotamento, um cansaço e uma agitação. Talvez isso fosse o início de algo bom. Talvez tivesse achado uma pequena saliência na minha escalada ao topo da montanha.

No almoço, sentei ao lado de Eric Swanson, que escrevia os livros de Yongey Mingyur Rinpoche com ele. Eric se referia a Mingyur como "Mingyur" ou "Rinpoche", este último significando "o precioso" em tibetano, em alusão ao fato de que ele é o lama reencarnado. Eric me falou que Mingyur era tão adorável no dia a dia como quando ensinava aos alunos. O irmão dele também era um renomado professor, e o pai tinha sido um extraordinário mestre de meditação.

Depois do almoço, tentei meditar em frente à estátua do Buda de ouro por quase uma hora. Estava determinada ao menos a ficar sentada imóvel, mesmo que não estivesse meditando "corretamente". Mas isso ainda não era fácil – ou simples. Meus joelhos doíam, então empilhei duas almofadas e sentei sobre elas. Minhas costas doíam, então me mudei para um colchonete grosso. Em seguida, voltei à almofada. Como Cachinhos Dourados, continuei tentando acertar. Enquanto estava sentada, outras pessoas se juntaram a mim, até o salão ficar cheio.

Mingyur entrou, sentou e nos ensinou como fazer a "meditação do objeto". Para manter nossas mentes concentradas, meditamos olhando para um vaso de flores na mesa. Achei isso muito mais fácil do que ficar encarando o espaço, onde minha mente não parava de vagar por toda parte.

Mingyur jogou o peso do corpo sobre o outro lado da almofada e disse serenamente:

– Quando eu era jovem, sofria de síndrome do pânico.

Senti um aperto no peito.

– Má história, final feliz – disse Mingyur, com um breve sorriso.

"Meus pais eram muito bons", continuou ele. "Belas montanhas do Himalaia, sem iPhones ou BlackBerrys. Nascer do sol dourado, com pedras, florestas, grandes montanhas, campos verdes...

"O pânico me seguia como uma sombra", disse Rinpoche. "Pânico de tempestades de neve, de estranhos. Os ventos do inverno eram muito fortes." Ele fez uma pausa. "Morávamos numa casa de madeira e pedra, e eu vivia com medo de que pudesse cair. Costumava empurrar uma coluna para mantê-la de pé. Às vezes me refugiava em uma caverna ali perto para sentar e meditar, mesmo que não soubesse realmente como fazer isso.

"E, quando estava com treze anos", continuou Rinpoche, "fui para um retiro de três anos. Muito difícil. Mas aprendi a fazer do pânico um instrumento de meditação".

Fez uma pausa e tomou um gole de água. O salão estava em silêncio.

– O pânico pode se tornar seu chefe – afirmou Rinpoche. – Ou você pode fazer do pânico seu amigo. Mas você não pode fazer isso diretamente. Deve ir passo a passo. – Fiz anotações do melhor modo que pude, mas tinha dificuldade em prestar atenção. Minhas mãos estavam suadas, meu coração disparado. – Seu corpo é como uma casa – disse Rinpoche. – E o pânico é como um macaco, pulando para todos os lados.

Minha mente de macaco estava muito próxima de derrubar minha casa. Tive vontade de fugir do salão de meditação ao ouvir que deveria me tornar amiga do meu demônio do pânico – embora isso pudesse ser mais fácil do que destruí-lo.

Então Mingyur voltou a ensinar a meditação sobre um objeto. Passei a olhar fixamente para a camisa verde estampada da mulher que sentava bem na minha frente e me estabilizei um pouco. Quando a sessão terminou, Mingyur deixou o salão de meditação, e a plateia saiu silenciosamente. Fiquei para trás, um pouco infeliz e confusa, minha mente ainda mais próxima de um macaco do que de um monge.*

Yongey Mingyur Rinpoche tinha meditado sobre sua jornada por meio de ataques de pânico. Claro que tinha. Ele vinha de uma linhagem de iluminados mestres de meditação tibetanos. Mas eu era uma mulher ansiosa, nascida em uma família cujo melhor estado de saúde era marcado por um alto grau de disfunção, um clã de judeus-russos com sombrios demônios bebedores de *borscht*.

★ Jogo de palavras com *monkey*, macaco, e *monk*, monge. (N. da T.)

O Monge que Conhecia o Pânico   45

Levantei de minha almofada e entrei no refeitório, onde encontrei Anna.

— Apenas ouvir Rinpoche falar sobre seus ataques de pânico está me deixando em pânico! — disse eu. — Ele é um monge, pelo amor de Deus! Como alguém como eu pode ter uma chance de ficar boa?

— É normal que isso mexa com seus sentimentos — afirmou Anna. — Talvez você devesse solicitar uma entrevista particular com Mingyur. Poderia abordar um dos organizadores e lhe contar a sua história.

Agradeci a Anna pelo conselho, subi para meu quarto e liguei para Jimmy antes que nosso período de silêncio começasse durante a noite.

— Isso é tão árduo — disse. — Estou a ponto de ter um ataque de pânico em um retiro onde supostamente deveria me livrar deles! Por que achei que vir para cá seria uma boa ideia?

O coitado do Jimmy só estava tentando assistir à partida dos Yankees. Mas ele me disse que eu era forte e que aprenderia a meditar.

Deitei na minha cama, tomei um comprimido de Rivotril e tentei sorrir. Só havia passado um único dia em um retiro e já esperava ser um Deepak Chopra?

Consegui pegar no sono e, quando acordei na manhã seguinte, encontrei uma mensagem de texto de Jimmy: "Como dizemos no mundo do ciclismo quando as coisas se tornam difíceis: 'Aproveite a subida.'"

Depois de tomar o café da manhã sozinha, em silêncio, fui para fora e achei uma cadeira debaixo de um carvalho alto. Sentei e olhei fixamente para um arbusto, assim como nos ensinaram a olhar para as flores, no salão de meditação.

E eu meditei! As pessoas passavam e eu não prestava atenção. A distância ouvi um trem e acima os pássaros cantando, mas não me concentrava neles. Imaginava que estava surfando, descalça, sendo conduzida por imaginárias ondas de tranquilidade.

Meditar ao ar livre é menos ameaçador do que meditar com centenas de estranhos em uma sala. Eu podia me imaginar fazendo isso em todo o mundo, em qualquer lugar, a qualquer hora.

Animada com meu sucesso, tomei coragem para fazer uma pergunta a Mingyur na sessão daquela manhã, depois de ele afirmar que tínhamos sorte por termos problemas sobre os quais meditar.

– Pobres monges do Himalaia! – brincou ele. – Precisam descer das montanhas para as aldeias a fim de encontrar problemas. Mas vocês têm tantos bem aqui!

– Eu sofro de ataques de pânico – falei de chofre, com a voz um pouco trêmula. – E o problema com o pânico é que ele se retroalimenta. Então, você pode me ensinar a interromper isso?

Mingyur inclinou a cabeça.

– Sim – respondeu. – Encare o pânico como um creme de barbear, com várias pequenas bolhas movendo-se e mudando de lugar. Podemos falar mais sobre isso depois.

Então era só isso? Ele parecia estar omitindo algo. Talvez minhas expectativas para esse retiro fossem muito altas. Comecei a ficar apavorada outra vez, mas ainda assim tomei coragem, no final daquela sessão da manhã, para entrar na fila e perguntar a um dos organizadores do evento se eu poderia ter uma audiência particular com Mingyur, como Anna me aconselhara a fazer.

Logo que chegou a minha vez de falar, fiquei terrivelmente ansiosa. Todo meu corpo vibrava, minha voz tremia.

– Tenho sofrido ataques de pânico por quarenta anos – consegui dizer ao organizador. – Estou achando este retiro muito doloroso. Está me trazendo várias más lembranças.

– Você sabe qual é o primeiro ensinamento do Buda? – perguntou ele gentilmente.

– Sim. – Eu tinha feito algumas leituras. – O primeiro ensinamento do Buda é o de que a vida é sofrimento.

– Todos nós sofremos – disse-me aquele homem. – Eu também já sofri.

Após ter meu horário agendado, voltei ao meu quarto e li sobre a Primeira Nobre Verdade do Buda: *Nascimento é sofrimento, envelhecimento é sofrimento, doença é sofrimento, separação do ser amado é sofrimento, não conseguir o que se quer é sofrimento.* Em outras palavras, todos nós sofremos.

– Você conseguiu uma entrevista com Rinpoche? – perguntou Anna alegremente, quando a encontrei depois no refeitório.

O Monge que Conhecia o Pânico

— Quase tive um ataque de pânico na frente de um dos organizadores — contei. — Se eu estivesse na organização, não permitiria que alguém como eu chegasse nem perto de Mingyur. Eu devia estar parecendo uma psicopata.

Anna riu.

— Tenho certeza de que essas pessoas estão acostumadas a alunos que os procuram com todos os tipos de sentimentos intensos — disse ela. Com efeito, eu me lembrava de ter assinado uma declaração de sanidade física e mental quando me inscrevera.

E, aparentemente, não assustei ninguém. Depois da lição da manhã seguinte, uma lista de nomes, incluindo o meu, foi lida. Fomos instruídos a ir aos aposentos privados de Mingyur numa hora marcada, a intervalos de quinze minutos.

— Estou tão nervosa! — disse a Anna no almoço.

Ela revirou os olhos.

— Você queria tanto se encontrar com ele!

— Mas agora estou com medo!

Mal podia tocar na minha comida.

Anna sugeriu que eu aproveitasse meus dez minutos com Mingyur de maneira produtiva, fazendo uma lista de perguntas para levar ao encontro.

— Minha missão é me transformar de uma judia neurótica em uma serena monja tibetana — falei sem pensar ao organizador que havia encontrado antes, fora dos aposentos de Mingyur.

— Por que você quer isso? — perguntou ele, me conduzindo ao cômodo adjacente. — Você não é uma monja, nem é tibetana. Por que não ser a melhor neurótica judia que você puder ser?

A resposta me pegou de surpresa, mas então eu me vi face a face com Yongey Mingyur Rinpoche, que estava calmamente sentado em uma cadeira, parecendo sério.

— Quero ser exatamente como você — falei, ao sentar diante dele. — Você é o meu herói!

Por sorte Mingyur não fugiu para o Himalaia. Contei-lhe sobre a minha história de ataques de pânico; disse que a coragem e a franqueza dele tinham me emocionado, e o seu estilo de meditação ajustava-se perfeitamente a mim. Ele inclinou a cabeça.

Contei a ele que tinha praticado ioga no passado, e planejava explorar outros métodos de redução de estresse para apoiar minha prática de meditação.

– Bom – disse ele, simplesmente.

Então, retirei minhas perguntas.

Mingyur participara de uma pesquisa conduzida por neurocientistas, na Universidade de Wisconsin, e meditara dentro de uma máquina de ressonância magnética.

– Você acha que a meditação pode causar mudanças físicas na mente de qualquer pessoa? – perguntei.

Mingyur não hesitou:

– Sim, certamente – respondeu ele. – Mas isso exige mais que meditação. Sabe sobre o cavalo e o cavaleiro?

Meneei a cabeça negativamente.

Ele explicou a analogia:

– O cavalo é o seu corpo. Precisa de ioga, exercício, alimentação e dieta adequada. O cavaleiro é o cérebro e precisa de meditação.

– Algum dia estarei apta a meditar durante meu ataque de pânico? – perguntei. – Quando li no seu livro acerca do pânico que você sentia quando menino, eu chorei.

Mingyur parecia surpreso e emocionado.

– Sim – disse ele. – Algum dia você poderá meditar sobre o pânico. Quando estiver pronta.

Senti uma conexão com um espírito afim, mas ainda queria ter certeza de que ela era um membro de carteirinha do Clube do Ataque de Pânico.

– Você realmente teve ataques completos de pânico? – perguntei.

– Sim, sim – disse ele. – Ataques de pânico.

– Você teve sensações físicas?

– Sim.

Comparamos cicatrizes de batalha. Mingyur colocou as mãos em volta do pescoço.

– Minha garganta fechava.

O Monge que Conhecia o Pânico 49

Apontei para meu peito.

– Seu coração batia rápido?

– Sim – disse ele. – E eu tremia, me sentindo como se estivesse caindo e caindo. Cada vez mais fundo...

– Você tinha medo de que fosse morrer?

– Sim.

Yongey Mingyur Rinpoche era de fato um membro da minha tribo. Ele realmente sentira minha dor.

– Mude o seu estilo de meditação o tempo todo – aconselhou-me ele. – E lembre que a meditação nem sempre vai funcionar com o pânico. Apenas aceite isso. Respire fundo, faça algo físico. Exercite-se.

– Você realmente não tem mais ataques de pânico? – insisti.

– Eu não tenho pânico – disse Mingyur simplesmente. – Eu de fato tenho alguns dos sentimentos, dos sintomas. Mas eu medito neles. Trabalho neles.

Agradeci a ele profusamente. E então deixei a sala me sentindo nas nuvens.

Pelo restante do retiro, acreditei que eu podia meditar, e comecei a pegar o jeito de fazer aquilo. Aprendi a meditar ao caminhar e ao ouvir música. Sentava imóvel e deitava. Meditava ao ar livre e em espaços fechados, sozinha e na companhia dos outros. Prometi a mim mesma meditar todos os dias durante o próximo ano, por pelo menos vinte minutos, e verificar como aquilo poderia mudar minha vida. Estava me sentindo extraordinariamente calma ao dirigir do retiro para casa.

Mas Mingyur nos alertara a não nos preocuparmos se nossas emoções se tornassem fortes, como resultado de nossa prática de meditação, ou se começássemos a ver e ouvir coisas que parecessem incomuns. Eu me lembraria das palavras dele quando minha vida começou a mudar de maneira mágica e poderosa.

7

Sorte de Principiante

De volta ao lar depois de meu primeiro retiro budista, estava disposta a testar minhas habilidades em meditação, por isso comecei bem diante de minha porta da frente, na tarde em que cheguei em casa. Sentada em uma cadeira de vime branco, olhei para as folhas de uma grande cerejeira em nosso gramado da frente, fazendo a "meditação de objetos" ensinada por Mingyur. Mas eu não podia ficar indiferente aos pássaros gorjeando alto em toda a vizinhança.

Será que eles tinham sido sempre ruidosos assim? Quando sua cantoria dominou meus pensamentos, decidi mudar para a meditação auditiva. Fiquei imersa no som dos passarinhos se elevando em um enorme coro.

"Ótimo", pensei, lembrando uma das palavras favoritas de Mingyur. Com essa abordagem à meditação, eu podia mudar os estilos no meio do fluxo, desde que ficasse comprometida com a "conscientização". Minha mente vibrou feliz por vinte minutos, e minha primeira meditação no "mundo real" foi um sucesso. Os passarinhos se tornaram um coral gospel cantando alegremente para mim.

No meu segundo dia em casa, corri para a varanda quando ouvi o som de uma tempestade se aproximando. O céu se abriu, a chuva caiu ao meu redor e eu me concentrei na minha prática de meditação.

Nas duas semanas seguintes, meditei onde e quando quer que sentisse vontade, determinada a meditar todos os dias. Sentei em uma praia à tarde, fitando dúzias de barcos à vela que cintilavam em sua travessia rumo ao sul de Long Island. Certa noite meditei em nosso quintal, com grilos cricrilando ao meu redor. Pela manhã, sentei em nossa cozinha ensolarada, meditando com nossa golden retriever, Mickey, a meus pés. Mantive os olhos abertos, o que me ajudou a me desligar do mundo à minha volta.

Comecei a identificar os sentimentos que um verdadeiro estado de meditação provoca. No início, os sinais são sutis.

— Quando começo a senti-los, eu os reconheço — disse a amigos curiosos. — Sinto-me intensamente concentrada e relaxada ao mesmo tempo. É parecido com um exame de vista, quando meu oftalmologista vai passando depressa todas aquelas lentes diante de meus olhos, até que, de repente, tudo entra perfeitamente em foco. Não estou tensa ou estressada. Estou exatamente onde deveria estar.

Eu e Jimmy fomos até Martha's Vineyard para visitar nossos primos, Linda e Jules. Quando chegamos, depois de ver crianças enjoadas vomitando na barca, avisei que iria meditar na sala de visitas. Após quinze minutos da minha prática, ouvi Jimmy entrar no quarto; reconheci seus passos arrastados. Olhar fixo adiante, atenta à árvore além da janela, podia senti-lo me observando, mas eu não estava chateada ou distraída: estava concentrada em ficar imóvel.

Ele sentou em uma poltrona próxima. Eu meditei por alguns minutos a mais, estiquei as pernas e perguntei:

— Você estava me observando?

Jimmy riu.

— Meditação não é um esporte para espectadores — informei.

Expliquei que podia me desligar dele, mas que seria bom se ele não ficasse me encarando fixamente.

— Não sabia que havia regras para maridos — disse Jimmy. E nós rimos.

No dia seguinte, dirigi até a praia para experimentar a meditação ao caminhar. Mas fui imediatamente distraída pelo bramido do oceano, um som que sempre adorei. Vou meditar nisso, pensei. Mas não podia meditar enquanto caminhava ouvindo o rugido do oceano, sentindo o vento e pensando qual o sabor de torta que iria comprar naquela tarde.

Tentei me concentrar nas impressões deixadas por minhas pegadas, à medida que a areia trincava debaixo de meus tênis. Mas centenas de outras pegadas me distraíam. De quem seriam? Eram antigas ou recentes? Grandes ou pequenas? Feitas por pés descalços ou calçados?

De repente, meu BlackBerry saltou de meu bolso para minhas mãos. Sempre o levo comigo quando estou longe de meus filhos. Mas nenhum deles estava me procurando; enfiei o BlackBerry de novo dentro do bolso.

A praia é meu lugar favorito na Terra, mas meditar ali não estava dando certo. Então deixei o mar e andei até um canal que corria paralelo à beira-mar. Era muito mais silencioso longe das ondas. Podia ouvir o som dos meus pés andando na areia lisa e compacta. Concentrei-me num pássaro qualquer que traçava sua rota adiante de mim. O vento fazia meus cabelos fustigarem meu rosto.

De repente, eu podia meditar de novo.

Tirei os tênis. A água morna aqueceu meus tornozelos. Bem ao longe, a água mais profunda no canal movimenta-se rápida e vigorosamente. Sentei na areia e observei a forte corrente, meditando em seu movimento.

No dia seguinte, descobri que podia fazer pequenos videoclipes com minha camerazinha digital. Caminhei pelo canal outra vez, e fiz imagens da água em movimento e da vegetação de praia à deriva. Estava absolutamente tomada por uma vertigem criativa. Tudo aquilo que via, ouvia e sentia era uma meditação. Em meu caminho para casa, não me senti mais distraída pela arrebentação das ondas. Sentei na praia e meditei ao som e movimento delas.

Voltei para casa em Nova York e continuei a praticar todos os dias. Tive um fogacho durante uma das sessões, mas lembrei as palavras de Mingyur sobre tudo ser uma fonte de meditação. Por fim, o calor abandonou meu corpo. Eu era uma tranquila monja menopáusica.

Acompanhei Jimmy em uma viagem de negócios a São Francisco e fiz outra visita à Tibet Styles.

– Lembra-se de mim? – perguntei a Dolma, a proprietária. – Comprei uma tigela tibetana com você algumas semanas atrás.

– Claro! – Ela me deu um grande abraço.

– Tenho meditado todos os dias e me sinto melhor – disse eu.

– Isso é bom! – Os olhos de Dolma se enrugaram quando ela sorriu.

– Lembra quando segurou minhas mãos? – perguntei. Tinha certeza de que Dolma havia esquecido.

– É claro.

Ela me estendeu suas mãos novamente. Coloquei as minhas nas dela.

Dolma fechou os olhos com firmeza, permanecendo de pé como uma estátua. A loja estava em silêncio.

– Você está bem mais leve – afirmou Dolma, abrindo os olhos.

– Tenho tentado – murmurei.

– Devemos deixar o sofrimento – disse-me Dolma. – Estamos sempre sofrendo.

Dolma se ofereceu para me ensinar uma meditação especial. Ela sentou no chão de sua loja vazia, com a coluna ereta, olhos cerrados e as mãos em concha sobre o colo.

– Imagine seu pai em seu ombro direito – disse-me Dolma. – Junto com todos os homens de sua vida. Então imagine sua mãe em seu ombro esquerdo, com todas as mulheres da sua vida. Então coloque toda a dor e o sofrimento do mundo diante de si, e todos os seres vivos do mundo às suas costas – orientou-me.

Ela parecia fazer tudo isso sem esforço. Mas, quando sentei no chão ao seu lado e tentei fazer a mesma meditação, meus pais não pararam de escorregar de meus ombros.

Eu estava mais leve, mas eles eram muito pesados.

8

Acima da Minha Cabeça

Depois de retornarmos de São Francisco para casa, descobri que gostava particularmente de meditar ao ar livre. Não me importava com os recordes do índice pluviométrico em Nova York, naquele verão, porque podia meditar na varanda de casa. Fotografei delicadas teias de aranha com gotas de chuva, poças lamacentas e chuvas torrenciais. Sentia-me fascinada e confortada pela água aonde quer que a encontrasse.

Mas também sentia que me tornava mais emotiva. Mingyur Rinpoche havia nos alertado que isso podia acontecer.

– Depois de umas duas semanas de meditação, você pode se sentir muito triste, muito deprimida, muito agitada. Isso é normal – dissera.

Mingyur podia pensar que isso era normal, mas eu tinha minhas dúvidas. E então um telefonema que recebi de um médico do asilo de minha mãe piorou ainda mais as coisas. Ela havia caído e, embora não tivesse se machucado muito, estava desorientada. Quando fui lá visitá-la, ela perguntou:

– Onde estou? Você é minha mãe? Vai me levar para casa?

Depois de voltar a Nova York, passei o dia seguinte na cama, nocauteada pela culpa. Minha mãe estava infeliz naquele asilo? Para qual casa ela esperava voltar? Eu tinha vendido a casinha de cento e setenta anos que ela comprara após a morte de meu pai, em um bairro movimentado de Providence, perto da Universidade Brown. Ela atulhou o local com belas antiguidades e objetos estranhos que vinha reunindo há anos. Não havia lugar para mim ou para meus filhos sentarmos quando fazíamos uma visita, que dirá lugar para dormirmos.

– A casa de Riva tem de tudo que há no mundo – afirmou Max sabiamente quando tinha seis anos. – Menos um marido.

A poeira cobria cada superfície. Bonecas decapitadas eram exibidas junto a ornamentos de noivas e noivos, alguns dos quais minha mãe havia chamuscado com fogo. Um manequim hindu estava sentado no sofá da sala. Centenas de peças de arte dela estavam penduradas nas paredes. Nesse ambiente maluco, ela virara noites e produzira a melhor arte de sua vida.

Mas também desenvolvera Alzheimer.

O declínio dela foi lento e sistemático. Contratei uma maravilhosa acompanhante, chamada Betty, para cuidar dela, e minha mãe estava apta a viver em casa. Mas então ela caiu outra vez e começou uma série de internações em clínicas de reabilitação. Por fim, Betty não podia tomar conta de mamãe sozinha, e fui forçada a transferi-la para um asilo, um fato que me atormentava, porque, quando ainda estava razoavelmente lúcida, ela dissera que se mataria se eu fizesse isso.

Mas minha mãe mudou radicalmente ao longo dos nove últimos anos. Antes difícil e exaltada, notadamente nos primeiros estágios da demência, ela agora estava dócil, risonha e obediente. Sua angústia parecia ter desaparecido junto com seu ambiente familiar e seus pertences, alguns dos quais leiloei ou joguei fora. Cheguei a encher três contêineres com o que restou da mobília e peças de arte.

Poderia usar mais três para guardar minha culpa.

Por todas as excentricidades dela, sabia que minha mãe tinha vivido uma vida plena, e queria que eu aproveitasse a minha. Eu sabia dar valor à maravilhosa família que construíra com Jimmy. O fato de termos um casamento tão bom às vezes me impressionava, já que o relacionamento de meus pais tinha sido mais uma fábula de advertência do que um mapa rodoviário. E a vida que tínhamos construído com nossos dois filhos saudáveis e felizes me trouxera uma alegria que nunca poderia ter imaginado. Como conseguira conquistar isso?

– É como se eu tivesse construído uma nave espacial com palitos de dente e voado à Lua – dissera certa vez a um amigo.

Mas, muito frequentemente, caía na Terra de novo. Nosso filho Jack iria voar do ninho para seu primeiro ano na Universidade de Michigan no outono. Em meados de agosto, eu já sentia a falta dele. De várias maneiras, Jack é a âncora silenciosa da nossa família, firme e forte, atencioso e gentil. Ele faz lúcidas observações, e coloca a vida em perspectiva com um surpreendente senso de humor que sempre me delicia.

Max estava pronto para começar seu primeiro emprego, depois de se formar, em uma agência de publicidade na cidade de Nova York. Iria se mudar para um apartamento e ampliar seu círculo de amizades. A habilidade dele em conectar-se a todos os tipos de pessoas me deixava orgulhosa; seu entusiasmo era contagiante. Eu teria de acreditar que continuaríamos sendo tão chegados quanto antes, a despeito de quão grande seu mundo se tornasse.

Deixar meus filhos partirem era difícil, mas era um presente que queria lhes dar. Os budistas falam em abrir mão dos apegos, o que também significava que eu teria de deixar partir aqueles que amava. Eu imaginava: Como se pode amar alguém e não se tornar apegada?

Minha mãe também passava cada vez mais tempo em um mundo onde eu não podia entrar. À medida que ela murchava, parecia um barco que desliza de seu ancoradouro à noite e desaparece no mar.

Sharon Salzberg, em seu primoroso livro de memórias, *Faith*, escreve: "Uma dor em nosso corpo, uma mágoa, uma injustiça podem parecer imóveis, impermeáveis, imutáveis; podem parecer que são, e que sempre serão, apenas aquilo. Mas, quando observamos de perto, ao invés de solidez, vemos porosidade, fluidez, movimento. Começamos a perceber lacunas entre os momentos de sofrimento. Vemos pequenas mudanças que estão acontecendo todo o tempo na textura, na intensidade, nos contornos de nossa dor."

Certo fim de tarde, sentei sozinha na praia, observando as ondas quebrarem na areia, e decidi que podia imitar Salzberg, uma das melhores mestras de budismo do planeta.

Meu pai maníaco-depressivo me ensinou a sonhar grande.

Sentei ereta, de pernas cruzadas, na areia dura, olhando o horizonte ao longe. Mas então ouvi a voz de meu pai nas ondas: "Veja todos os problemas que existem no mundo", disse-me. "Há bilhões de corações partidos surgindo aqui, batalhas que as pessoas nem mesmo sabem que vão enfrentar, ondas que as derrubarão."

Tentei me concentrar na água ao meu redor, dissolvendo-se em inofensivas bolhinhas de espuma.

Mas senti que uma enorme onda estava se formando no mar em algum lugar. Aquilo algum dia iria bater em minha mãe. Havia outra onda que tinha meu nome nela. "Aguente firme", podia ouvir meu pai dizer. Repeti o mantra. "Aguente firme."

Depois que nossas férias acabaram, guiei um de nossos carros para casa sozinha e dei uma parada a fim de ver minha mãe. Ela estava "feliz em sua demência", como um médico certa vez a descreveu.

Entretanto, eu estava preocupada enquanto dirigia velozmente pelas estradas de Connecticut pensando em como minha mãe costumava fazer o mesmo percurso sozinha, em sua caminhonete repleta de peças de arte, brinquedos e tralhas, seguindo seu caminho para visitar a mim e a minha família, quando ainda era uma mulher vibrante e ativa.

Estava confusa quando finalmente cheguei em casa e sentei para meditar em nossa sala de estar.

Sozinha, pensei. Minha mãe está sozinha. Tentei meditar no sentimento de solidão.

Grande erro.

Solidão transformada em tristeza. Tristeza transformada em medo. Terminaria como minha mãe?

– Controle-se! – disse a mim mesma. – Medite!

Mas eu não podia.

Pela primeira vez desde que começara essa aventura, não estava conseguindo ficar imóvel e me acalmar. Tinha sido tão aplicada na minha prática. Mas agora estava frustrada com a minha incapacidade de me concentrar. Subi para meu quarto, com Mickey me seguindo. Acendi uma vela perfumada, sentei no chão e tentei desacelerar a respiração. Mas não parava de me remexer e de olhar o relógio.

Depois de vinte minutos, rumei para o supermercado para comprar mantimentos. Max me ligou de casa, pedindo algumas coisas. Enquanto estava na fila do caixa, ele ligou de novo.

– Onde você está? – perguntou ele. – Por que está demorando tanto?

– Como é?

Coloquei minhas compras na esteira. Todas as minhas intenções de me tornar uma suave monja foram por água abaixo. De repente, eu era uma mãe muito zangada.

– Estou morrendo de fome! – reclamou Max. – Por que você ainda não voltou?

Desliguei o telefone e paguei minhas compras. Estava chovendo forte quando as coloquei no carro, e fiquei ensopada. Enviei um torpedo para Max quando cheguei em casa para ele me ajudar com as sacolas.

– Aqui está! – Joguei-as no chão da garagem. – Desculpe por estar tão atrasada.

– Qual é o problema? – Max pegou as compras. – Não foi nada. Só queria saber onde você estava.

– Você estava me criticando! – gritei. – E eu estava lhe fazendo um favor!

Max levou os mantimentos para a cozinha em silêncio, sem prolongar a discussão.

Caí em prantos.

– Estou sozinha – disse a mim mesma, arrastando-me para o pequenino banheiro do porão. – Sou como minha mãe.

Arriei no chão, chorei de maneira intensa e demorada, imaginando minha mãe deitada na cama, sozinha em um asilo, as grossas fraldas fazendo-a parecer Humpty Dumpty.

Finalmente, já não podia mais chorar. Agora, o que eu ia fazer?

Nesse momento, ouvi os gigantescos tênis de basquete de Max descendo as escadas. Ele estava procurando por mim, e eu morta de vergonha de que me visse naquele estado, no chão, com os olhos vermelhos de tanto chorar. Isso seria terrivelmente constrangedor.

Mas meu doce e corajoso filho abriu a porta, viu meu rosto transtornado e abaixou-se para beijar minha cabeça.

– Desculpe, mamãe – pediu ele. – O que está fazendo aqui embaixo?

– Estou com tanto medo de morrer sozinha em um asilo, como minha mãe! – chorando alto. Evidentemente, eu podia chorar um pouco mais.

O pobre Max estava pagando um alto preço por seus mantimentos.

Acima da Minha Cabeça

– Você não está sozinha, mamãe – disse ele, afagando minha cabeça.

– Estamos todos sozinhos! – chorei de novo.

Droga. Em meio ao meu sofrimento por minha mãe e meus temores por mim mesma, eu me ouvia descarregando em meu filho. Fora tão cuidadosa por mais de vinte anos para não fazer isso. Tinha odiado quando minha própria mãe fizera isso comigo. Eu tinha perdido a cabeça, mas agora me esforçava ao máximo para sair daquela situação.

Tratei de me recompor.

– Desculpe, Max – pedi. – Vamos lá para cima.

Max me pôs de pé e me levou para fora do banheiro, e acima, em direção da cozinha.

– Desculpe – pedi outra vez, enquanto desempacotávamos as compras. – Não devia ter falado com você daquela maneira. É que eu estava muito perturbada por causa da minha mãe.

– Tudo bem.

Max abriu uma embalagem de iogurte e começou a fazer *smoothies* para os esbeltos homens da minha família.

Abri uma caixa de biscoitos de gengibre.

– Não está tudo bem – disse eu. – Não devia ter descontado em você desse jeito. Mas é tão difícil para mim ver a saúde mental de minha mãe se deteriorando. Estou com tanto medo de terminar como ela.

– Isso não vai acontecer – afirmou Max. – Você não vai ficar sozinha. Tem a mim, ao papai, Jack e todos os seus amigos. E Mickey.

Não ressaltei que nossa querida golden retriever já estava com treze anos e dificilmente estaria por aqui quando eu chegasse aos setenta anos de idade. Já havia magoado Max o suficiente por uma noite.

Segui Max rumo ao nosso cantinho no andar de cima, onde Jimmy e Jack estavam assistindo a um jogo dos Yankees. Sentei silenciosamente numa almofada, cercada pelos homens que amava, todos tomando *smoothies*.

– Mamãe, você está bem? – perguntou Max depois de um momento.

– Estou bem – respondi.

– Acho que você precisa fazer alguma coisa divertida – disse-me ele.

Demonstrei interesse:

– O que você quer dizer?

– Acho que você precisa fazer algo que a deixe feliz.

– O que seria? – indaguei.

– Por que não vem passear de bicicleta comigo? – perguntou Jimmy animadamente, levantando os olhos do jogo de beisebol.

– Não, obrigada – respondi. – Você é quem gosta de pedalar.

– Não posso lhe dizer o que fazer – falou Max. – Você deve descobrir por si mesma. Faça algo que sempre quis fazer.

Jack deu uma sugestão:

– Por que não vai assistir a uma peça?

Aquilo me fez sorrir. Os homens da minha família odeiam ir ao teatro. Sempre pergunto se eles não querem ver um show da Broadway e eles sempre recusam educadamente.

– Vou à academia, faço exercícios ou jogo basquete quando preciso relaxar – disse Max. – Você encontrará algo que a faça feliz.

No dia seguinte, estava sentada na cozinha, com os olhos ainda inchados por todo aquele choro da véspera, quando meu celular tocou. Uma mulher que morara com minha família como babá, décadas antes, estava na linha. Minha mãe tinha dado a Mamie meu número há alguns anos, e ela ligara duas vezes. Mas fazia quarenta anos que eu não a via.

Decidi atender o telefone.

– O que está acontecendo, Pris? – perguntou Mamie imediatamente. – Você está bem?

Comecei a chorar. Outra vez.

– Ah, menina, qual é o problema? Como está a mamãe?

A voz de Mamie era tão bondosa.

– Ela está bem – respondi. – Apenas estou... estou tão cansada. Já são nove anos, Mamie. Minha mãe está doente há nove anos.

– Eu sei, meu bem, eu sei – disse Mamie. – Quando posso te ver? Preciso ver a minha menina.

– Me ver? – Fiz uma pausa. – Onde você mora?

– Aqui no Queens – lembrou-me Mamie.

E foi assim que me vi dirigindo pela ponte Whitestone, e ziguezagueando pelas ruas do Queens em busca do apartamento da minha velha babá.

9

A Casa Grande na Colina

Interfonei para Mamie da portaria de seu edifício, e ela desceu as escadas correndo para me receber. Nos abraçamos, balançando para os lados, recuando a fim de dar uma boa olhada uma na outra, rindo.

Embora ela estivesse agora com setenta anos, Mamie tinha um corpo magro, de moça, e o mesmo riso característico da minha infância, do qual lembrava.

Ela me levou ao apartamento, onde seu marido, Bill, me cumprimentou calorosamente.

– Lembro de seus pais com muito carinho – disse ele. – Eles eram "do bem", como se diz em Bensonhurst. Tinham classe e eram generosos. Muito gentis comigo e com Mamie.

Bill tinha conhecido Mamie quando ainda era um vistoso jovem em um uniforme da Marinha. Lembro-me da alegre cerimônia de casamento deles. Desde então tinham criado três filhos, e passaram por uma enorme tragédia quando Marty, o filho deles, morreu aos trinta e dois anos, de uma doença cardíaca congênita.

Conheci as belas filhas crescidas de Mamie, Laura e Niyoka, enquanto ela se alvoroçava na cozinha, preparando um frango e belas saladas em baixelas, apesar de meus protestos.

– Você deve estar com fome. Vamos lá, coma só uma coisinha.

Ela me levou para uma varanda, onde sentamos lado a lado ao sol, e eu devorei a comida de Mamie com gratidão. Estava com fome, cansada e profundamente tocada pela gentileza dela.

– Estou tão contente por estar aqui – falei.

– Está contente? – Mamie deu uma risadinha como uma colegial. – Esperei tanto tempo por esse dia! – declarou.

Senti-me constrangida por meu tumulto emocional idiota. Estava chorando por uma mãe que tinha vivido uma boa e longa vida, e estava indo embora devagar, sem sentir dor alguma.

– Vamos falar dos bons e velhos tempos – sugeri. – Como foi mesmo que você veio trabalhar conosco?

– Deus foi bom comigo – falou Mamie. – O dia em que conheci seus pais na grande casa na colina? – bem, aquele dia mudou minha vida.

– Você ia para o Zion Bible Institute. – Mamie era uma cristã praticante e tinha me levado à igreja dela com meu irmão e minha irmã. Tudo fora muito natural, pois meus pais, judeus, tinham me mandado para uma escola hebraica até o sexto ano, depois disso a uma escola quaker, e depois a uma igreja pentecostal para orar com Mamie.

– Fui criada lá na Carolina do Sul como a mais velha de onze filhos – contou Mamie. – Eu lavava toda a roupa das crianças a mão. Meu pai era lavrador. Minha mãe acreditava na educação, mas não queria que eu me mudasse para o Norte. Os amigos e vizinhos dela a convenceram a me deixar partir – prosseguiu ela. – Nova York era uma cidade dura, mas eu consegui ganhar dinheiro o bastante para comprar uma máquina de lavar roupas para minha mãe. Graças a mim, ela foi a primeira pessoa do bairro a ter um telefone.

Mamie frequentava uma igreja em Park Slope, no Brooklyn. Um dia, o pastor observou a enorme congregação e a selecionou, uma garota tímida vestida com um conjunto bege.

– Senhorita, venha cá! – disse ele. – Não posso proferir minha mensagem porque Deus tem outra mensagem para que eu a partilhe com todos hoje. Ele tem uma importante missão para você.

Mamie ainda guardava uma vívida lembrança daquele momento. Ela ficara tão nervosa. O pastor disse:

A Casa Grande na Colina

– Você ajudará o pobre, o ignorante, e ensinará e orientará o rico. – Ele sorriu para ela. – Vejo que você já conversou com Deus sobre esse plano – disse ele. – Não foi?

E Mamie conversara, de fato. Ela partiu em uma missão, e se mudou para Rhode Island, onde tinha alguns parentes. Matriculou-se no Zion Bible Institute. Certo dia, foi ao escritório da instituição procurando trabalho.

– O único anúncio de que dispunham era para babá – relembrou ela. – E eu não queria aquilo – disse Mamie. Mas ela estava com dezoito anos e precisava ganhar algum dinheiro. – Tive um sonho naquela semana – contou Mamie. – Um sonho sobre uma mansão numa colina. E, quando andei até a grande e antiga casa de tijolos de seus pais para a entrevista, eu me recordei daquele sonho.

Minha mãe a empregou na hora.

– Ela me disse para não ficar com medo, nem me preocupar em tomar conta da casa – disse Mamie. – Sua mãe não se sentia à vontade com essas coisas. Ela era uma pessoa afetuosa e não ligava para riqueza ou carros de luxo, nem a agitação desse tipo de vida. Ficava muito nervosa quando tinha de receber os homens de negócios ligados ao seu pai.

Anos mais tarde, o negócio da família faliu, mas Mamie não estava lá na época. Meu pai entrou em depressão. Terminou indo viver sozinho num trailer em um estacionamento na Flórida. Mas ela se lembrava de meu pai como um perfeccionista em sua casa grande e bonita.

– Vocês não tinham permissão para fazer bagunça no quarto – recordou Mamie. – E nem para ficar me dando ordens o tempo todo.

– Como eram meus pais? – perguntei.

– Seus pais eram pessoas muito reservadas – respondeu Mamie. – Mas, como sua mãe e eu éramos muito chegadas, eu sabia quando ela estava deprimida. E eu soube que Deus existia quando um dia seu pai me chamou num canto e me pediu um conselho sobre o casamento deles.

– Espere aí – disse eu. – Meus pais procuraram ajuda de uma garota de dezoito anos?

– Eu estava com vinte e três – disse Mamie. – E já sabia que a promessa daquele pastor em Nova York tinha se cumprido. Eu tinha sido chamada a aconselhar um dos homens mais ricos de Providence. Orei com seu pai, e isso foi um privilégio.

– Quando foi a última vez que você viu minha mãe? – perguntei.

– Fui visitá-la depois da morte de seu pai – respondeu Mamie. – Naquela casinha maluca, com todas as coisas dela por toda parte. Ela tinha coisas estranhas que colecionava! Ela estava comendo feijão em lata. E finalmente estava feliz.

– Eu achava aquela casa muito perturbadora – comentei.

Mamie riu.

– Posso entender por quê.

– Passei minha vida inteira tentando chegar a um acordo com minha mãe – contei a Mamie. – Ela nunca foi maternal. Sempre quis que eu fosse a mãe dela.

Mamie passou o braço ao meu redor.

– Deus me acorda todos os dias com uma melodia – disse ela. – Uma música. A primeira coisa que faço é agradecer a Ele pelo novo dia, e por me conduzir a esse novo dia. Agradeço a todos que me fizeram bem.

Ela me olhou nos olhos.

– Seus pais concluíram um trabalho que os meus não puderam. Minha primeira ópera foi um presente de seus pais. Uma noite sua mãe não podia ir, e seu pai se virou para mim e disse: "Mamie, nós vamos à ópera!" Ele me levou a Boston. Fiquei feliz como um cachorro solto num gramado.

Sorri.

– Seus pais fizeram o melhor que podiam fazer – concluiu Mamie. – Pena que você fosse tão jovem para saber disso.

Ela me acompanhou ao meu carro. Sentamos juntas no assento dianteiro e nos despedimos. Mamie tomou minhas mãos nas dela.

– Vamos orar – disse ela. Agradeceu a Deus por nos reunir, por tudo que tínhamos compartilhado nas nossas vidas, por meu retorno seguro ao lar. Dissemos uma à outra que nos amávamos. Peguei duas fotografias que tinha na agenda de bolso, de Max e Jack.

– São meus dois filhos – disse a Mamie.

Ela ficou sem fôlego.

A Casa Grande na Colina

— Esse é o menino! — falou, apontando para Max. — É ele, o menino do meu sonho!

— Como assim? — Olhei o sorriso radiante de Max.

— Tive um sonho na noite passada — contou Mamie fitando a fotografia e balançando a cabeça. — Foi por isso que lhe telefonei. Sonhei que voltava à sua antiga casa, à grande mansão na colina. — Ela fez uma pausa. — Você tem um cachorro?

— Tenho. O nome dela é Mickey.

— Havia um cachorro caramelo do lado de fora da casa — relembrou Mamie. — Toquei a campainha, e um jovem alto abriu a porta. Ele me deu um abraço bem forte e disse: "Você deve ser a Mamie." Nos abraçamos e choramos juntos.

Ela olhou para a fotografia de Max em suas mãos, para o garoto que cuidara de mim durante minha crise de nervos na noite anterior.

— Esse garoto me disse: "Mamie, nós estivemos esperando por você. E estamos tão contentes de você estar aqui." Acordei esta manhã e fiquei pensando: quem era aquele garoto e o que ele quer? — relembrou Mamie.

— E agora nós duas sabemos. Ele me enviou para encontrá-la.

10

Terapia da Alegria

Como minha amiga Susie escreveu em um e-mail, "Quando estou me sentindo por baixo, nada levanta meu astral como o canto de Krishna Das". Ele "ajuda a soprar a poeira do meu coração".

Meu coração estava bem empoeirado, então, quando minha amiga Susie sugeriu que eu participasse de um workshop dele em Nova Jersey, com Sharon Salzberg, a professora de meditação cujo livro de memórias, *Faith*, me causara uma impressão muito forte, prestei atenção. Susie fizera seu dever de casa quando se tratava das opções em sua vida. Ela é uma iogue, uma praticante da meditação, e faz terapias corporais pediátricas que têm curado crianças e seus pais, de modo sereno, há décadas. Agora, ela me escreveu que Krishna Das,* cujo nome significa "Servo do Amor" em híndi, poderia ser também "*kirtan*** musical", o que significaria que ele estaria cantando os nomes de Deus. Ele viaja pelo mundo fazendo isso, espalhando a alegria, como um Johnny Appleseed.***

---

* O músico e cantor já esteve no Brasil, onde tem fãs e CDs comercializados. (N. da T.)
** Sessão de cantos e recitação de mantras indianos. (N. da T.)
*** Personagem da história dos Estados Unidos, John Chapman (1774–1845) se tornou lendário por percorrer o Meio-Oeste semeando macieiras. (N. da T.)

Dois dias depois, joguei algumas garrafas de água e barras de proteínas dentro do meu carro, busquei no GPS o local onde KD, como Susie o chamava, se apresentaria, me despedi de Jimmy e rumei para Nova Jersey.

Fiquei totalmente perdida e cheguei à apresentação dois minutos antes de o *kirtan* começar. O enorme salão estava lotado de pessoas de todas as idades sentadas no chão e em cadeiras, vestidas com roupas de ioga discretas e enfeites indianos coloridos. Notei algumas camisetas psicodélicas e tive a impressão de sentir cheiro de patchuli.

Comprei meu ingresso e encontrei uma cadeira vazia no fundo do salão, assim que Krishna Das entrou com outros dois músicos.

Com uma piscadela de olho, vestindo uma camisa de flanela xadrez e jeans, KD se parecia um pouco com meu bonito marido, se Jimmy tivesse passado vinte anos na Índia estudando com um guru, usasse óculos e soubesse cantar. Ele se apresentou, e aos outros músicos, e então a Sharon Salzberg.

Vestida de maneira informal, com calça e camiseta pretas, Sharon tinha um sorriso maravilhoso e acolhedor que iluminou o salão. Sentou numa cadeira, com as mãos no colo, enquanto os músicos à sua volta afinavam os instrumentos. Ela e Krishna Das pareciam se conhecer bem.

Eles comentaram como se perderam no trajeto para este evento, assim como acontecera comigo. Para mim isso foi uma revelação – mesmo budistas experientes se perdem, seja no seu caminho para a iluminação ou numa rodovia expressa de Nova Jersey.

KD era um cara muito legal e achei que isso vinha de algum tipo de energia cósmica que ele poderia me transmitir. Ele e Sharon certamente tinham nos seus corações sem poeira uma saudável reserva de alegria, que eu esperava absorver.

Sharon sorriu ao citar Krishna Das, que citava outra pessoa. "A graça de Deus está caindo o tempo todo, como a chuva, mas nos esquecemos de unir as palmas das nossas mãos para recebê-la."

Coloquei minhas mãos em concha. E a graça de Deus fluiu de Krishna Das e Sharon Salzberg.

KD começou a tocar um instrumento que parecia um acordeão em uma caixa, colocado diante dele, no chão. Era um harmônio, um órgão acionado à mão, criado na França e levado à Índia por missionários. Ele vinha fazendo sucesso como acordeonista e, quando a bateria entrou, acompanhando sua voz suave e melodiosa, meu empoeirado e despedaçado coração se revolveu.

A música de KD é indiana, mas a mensagem dele é universal. A voz dele é sexy. Não há outra maneira de descrevê-la. Meu coração foi tocado, meu ânimo aumentou e eu fiquei caída por esse cara de Long Island, que, conforme li na internet, já se chamou Jeffrey Kagel, e se tornou Krishna Das. Gostei muito dele, muito mesmo.

Depois do final do primeiro cântico, meu coração estava sentindo-se tão leve. Max ficaria deliciado, embora envergonhado, de ver sua mãe se rebolando e caindo na gandaia com a música. Krishna Das cantava um só verso com algumas palavras em híndi, e a plateia as repetia cantando para ele. Parecia não haver regra alguma, ou qualquer pressão em particular para fazer algo de modo "correto".

– Os cânticos são os nomes de Deus – explicou KD. – Eles têm o poder de nos levar a um estado mais profundo do que pensamentos específicos. O que mais pode ser Deus, senão o lugar de pureza e amor em seu coração?

Ele falou a respeito de sentar com o guru dele, aguardando algo acontecer. Finalmente ele compreendeu que, de fato, nada iria acontecer.

– Continuei olhando e esperando, e nunca imaginei que, na verdade, a felicidade poderia simplesmente estar dentro de mim – disse KD. – Eu estava realizando uma prática com o objetivo de me sentir uma pessoa diferente, depois de tantos anos de depressão e trabalho árduo. Mas então finalmente relaxei e parei de tentar ser outra pessoa.

Desenvolver uma prática de meditação é como carregar explosivos, disse ele.

– Você deve fazer ambos cuidadosamente ou então... bum!

Até então eu não estava ciente do quanto a prática da meditação pode ser intensa. Tinha me afobado e tentado logo de início meditar sobre o lado barra-pesada da vida – a morte, a solidão, a dor –, sem saber que estava lidando com explosivos, até o momento em que explodi na frente de meu filho.

Mas agora eu estava no lugar certo. Não tinha a menor vergonha de cantar. Fiquei de pé e fiz um pouco daquilo que poderia se passar por dançar. Eu era uma hippie envelhecida de quadris largos, uma dona de casa mascarada como moderninha por algumas horas.

O Buda disse que sofremos por causa das forças que nos visitam, como ganância, raiva, medo e inveja. Sharon disse que podia estar sentada na cozinha, ouvir uma batida na porta, e essas forças entrarem em peso.

— Algumas vezes pensamos que podemos deixá-las do lado de fora ao trancar nossas casas, mas isso não funciona – disse ela. – Muitas práticas dizem "seja amiga de seu medo", mas, se isso for muito assustador, talvez você possa oferecer ao medo uma xícara de chá.

Agora eu compreendia que cometera o erro de oferecer uma refeição completa ao medo e à tristeza, quando eles me visitaram na semana anterior. E pobre Max: tinha lhe servido uma boa porção de culpa.

Em duas semanas, eu e Jimmy estaríamos levando Jack de volta a Michigan para o segundo ano dele na faculdade. Não queria colocar medo e tristeza na nossa bagagem. Queria alojar Jack no apartamento dele com entusiasmo e felicidade, apesar do fato de saber o quanto sentiria sua falta.

— Você é meu Buda – disse ao meu filho sábio e amoroso em muitas ocasiões.

A voz de Sharon era reconfortante enquanto ela se preparava para nos ensinar a meditação da compaixão.

— Sempre que nos desconcentramos do estado meditativo, devemos nos perdoar – disse ela. – Apenas continuem retornando à prática.

Ela nos ensinou uma série de frases para sussurrarmos para nós mesmos: "Que eu esteja em segurança. Que eu seja feliz. Que eu seja saudável. Que eu viva bem." Uma vez atrás da outra, desejei para mim coisas que não sabia se merecia. Estava sendo egoísta? Sharon Salzberg não parecia pensar assim. E certamente eu acreditava nela.

Em seguida, ela pediu que pensássemos numa pessoa que nos fizesse sorrir. Imediatamente, pensei no meu marido. Segui as instruções de Sharon e silenciosamente desejei a Jimmy as mesmas coisas que desejara a mim mesma: segurança, felicidade, saúde e a habilidade de viver bem.

Então ela nos disse para pensarmos em alguém no salão, e pensei numa mulher corajosa que relatara em detalhes sua luta contra o câncer, durante uma sessão de perguntas e respostas.

– Que você se salve – sussurrei. – Que você seja feliz, saudável e viva bem.

Senti uma onda de calor envolvendo meu corpo. De início, pensei que fosse um daqueles fogachos, mas era muito, muito mais intenso que qualquer fogacho que já havia sentido. Talvez tivesse relação com a ternura que Sharon plantara dentro de mim.

Finalmente, Sharon nos pediu para abrirmos nossos corações ao mundo inteiro, a cada ser vivo, e lhes desejarmos aquilo que desejávamos a nós mesmos.

– Se você for cada vez mais fundo em seu próprio coração – disse-nos –, viverá em um mundo com menos medo, isolamento e solidão. Quando você está totalmente receptivo, o mundo é um bom lugar.

Ou, como Krishna Das colocou:

– Se você não embarca numa busca espiritual, é só cerveja e televisão!

Voltei para casa totalmente transfigurada, e mesmo assim não me perdi. Não parava de sorrir para mim mesma enquanto ouvia o CD de Krishna Das que havia comprado, cantando em meu caminho de volta na rodovia expressa de Nova Jersey.

Em uma entrevista, Krishna Das alertou que "algumas pessoas têm o carma de serem grandes navios, de levar muita gente por uma grande extensão de mar".

Mas foi com modéstia que ele se referiu a si mesmo:

– Sou apenas um barquinho de origami.

Para mim, no entanto, Krishna Das fora uma ampla barca, perfeitamente tranquila e chegando na hora certa para me oferecer a travessia de que eu precisava. Pelo menos por uma noite, eu me transformei de dona de casa desesperada em uma semi-Dalai-Lama.

11

Enraizada

Quando entrei na sala de espera de Gina Colelli, um grande labrador amarelado levantou do chão, me cheirou algumas vezes e então estatelou-se outra vez em um outro local. Gina abriu a porta para seu escritório e me conduziu para dentro.

— Passei a metade de minha vida me tratando com uma terapeuta — fui logo dizendo ao me ver sentada em mais um divã de terapia. — Mas um amigo elogiou muito sua experiência com a EMDR,* e outro amigo que é terapeuta a recomendou muito.

— Muitos pacientes fazem anos de psicoterapia e então chegam a um ponto morto — disse Gina. — É quando eles vêm para cá.

— Eu cheguei a um ponto morto?

Tenho falado com minha terapeuta por uma década. A Dra. Jaeger me ajudara bastante, mas ela também aprovou meu plano de tentar a EMDR, talvez com a esperança de que eu voltasse para ela com algum material novo. Verdade seja dita: minhas velhas histórias estavam começando a me aborrecer, e eu sentia que minha própria atuação estava um pouco enfraquecida.

---

* De acordo com a sigla em inglês, é o tratamento conhecido como *Eye Movement Desensitization e Reprogramming*, ou Dessensibilização e Reprocessamento por meio dos Movimentos Oculares. (N. da T.)

Gina Colelli era uma mulher pequena, uns poucos anos mais nova que eu, cujos cabelos curtos e escuros estavam riscados por fios grisalhos. Ela parecia bastante amável, mas tinha um ar um tanto sério. Dei uma olhada em um travesseiro próximo a mim, no divã, com a palavra *Alegria* escrita nele, e esperei pelo melhor. Comecei a falar rápido e informei a essa estranha tudo sobre meu histórico de pânico. Isso tomou a sessão inteira.

Quando retornei na semana seguinte, fiquei surpresa por saber que não estávamos fazendo a EMDR ainda.

– Vou fazer uma coisa chamada Terapia de Experiência Somática com você – anunciou Gina.

Será que eu já havia falhado em algo? Será que estava muito mal para a EMDR?

A Experiência Somática, explicou Gina, tinha sido desenvolvida por Peter Levine, um psicólogo que estudou o estresse e o trauma por trinta e cinco anos. Como ele descreve em seu livro, *O despertar do tigre*, isso libera o trauma que foi congelado em nosso tronco cerebral, a parte mais antiga do cérebro, de onde se origina nossa resposta de "luta ou fuga".

Fiquei paralisada no divã de Gina enquanto ela explicava o processo. Estava com medo do que essa estranha nova terapia poderia desencadear no meu cérebro reptiliano.

De qualquer modo, onde ficava meu cérebro reptiliano? Mexi no cabelo, nervosamente.

– A Experiência Somática é um método muito suave – explicou Gina –, no qual menos é mais. Não vamos resolver tudo em uma única sessão.

Sorri, um pouco intranquila.

– Ah, que droga!

– Todos nós temos uma zona de tolerância – disse Gina puxando um pedaço de papel. – Em uma zona de conforto, experimentamos altos e baixos durante todo o dia.

Ela desenhou uma linha movendo-se acima e abaixo em ondas simétricas.

Enraizada

— A maioria de nós não atinge picos muito altos — disse ela. — E nem pontos muito baixos. Em outras palavras, não ficamos hiperativos e não entramos em colapso. Lidamos com as coisas.

Não eu. Ao mesmo tempo atingia picos e entrava em colapso.

— Quando você está traumatizada — prosseguiu Gina —, sua zona de tolerância se torna mais estreita. Você experimenta altos e baixos extremos.

A mão dela descrevia uma série de movimentos cheios de altos e baixos. Assim como eu ficara agitada no mosteiro pela declaração de Mingyur a respeito da sua síndrome do pânico, agora estava ansiosa por ver aquele padrão de picos e quedas radicais.

— Acho que minha zona de tolerância é muito estreita — arrisquei, tentando me manter imóvel, em minha postura de meditação.

— Estamos tentando alargar sua zona com a Experiência Somática — afirmou Gina em tom confiante. — Vamos construir um núcleo dentro de você que a faça se sentir capaz de lidar com as situações, não importa o que aconteça.

Aquilo parecia ser exatamente do que eu precisava.

— Vamos construir esse núcleo juntas — disse Gina. — E também vamos tirar a carga das sensações traumáticas que você vivenciou.

E então fomos direto ao assunto:

— Vou fazer um pouco de enraizamento com você — decidiu Gina. — Sua única tarefa é ficar consciente e observar. Só isso. Você não precisa fazer algo acontecer ou desaparecer. Apenas acomode-se ao seu corpo, e perceba o que a faz se sentir confortável.

Fechei os olhos e senti as pernas relaxarem.

— Conscientize-se de como seu corpo se sente ao se apoiar no divã — ouvi Gina falar. — E, quando se acomodar, me diga quais as partes de seu corpo a auxiliam a fazer isso.

Eu sentia meus pés enraizados no chão. Meus ombros e mãos pareciam sossegados. Minha mandíbula relaxou, junto com meu rosto.

— Meu cérebro parece estar se estabilizando, como se eu meditasse — relatei.

— Excelente — aprovou Gina. — Então vamos apenas brincar um pouco com isso. Quero que você perceba onde pode estar sentindo desconforto em seu corpo e, caso sinta isso, me fale.

Eu estava me sentindo muito bem em todas as partes.

Por enquanto.

— Lembra do que falamos há alguns minutos? — perguntou Gina. — Sobre luta e fuga, e resposta congelada?

Sim.

— Lembra como passou a vida inteira procurando se sentir centrada?

Passei, de fato. Mas subitamente me senti ansiosa.

— Alguma coisa se agitando...

Coloquei a mão sobre o coração.

— OK. — Gina parecia calma. Eu não me sentia tão calma.

— Só quero que perceba onde está se sentindo confortável em seu corpo — disse ela. — Mas também consciente da agitação em seu peito.

Senti necessidade de respirar profundamente. E mais uma outra vez. Estava com medo.

Mas Gina ainda estava tranquila.

— Só quero que perceba o que está sendo agitado — disse ela. — Não há nada que deva fazer. Você tem um lugar confortável em seu corpo que lhe dará suporte quando estiver experimentando sensações desagradáveis. Elas atravessarão seu corpo e se concluirão em seu cérebro.

Minha garganta estava se fechando.

— Estou tentando respirar fundo — disse. — Mas não consigo.

— Apenas perceba isso — orientou Gina. — Você ainda se sente enraizada nos mesmos lugares de antes?

Chequei. Meus pés ainda estavam firmemente plantados no chão. Minhas pernas estavam relaxadas. Mas meus pulmões estavam prontos para disparar num galope. O coração já fazia isso.

— Estou bem — disse, desejando que estivesse. — Mas, se você não estivesse aqui comigo, estaria muito infeliz.

— Isso faz sentido — disse Gina. — E eu não vou deixar que as coisas saiam de controle.

Acreditei nela. Mas meu corpo não tinha tanta certeza. Respirei com dificuldade.

— Seu cérebro está tentando completar a resposta de fuga — disse-me Gina.

— Estou mesmo sentindo vontade de fugir — relatei. De repente, fiz uma conexão — meu corpo estava tentando fugir de meu pânico, mas o pânico estava dentro de meu corpo. Precisava usar minha mente para ajudar a experiência de meu corpo, a experiência somática.

— Sinta o desejo sem realizá-lo — disse Gina. — Apenas experimente essa sensação de querer levantar.

Agitei as mãos no ar, encolhi os ombros, franzi o rosto. Balancei para a frente e para trás no divã de Gina, ansiando por ficar ativa. Fazer algo. Qualquer coisa.

Estava incorporando Joe Cocker.

— Se os sentimentos se tornarem desconfortáveis e você não puder suportá-los, apenas retorne para aquele lugar em seu corpo onde você se sinta enraizada — ensinou Gina. — Mas tente seguir o impulso de levantar e vá. Faça isso lentamente, como se estivesse se movendo em melaço. É assim que o tronco cerebral recebe a mensagem, e isso completará a resposta.

Meus pés pareciam enraizados no chão. Eu inalava uma pequena lufada de ar. E então fiz isso outra vez. E novas pequenas lufadas juntas, até que se tornassem uma longa, profunda e vagarosa respiração. Então outra, e outra.

Estava me ensinando a respirar, aos cinquenta e seis anos.

Fiz uma pausa.

— Sinto como se algo fosse acontecer aqui mesmo... — apontei para o centro do meu peito.

— É parecido com o que sentiu antes? — perguntou Gina. — Ou diferente?

— Um pouco diferente.

Percebi que a agitação era menos intensa.

— O corpo encontra várias maneiras de descarregar — garantiu-me Gina. — Como tremer ou formigar, se aquecer, esfriar... Mas *você* pode desacelerar tudo percebendo onde está enraizada.

Sentia meus pés colados no chão. Continuei a respirar, devagar e regularmente.

— Você está construindo a sua zona — contou-me Gina. — Está aprofundando-a e alargando-a.

Suspirei.

— Percebe esse suspiro? – perguntou Gina. – Isso é maravilhoso, é o sistema nervoso sentindo um pouco de alívio.

— Ainda sinto alguma coisa aqui... – Apontei para o coração.

Gina me estimulou a ficar consciente de onde me sentia enraizada, e então perceber a agitação em meu peito. E ir de um ponto a outro entre esses dois lugares. Fazer o que o criador do método chamou de "oscilação", entre tocar um lugar amedrontador e estar enraizada.

Minhas mãos e pés formigavam alucinadamente.

— Isso é maravilhoso! – afirmou Gina. – O seu sistema nervoso está descarregando. Apenas permita que ele faça o que quer fazer. Ele sabe como se curar.

Finalmente consegui respirar fundo, com alívio.

— Você está indo muito bem – disse Gina. Nossa sessão estava quase acabando. – Livre-se da percepção de qualquer sensação perturbadora – instruiu-me.

Parei de ir para lá e para cá entre meu peito e meus pés enraizados.

— Concentre toda a atenção em um lugar do seu corpo que pareça confortável. Apenas encontre um bom local para aterrissar – disse Gina, minha controladora de tráfego pessoal.

Então eu me concentrei nas mãos, entrelaçadas sobre meu colo. Imaginei um buquê de flores ali, desabrochando em câmera lenta. Abri os olhos, quando Gina me instruiu a fazer isso.

Suspirei outra vez – uma sensação profunda e gloriosa. Senti como se tivesse encerrado uma intensa sessão de meditação – totalmente relaxada e consciente.

— Você fez um bom trabalho de enraizamento próprio – disse-me Gina. – E, ao se mover entre o enraizamento e o desconforto, você ficou apta a se autorregular.

— O que eu fiz exatamente? – perguntei.

— Quando um tigre corre atrás de sua presa – explicou Gina – até chegar aonde precisa, todos os hormônios se movem pelo seu corpo como algo que se complementa. Nada fica congelado. – Ela sorriu. – E foi exatamente o que você acabou de fazer.

Nunca tinha pensado em mim mesma como um tigre. Sempre tinha me imaginado mais como um gatinho medroso.

— Quando você se deixa levar pela ânsia de levantar do meu divã e se movimentar, o ciclo se completa – prosseguiu Gina. – Quando você trabalha a parte mais antiga do cérebro, o cérebro instintivo reptiliano, menos é mais. Precisamos fazer as coisas vagarosamente, como fizemos hoje. Todos querem fazer tudo rápido. Mas, quando fazemos as coisas devagar, o trabalho é mais profundo, mais solidificado.

— Eu poderia completar aquele ciclo na vida real? – perguntei. – E se eu estivesse num metrô que parasse entre duas estações... Começaria a me sentir um pouco em pânico...

— Fique sentada e apenas se enraíze – disse Gina. – Não lute contra o pânico, não o ignore, mas mantenha o foco onde se sente enraizada. Garanto que você pode encontrar esse lugar – mesmo que seja um lugarzinho minúsculo em seu corpo – onde você está enraizada.

Tentei imaginar aquilo.

— Você pode dizer à pessoa sentada ao seu lado: "Posso falar com você? Porque eu sofro de síndrome do pânico, e isso me ajudaria" – sugeriu Gina. – Então você percebe que em alguma parte de seu corpo sente-se calma. Você poderia manter o foco naquele sentimento.

— Quando eu era adolescente – contei –, costumava levar sempre comigo uma garrafinha de vodca. Tomava um gole para me acalmar.

— Aquilo insensibilizava seu sistema nervoso e o reprimia – explicou Gina. – Mas isso não completava o processo. No fim das contas, esse é o motivo pelo qual o álcool não funciona.

Um velho tigre pode aprender novos truques. A próxima vez que entrei num metrô, sentei e comecei a meditar. O trem disparou, e eu fiquei observando o piso de linóleo preto e manchado. Quando minha estação chegou, desembarquei do trem, sentei em um banco e continuei a meditar na plataforma. Ninguém percebeu, mas eu não perceberia nem que alguém percebesse. Eu começava a acalmar meu réptil interior e a dar um salto gigante na evolução.

12

Entrando no Jogo

— Quando você veio me ver pela primeira vez, por causa de seu alto nível de ansiedade, precisei ter certeza de que você poderia ficar enraizada, para ser capaz de processar lembranças perturbadoras – disse Gina em nossa sessão seguinte.

E eu pensava que Gina me vira em um bom dia!

Ela puxou um aparelho conectado a outro equipamento em um tripé, colocou-o na minha frente e ligou um interruptor.

Um painel de luzes se acendeu e reluziu em um circuito contínuo a cerca de meio metro do meu rosto, da esquerda para a direita, e então da direita para a esquerda...

Ah. Definitivamente, meu cérebro reptiliano estava espantado com essas luzes piscantes. Elas me lembravam luzes de uma pista de aeroporto. Pensei em Gina como uma controladora de tráfego competente, mas, em minha cabeça, um assustador acidente parecia possível.

— Gostaria de tentar um pouco de EMDR hoje – disse Gina. – Mantenha a cabeça reta e siga as luzes com os olhos.

Pratiquei por um momento, observando as luzes, sem mover a cabeça. Felizmente, conseguira meu passe de aprendiz em Experiência Somática antes de experimentar essa terapia de dessensibilização e reprocessamento dos movimentos oculares. Mas ainda assim...

Entrando no Jogo

— Eu me sinto um pouco como Frankenstein — disse eu, rindo nervosamente. — Não entendo bem o que você está fazendo comigo.

Gina desligou a máquina.

— Vamos ficar na postura enraizada — disse ela. — Acomode-se e perceba o que está acontecendo com seu corpo. Fique consciente de quais sensações a deixam saber que está enraizada.

Obedeci, fechando os olhos. Minhas panturrilhas relaxaram no divã de Gina. As solas dos meus pés pareciam coladas ao chão. Dei uma profunda e satisfatória respirada. Conseguia fazer isso. Pelo menos, esperava que sim.

— Pense em um lugar, real ou imaginário, que parece delicioso para você — sugeriu Gina. — Um lugar aonde você iria para relaxar. Um lugar de repouso.

Tentei encontrar um local realmente bom. Um local seguro. Imaginei-me numa praia em Narragansett, em Rhode Island, onde minha família passava o verão quando eu tinha sete anos.

— O sol está se pondo — descrevi. — Estou sentada em um pavilhão de banhistas, em um banco perto do bar, segurando um prato de batatas fritas e torta, e também ketchup. Posso sentir o deque quente e lascado debaixo dos meus pés. Posso ouvir as ondas quebrando na praia. Todo mundo em minha família está bem e em segurança...

Podia visualizar tudo isso com a máxima nitidez.

— Foi a última vez que minha família me deu a impressão de estar intacta — ouvi a mim mesma dizer. — Antes de meu pai começar a ter um caso...

Lágrimas mornas começaram a correr pelo meu rosto. Abri os olhos.

— Você parece aflita com isso — disse Gina.

Eu realmente estava no lugar errado.

— Precisamos de outro lugar — decidiu Gina. — Esse está revestido com outro material. Queremos um espaço mais neutro.

— OK. — Mudei a marcha. — Gosto da minha varanda da frente. Vamos tentar isso.

— Qual é a estação?

— Verão.

Imaginei minha golden retriever deitada perto de mim no chão da varanda.

— A que hora do dia? — perguntou Gina.

— No final da tarde.

— Onde você está sentada?

— Num sofá de vime branco com muitas almofadas. As árvores altas me escondem da rua. Não posso ouvir o telefone daqui. Não estou com o meu BlackBerry...

— Um momento "casa no campo".

— É isso aí. — Eu me senti relaxar.

— Então quero que você se imagine lá, e perceba como isso se reflete em seu corpo — prosseguiu ela. — Quando você está nesse lugar privado, na varanda, com sua golden retriever...

Afundei no divã de Gina.

— Vou ligar a máquina outra vez — disse ela. — Apenas siga as luzes com os olhos. Faremos uma série curta, e quero que você passeie pela varanda, OK?

As luzes eram estranhas, mas consegui manter os olhos focalizados nelas, e se tornou mais fácil fazer isso, até tranquilizante.

— Eu me sinto um pouco estranha — disse após uns minutos. Meus pés estavam formigando. — Estou entrando em uma espécie de transe agora — disse em voz baixa.

Gostei dessas luzes. Fiquei observando-as com atenção, elas se moviam para lá e para cá...

— Quero que pense em algo que seja levemente perturbador para você — disse Gina. — O exemplo que gosto de usar é o da pessoa em um supermercado com um carrinho cheio. Uma mulher atrás de você tem apenas um item. Você a deixa passar na sua frente, mas ela precisa pagar com um cheque e não consegue encontrar uma caneta, e você lá esperando...

— Entendi. — Eu me sentia incrivelmente calma. Mas então me lembrei de que "eu costumava ter ataques de pânico quando trabalhava em um supermercado".

— Como seu corpo se sente a respeito disso?

— Hummm... não tão bem — admiti. Meu peito estava se contraindo.

Gina me conduziu de volta à varanda, e apagou as luzes até que eu me acalmasse e "dirigisse" para casa.

— Estou de volta — anunciei.

Gina ligou as luzes piscantes novamente, e eu as observei.

— Agora volte à fila do caixa no supermercado — instruiu-me. — E me diga como você se sente.

— Realmente me sinto muito melhor. — Sorri. — Poderia pegar uma revista vagabunda e passar o tempo.

— Isso é bom — disse Gina. — Significa que você pode se autorregular retornando à varanda. Você pode captar informação positiva.

— O que as luzes piscantes fazem?

— Elas estimulam bilateralmente o lado esquerdo e o direito do cérebro — explicou Gina. — Acontecimentos emocionais são experienciados no lado direito e, quando os metabolizamos, eles são movidos para a esquerda, onde são categorizados e não têm uma carga. Fazemos isso durante o dia todo. Passamos de um estado emocional para um estado lógico, da memória subjetiva para a memória objetiva, de uma carga para nenhuma carga. Mas, quando estamos traumatizados, as experiências não são metabolizadas. Elas ficam congeladas no tempo e no espaço do lado direito do cérebro.

Ri, com os olhos ainda fechados.

— Obrigada por essa explicação, Gina, mas estou completamente doidona neste divã! — disse. — Não entendi uma palavra do que você disse!

Gina riu.

— Apesar disso, você terá de sair do divã, para podermos estabelecer alguns alvos a trabalhar nas próximas sessões.

— Você vai ter que me obrigar! — brinquei. Mas me forcei a me concentrar.

— Você me contou a respeito de sua traqueostomia, quando era bem nova — disse Gina suavemente. — Mas não vamos trabalhar essa lembrança em primeiro lugar.

Eu sabia que ainda não era tigre o suficiente para lidar com aquilo.

— Não queremos tocar nessas primeiras lembranças sem liberar as mais antigas antes, e fortalecer seu ego — explicou Gina. — Começaremos da faixa dos quatro aos doze anos. Então faremos de doze em diante, e até a juventude. — Ela fez uma pausa para que eu assimilasse isso. — Então, quais são as suas lembranças mais perturbadoras dos quatro aos doze anos?

Pensei por um minuto, com os olhos ainda fechados. Forneci a Gina algumas lembranças do maternal e do jardim de infância.

– Quando estava no segundo ano, minha mãe costumava entrar no meu quarto com uma caixa de sapatos cheia de cartas do pai dela, sentava na cama, lia-as para mim e chorava. – Eu me remexi. – O pai dela tinha morrido seis semanas antes de eu nascer. Minha mãe estava tão triste.

"A mãe dela veio da Califórnia nos visitar somente uma vez, quando eu estava com sete anos. Essa é a única lembrança que tenho da minha avó. Minha mãe estava comigo ao pé da nossa escada, gritando com sua frágil mãe de cabelos brancos, parada no patamar acima de nós: 'Eu te odeio! Eu te odeio! Você é uma bruxa! Eu te odeio!'

Comecei a chorar.

– Quando fiquei mais velha, meu pai costumava me contar os problemas dele. Eu queria dizer: "Conte essa merda para sua esposa! Por que você está contando isso para mim?" Isso foi justo na época em que comecei a ter ataques de pânico.

– Fale a respeito de seu pior ataque de pânico – pediu Gina. Estremeci.

– Há tantos a escolher. Centenas.

– Não quero detalhes agora – disse Gina. – Quais são as outras lembranças perturbadoras que você tem?

– De que idade?

– As lembranças mais perturbadoras da sua vida.

Pensei por um momento.

– Meu pai gritando de dor quando estava morrendo de câncer, na cama ao meu lado, em uma casa que alugamos. Hiperventilar atrás da caixa registradora do supermercado do meu pai repetidas vezes, com uma longa fila de pessoas apenas me observando.

– Estou procurando pelo pior. Quais são as suas dez piores lembranças?

– Minhas piores? – Fiz uma pausa. – Eu tive uma vida bastante boa, Gina.

Ela não respondeu, então prossegui:

– Quando meu pai estava fazendo radioterapia, morava num trailer no estacionamento da Clínica Lahey, em Boston – contei. – Minha mãe descobriu o caso dele e se internou em um hospital psiquiátrico. Ela disse que ia se matar. Então eu tinha um pai com um câncer inoperável e uma mãe em um hospital psiquiátrico.

— Agora eu me confundi — disse Gina. — Sua mãe se internou em um hospital psiquiátrico no fim da vida de seu pai por causa de um caso que ele teve anos antes?

— Exatamente — concordei, com uma respiração longa e entrecortada. — Então a companheira de quarto dela cortou os pulsos e minha mãe percebeu que aquilo não era exatamente o hotel-spa Canyon Ranch, e começou a me ligar para tirá-la dali. Eu precisava encontrar um psiquiatra...

Gina me interrompeu:

— Quero que você fique enraizada. Avise quando estiver ficando ativada. Estou sendo muito direta com você por um motivo. Provavelmente não vamos conseguir chegar à EMDR hoje, por causa de todas as lembranças que trabalhamos, então vamos fazer apenas a terapia da Experiência Somática. Você ficará bem e enraizada quando sair.

— Não estou me sentindo tão bem quanto estava antes.

A sessão não foi aquilo que eu esperava que fosse. Eu me senti amedrontada. O que aconteceria se eu piorasse até o ponto de não conseguir sair do consultório de Gina e fazer o caminho de volta? Estava desesperada para sentir o mesmo bem-estar pós-sessão que havia experimentado antes.

— Perceba como está ficando agitada — disse Gina. — Não tem problema, mas aposto que isso lhe é familiar. Ficar ansiosa em relação a algo que não vai acontecer ou se completar.

Ela tinha razão. Estava de volta ao transe de medo do qual havia despertado.

— Meu cérebro está demorando um pouco para se acalmar.

Minha cabeça estava confusa. Tentei desacelerar.

— Parece que você está ficando enraizada — disse Gina.

Mas lembranças vívidas não paravam de vir à tona e me senti ansiosa novamente. Gina me instruiu a sentir meu corpo sendo suportado pelo divã. Fechei os olhos e me concentrei. Senti meus pés colados ao chão. Meu corpo desacelerou. Eu *podia* me colocar no assento do motorista daquela terrível montanha-russa em que estava havia tanto tempo. Eu me senti acionando os freios, ganhando controle sobre meu pânico.

– Você é boa nisso – disse-me Gina.

– É porque eu medito – falei. – É uma boa preparação.

Fiquei quieta por um momento, me enraizando, aprendendo a respirar de novo.

– Então, como vamos saber se o que estamos fazendo aqui está funcionando? – perguntou Gina finalmente. – Como avaliar isso?

Abri os olhos.

– Vou ficar feliz – disse simplesmente. – E vou ser dona dessa felicidade. Não vou me sentir culpada por ter uma vida maravilhosa e desfrutar dela. Vou ser capaz de dividir minha felicidade com outras pessoas, para estar apta a dizer que eu sofria de terríveis ataques de pânico, mas que já não passo por isso. Que nem mesmo me descrevo como uma pessoa ansiosa. Que me descrevo como uma pessoa que passou por muita dor, ou a dor que todo mundo tem. Mas que eu a processei. E que posso ficar em paz.

– Excelente – disse Gina.

E, por um momento, acreditei que isso podia se tornar realidade um dia.

Mas, ao retornar para casa, estava exaurida por todo aquele tumulto emocional provocado no consultório de Gina, e me joguei no sofá de vime branco na minha varanda da frente, me sentindo drogada. Fazia um calor anormal para um dia de outono e eu mergulhei num sono leve e intermitente, durante três horas, com Mickey perto de mim, deitada no chão. Não tinha vontade de comer, falar ou me mover. Estava exausta ou curada? Estava muito cansada para avaliar.

Enquanto isso, refleti a respeito da sabedoria do monge vietnamita Thich Nhat Hanh. Tinha assistido a uma palestra sua em Nova York algumas semanas antes. "Há uma tendência a se querer voltar ao passado", dissera ele. "O arrependimento e a tristeza sempre estão lá para nos levar de volta."

E pensei no Buda, que disse: "O passado já se foi e o futuro ainda não está aqui. Só há um lugar para amarmos, e esse lugar é o aqui e o agora."

13

O Santuário da Arte

Desde o ensino médio, meu refúgio sempre foi qualquer tipo de ateliê de arte. Na adolescência, passava horas ouvindo discos dos Beatles enquanto desenhava ou pintava. Não importava o quão ansiosa, chateada ou preocupada estivesse, eu me sentia melhor quando minhas mãos se moviam, enviando sinais de cura ao meu cérebro. Minha mãe deve ter sentido o mesmo. "As pessoas a desapontarão", disse a mim certa vez. "Mas o seu trabalho, nunca."

Minha mãe foi a minha primeira professora de arte. Assim como foi criada pelos pais, ela não tinha uma concepção predeterminada para mim, mas me forneceu muito material bruto para que eu processasse; comprava o meu material de trabalho levando-me com ela às suas aulas de desenho, museus, galerias e às próprias exposições.

Quando eu tinha oito anos, minha mãe me matriculou na aula de artes para crianças com um cavalheiro italiano chamado Gino Conti, cujo ateliê era um cenário mágico, repleto de arte tribal, máscaras, caveiras de cavalo alvejadas e seus próprios desenhos e pinturas. O quintal atrás de seu ateliê de duzentos anos, um antigo estábulo, continha túmulos, que cobríamos com papel de jornal, esfregando carvão por cima até que os nomes dos falecidos aparecessem. Por qualquer razão, aquilo não parecia nem um pouco sinistro.

Gino tratava os alunos de pouca idade como adultos. Pintávamos com tinta a óleo de verdade, telas de verdade, assim como os garotos da Escola de Design de Rhode Island, logo adiante na rua. Todo sábado eu aprendia a me transportar para outro universo, criando, do nada, algo que era só meu. Graças a minha mãe e a Gino, nunca fiquei entediada pelo resto da minha vida.

Quando minha mãe foi diagnosticada com Alzheimer, comecei a gigantesca tarefa de fazer faxina na casa dela, arrumar os quartos cheios de materiais de arte, papéis e lixo. Encontrei um estoque de contas antigas e pingentes no porão e, canalizando a energia criativa dela, me matriculei em um curso introdutório de produção de joias e bijuterias na escola local de ensino médio, onde aprendi os princípios básicos de fazer ornamentos enfeitados com contas.

E me tornei obsessiva. Comprava contas, pedras semipreciosas, arame, ganchos e correntes em várias lojas de Lower Manhattan e nas viagens a Providence, que já foi a capital mundial da arte da produção de joias. Quanto mais minha mãe definhava, mais colorida a produção das peças se tornava.

Vendia minhas mercadorias nas exposições e lojas de artesanato locais. Meu hobby tomou o quarto vago da nossa casa, que minha família passou a chamar de "o quarto das contas". Descobri uma loja tibetana no Greenwich Village, onde uma mulher chamada Karma me vendeu um carretel de cordão usado para fazer os *malas* tibetanos, ou rosários para oração. Inspirada pelas contas tribais e amuletos que colecionara de todas as partes do mundo, comecei uma nova linha de joalheria fazendo rosários de contas para oração com crucifixos, luas de prata, estrelas e pequenos Budas.

Mas agora que minha prática de meditação estava indo bem, eu me considerava pronta para outra forma de apaziguar minha alma, outra aventura criativa.

Durante anos, tinha admirado as pinturas *thangka* (pronuncia-se "tanca", palavra tibetana para pintura). Estava fascinada pelas cenas elaboradas nas quais o Buda sentava-se rodeado por divindades, flores e criaturas. "Quero desenhar o Buda", decidi certo dia. Achava que isso me traria alguma paz, alegria ou mesmo um toque de iluminação.

O Santuário da Arte

Quando procurei no Google "pintura thangka", descobri que um mestre da pintura do Tibete dava aulas a uma hora de minha casa, em New Haven, Connecticut. Em seu site (www.thuptenling.com) pude ver algumas das coloridas e intrincadas pinturas do Lama Tsondru.

Numa tarde de domingo, dirigi até a casa dele, sem nada além de um lápis 2B e grandes esperanças. E mais uma pontada de culpa por ter deixado Jimmy para trás, mas somente uma pontada, já que os New York Giants iriam jogar naquele dia, e eu sabia que ele ficaria entretido e feliz. Se eles ganhassem.

Uma jovem tibetana me conduziu ao salão principal do Lama Tsondru, onde um grupinho de alunos amáveis de todas as faixas etárias sentava no chão. O Lama Tsondru, um homem magro mais ou menos da minha idade, me ofereceu chá-verde e biscoitos e sentou comigo em um sofá, diante de um colorido altar repleto de frutas e flores.

— O budismo é como uma sala com muitas portas — disse o Lama Tsondru, sentindo minha insegurança por estar em um ambiente desconhecido. — Você pode entrar por qualquer uma delas — a do leste, oeste, norte, sul — e sair por qualquer porta também. O importante é que você esteja conosco no aposento.

Evidentemente, eu estava no aposento certo. As maneiras suaves desse renomado professor me deixaram à vontade. Os outros alunos me emprestaram uma prancheta de compensado de madeira, um papel de desenho em branco, um transferidor e uma lapiseira. O Lama Tsondru prendeu na minha prancheta uma fotocópia de um desenho que fez do rosto do Buda e me disse para copiá-lo, depois que eu tivesse desenhado uma grade de proporções bem específicas.

O Lama Tsondru me deu um bastão de plástico achatado, marcado com linhas.

— Esta é uma *thigsed* — disse ele. — Uma régua tibetana.

Eu deveria usá-la para medir minha grade, copiando a dele. Então poderia começar o esboço do rosto redondo e gracioso do Buda. Cada aspecto da pintura *thangka* é muito preciso. Embora eu fosse a rainha da imprecisão, estava louca para começar.

Sentei de pernas cruzadas no chão, traçando linhas esmaecidas, construindo minha grade. De vez em quando, precisava movimentar meus ossos doloridos. A mulher no salão começou a cantar suavemente. Um jovem colocou nozes e frutas secas na mesa. Uma mulher com um bebê pôs queijo e cream crackers. Eu tirei uma barra de chocolate preto venezuelano da mochila e coloquei na mesa, feliz por dividir meu estoque secreto com aquelas pessoas generosas.

Ao final da minha primeira sessão com o Lama Tsondru, eu havia produzido uma grade perfeitamente desenhada e um esboço simples do rosto redondo e simétrico do Buda. Cansada e exultante, devolvi o material que tinham me emprestado, e fui embora depois de agradecer aos meus companheiros de aula e ao Lama Tsondru por ter tido a bondade de me incluir. Sentia-me como se tivesse meditado mais do que meus vinte minutos diários – abençoada.

Na minha segunda visita, levei uma hora apenas para desenhar o nariz e os lábios do Buda. Adorava a sensação de estar tão meticulosamente consciente, concentrada em cada traço curto e esfumado do lápis. Tranquei tudo o mais, inclusive minha mente tagarela.

Mas quando o Lama Tsondru se agachou perto de mim e analisou meu rosto do Buda, ficou óbvio que as minhas medidas estavam erradas. Uma orelha estava mais longa do que a outra, uma sobrancelha mais larga do que a outra, e o sorriso do Buda estava torto.

Entretanto, eu não estava prestes a desistir.

– O motivo pelo qual é tão difícil desenhar o Buda é porque existem trinta e dois traços superiores – disse-me o Lama Tsondru. – E oitenta traços de menor envergadura.

Isso era um bocado para acertar.

– O Buda é o único que possui um rosto em perfeita simetria – explicou ele. – Por causa do trabalho duro dele, da abnegação e da motivação virtuosa.

A pintura *thangka* foi criada na Índia há mais de dois mil anos, disse-me o Lama Tsondru. Dois reis daquela era costumavam trocar presentes extravagantes, e quando um rei recebeu a parte superior de uma armadura coberta de diamantes, ele encomendou um retrato do Buda em troca. Todos os artistas do seu reino foram convidados a ir a um lago claro, sem ondulações. O Buda sentou à margem, e seu reflexo perfeito apareceu nas águas calmas, de modo que sua aparência pôde ser captada acuradamente.

Na semana seguinte, terminei os olhos do Buda. Ele me encarou e senti uma torrente de prazer. Mas, quando o Lama Tsondru se aproximou e tomou as medidas, ficou claro que o nariz do meu Buda estava muito longo.

— Fiz do Buda um judeu! — exclamei.

— Ou um francês! — O Lama Tsondru sorriu.

Nas duas semanas seguintes, desenhei o rosto do Buda repetidas vezes. Os olhos dele ficaram menos assimétricos, o nariz menos torto, as orelhas mais simétricas.

E eu ficava mais calma quando imersa no desenho. Entre aquilo e minha prática regular de meditação, estava me sentindo produtiva e equilibrada. Achava incrível que pudesse me acalmar tão profundamente com nada mais que lápis e papel. O poder do engajamento criativo profundo era empolgante.

Retornei à casa do Lama Tsondru num domingo e passei algum tempo desenhando com os alunos dele. Mas precisava sair mais cedo, porque meu marido e eu tínhamos planos para a tarde.

— Ele é apegado a você — provocou-me o Lama Tsondru.

— Falando em apegos — disse eu —, quero lhe fazer uma pergunta. — O declínio constante da minha mãe estava na minha mente. Ela decaíra ainda mais, e eu deveria visitá-la em breve.

— Como posso me desvencilhar de meu apego a ela? — indaguei.

— Qual a idade de sua mãe? — perguntou o Lama Tsondru.

— Ela vai comemorar o octogésimo primeiro aniversário em dois dias — respondi.

O Lama Tsondru fez uma pausa.

— O Buda diz que há quatro estágios de sofrimento — nascimento, a chegada da velhice, doença e morte. Mas todos são constantes, como um rio, sempre fluindo. A natureza do sofrimento nunca muda.

— Minha mãe não está sentindo muita dor — expliquei. — Mas eu estou. E não sei como liberar essa dor.

— Olhe para todas as outras mães do mundo que estão sofrendo — disse o Lama Tsondru. — Faça de si um *bodhisattva*, com compaixão pelos outros.

Fiquei um pouco constrangida. Havia tantas outras mães sofrendo, e até esse homem bondoso tinha sofrido bastante. Ele passou a infância em um campo de refugiados em Darjeeling, na Índia, com seis mil outras crianças, depois de fugir do Tibete com a família. Eu era uma mulher afortunada que não podia deixar de lado meu luto por aquilo que percebia como sendo o infortúnio de minha mãe.

Mas o Lama Tsondru não estava me julgando.

— Se você abrir o coração aos outros, o peso em seus ombros vai diminuir — disse ele. — Você pode visitar sua mãe. Segurar a mão dela. Alimentá-la. Contar uma boa história para ela. Dar alguma coisa bonita. Qualquer coisa.

De repente, me lembrei de algo.

— Acordei hoje com vontade de desenhar flores — disse ao Lama Tsondru.

Ele desenhou uma flor simétrica, parecendo um lírio d'água ao lado do meu desenho do Buda.

— Que tipo de flor é esta?

— É a pema — disse-me. — A flor-de-lótus.

Thich Nhat Hanh descreve o sofrimento que experimentamos na vida como a lama, mas também observa que uma bela flor-de-lótus só pode florescer nesse ambiente.

— Não pode haver flor-de-lótus sem lama — ouvi ele falar.

Naquela noite, enquanto eu meditava, uma imagem de minha mãe como uma flor-de-lótus me veio. Ela está contente, compreendi. Ela é a flor-de-lótus com raízes na lama que Thich Nhat Hanh descreveu, flutuando alegremente nos seus últimos dias.

Dirigi até Providence e minha mãe ficou eufórica por me ver, embora às vezes ela pensasse que Betty e eu éramos primas. Ficou encantada com o bolo de aniversário e os presentes. Eu tinha comprado a bala de alcaçuz favorita dela, um arranjo de cáctus e uma planta chamada "lágrimas-de-bebê-chinês".

E então, eu lhe dei um presente a mais. Um presente de aniversário perfeito.

— Os meus pais estão vivos? — perguntou minha mãe subitamente, me olhando esperançosa.

As palavras do Lama Tsondru sobre eu me tornar um *bodhisattva* da compaixão me afloraram à mente. Sem hesitação, eu disse: "Estão."

14

O Longo Alcance de Providence

Eu visitava minha mãe sempre que podia, dependendo da minha agenda e coragem emocional. Algumas visitas eram mais fáceis do que outras.

Um dia, dei uma espiada na sala de jantar do asilo e localizei sua inconfundível mecha de cabelo branco. Ela estava sentada em uma cadeira à janela, com os ombros caídos e os olhos fechados. Eles se abriram quando toquei seu braço, e ela me encarou sem expressão.

– Oi, e aí?

– Olá – ela poderia ter falado a um pesquisador do recenseamento. Os olhos estavam marejados e cansados.

– Acho que nós temos um encontro! – disse eu, extremamente animada.

– Um encontro?

– Acho que eu te conheço. – Sorri. – Você sabe quem sou eu?

– Não – respondeu minha mãe, com o rosto a um palmo do meu. Era como se eu a tivesse acordado de um sonho. Ou talvez eu fosse aquela que estava sonhando.

– Acho que você *de fato* me conhece – insisti. Seu rosto deixou transparecer uma ponta de preocupação. – Somos parentes.

– Somos?

– Sou sua filha – falei. – Sou Priscilla.

Algo por trás dos olhos dela voltou ao lugar. Ela me encarou, rindo nervosamente.

— Isso me faz sentir má.

— Má? — Agora eu estava confusa.

— Porque eu não a reconheci. — Imediatamente, minha mãe tentou tirar algumas contas coloridas do pescoço e dá-las para mim. Mas eu recusei sorrindo da forma mais alegre que pude.

— Vamos a algum lugar sossegado – sugeri. – Onde possamos conversar.

Ela saltou de sua cadeira como uma marionete.

— Como você faz isso? – perguntei alto para ela.

— Tenho feito isso toda a minha vida! – respondeu minha mãe, com um sorriso.

Ela claudicou por um momento, então pegou o andador e começou a arrastar os pés, deixando a mesa. Parou para falar a uma mulher idosa.

— Esta é minha filha – disse ela, sem obter resposta.

Eu a segui através da sala de jantar vagarosamente, diante de dezenas de idosos em silêncio. A televisão exibia algum tipo de vídeo religioso. Um estático pôr do sol alaranjado fornecia o pano de fundo para as palavras rolando na tela: uma voz incorpórea recitava a oração do Senhor.

E então, percebi que era um rabino.

Quando minha mãe deixou a sala, um homem vestido de negro da cabeça aos pés, com um grande chapéu e uma longa barba, a cumprimentou:

— Olá, Riva!

Ela parou e o olhou, sorrindo carinhosamente.

— Esta é minha filha – disse ela, gesticulando em minha direção.

— Como você tem sorte! – O rabino sorriu. Ele tinha olhos azuis bondosos e uma pele pálida.

— Há quanto tempo conhece minha mãe? – perguntei.

— Há muito tempo. Certo, Riva? – O rabino olhou diretamente para minha mãe, reconhecendo-a como um ser humano inteiramente consciente. — Tenho visitado Riva desde que ela chegou aqui, talvez há quatro anos. Sou o rabino Schafer.

Eu tinha pedido ao asilo que algum religioso visitasse minha mãe? Não conseguia me lembrar. Assinara uma quantidade de papéis no dia em que trouxera minha mãe para o asilo. Ela havia se declarado budista por anos. Mas eu tinha uma vaga recordação de que ela havia me autorizado a marcar o quadradinho ao lado da palavra "Judeu". Então, esse rabino deve ter aparecido.

E ele não iria a parte alguma pelas próximas horas.

Peguei minha mãe pelo braço e a conduzi pelo corredor ao seu quarto. O rabino nos acompanhou e ficou observando enquanto eu a ajudava a sentar na cama. Ele sentou diante de mim.

— Isso é muito difícil — disse eu, olhando para minha mãe.

— Tenho certeza — concordou o rabino.

— O que estamos fazendo? — perguntou minha mãe, simpática.

— Estamos apenas fazendo uma visita — respondeu-lhe o rabino.

Tentando encontrar um ponto em comum, me vi citando um nome hassídico que conhecia:

— Meu pai era muito amigo do chefe da Comunidade Religiosa Ortodoxa de Boston — contei.

— Ah! O Bostoniano! — Os olhos do rabino Schafer se iluminaram.

— Era assim que ele era chamado? Na época em que o negócio de meu pai estava à beira da falência, ele costumava ir a Boston toda semana para estudar o Talmude e discutir ética com o rabino.

Depois que meu pai morreu, eu guardei muitos dos pertences dele, expliquei. Fui vendo um por um com calma, e um dia encontrei um envelope.

Olhei de relance para minha mãe, que poderia ou não estar acompanhando essa história.

— O envelope era muito velho — falei. — Quase se despedaçou em minhas mãos. Abri e desdobrei um pedaço de papel, com um diagrama de uma das mãos, e várias coisas escritas que não pude ler. Não era hebraico; talvez fosse aramaico.

— Estava escrito à mão? — perguntou o rabino. — Ou era uma fotocópia?

— Não tenho certeza — respondi.

— O que você estava segurando era um *cameah* — revelou o rabino Schafer.

— Um *cameah*?

— Um amuleto. O Bostoniano deve ter dado ao seu pai.

— Claro! — Meu pai costumava carregar esse envelope consigo a toda parte, lembrei de repente. Ele costumava guardá-lo no bolso do paletó.

— Quando coloquei o *cameah* do meu pai de volta no envelope — disse —, vi o que estava escrito no verso: NÃO ABRA ISSO.

Estremeci.

Mais tarde, naquele dia, estava com Jack, meu filho, na cozinha, observando-o enquanto cortava uma manga com uma faquinha. Ela escorregou e cortou a mão dele. Eu lembrava a cena vividamente.

— Estava sangrando muito — contei ao rabino. — Achei que podia precisar de pontos, mas então parou de sangrar.

O rabino escutava silenciosamente.

— Logo depois daquilo — continuei —, recebi um telefonema do diretor do acampamento onde nosso filho mais velho estava passando o verão. Ele me disse que Max estava bem, mas que tinha cortado a mão abrindo uma embalagem com um estilete.

Perguntei ao diretor qual das mãos Max havia cortado, mas já sabia a resposta. Ele cortara a mão esquerda, assim como seu irmão mais novo, exatamente no mesmo lugar, próximo ao polegar.

Balancei a cabeça.

— Estava impressionada. Aquela carta era algo que jamais deveria ter aberto. Era como um aviso de Deus.

O rabino não disse nada.

— Qual a sua resposta para essa história? — perguntei.

— Minha resposta? — disse o rabino Schafer. — Vou lhe contar outra história.

Então foi a vez de Riva e eu ficarmos em silêncio enquanto o rabino Schafer falava:

— Houve um *tzaddik* — um homem sábio — que deixou a Polônia e foi morar em Jerusalém, em um terraço coberto por uma cúpula. Naquela época as pessoas podiam andar de um terraço a outro, assim como nas ruas abaixo.

"Esse homem tinha uma vizinha que o observava da sua janela enquanto ele sentava todo dia estudando a Torá ou rezando. Ele era velho, sem família. Então, ela começou a cozinhar uma porção extra das suas refeições para lhe mandar.

"Essa mulher tinha uma filha que estava noiva e ia se casar, mas, uma semana antes do casamento, a noiva sofreu um colapso nervoso e a família dela foi obrigada a colocá-la em um manicômio, o que partiu o coração dos parentes.

"Certo dia, a mãe dela percebeu que o homem para quem mandava as refeições era um homem santo. Então, ela subiu para vê-lo, e lhe explicou a situação de sua filha. Ele criou um *cameah*, e o selou em uma bolsinha de couro.

"'Coloque isso no pescoço de sua filha e nunca a deixe tirar'", disse ele à mulher. 'Quando levar sua filha à *mikhvah* na noite da véspera do casamento dela, remova-o logo antes de ela mergulhar a cabeça no banho ritual, submerja-a, e então o coloque de volta imediatamente. E cuide para que ela o use o tempo todo.'"

"A mãe seguiu as instruções do homem sábio. Ela foi ao manicômio, passou o *cameah* pela cabeça da filha, e subitamente a filha ficou sã! A mãe a tirou do manicômio, e alegremente a família começou as celebrações do casamento, que aconteceram durante sete dias, de acordo com a tradição do *shiva brachas*, ou sete bênçãos. O casal recebeu uma bênção a cada noite.

"Na sétima noite da celebração, tudo corria às mil maravilhas, e a noiva estava saudável e radiante. No meio de toda essa felicidade, um dos convidados, um sujeito miserável, viu a noiva usando o *cameah*.

"'O que é isso?'", gritou ele, arrancando a bolsinha de couro do pescoço dela.

"Ele o abriu e viu o que estava escrito dentro – o nome de um homem.

"E quem era aquele homem? Que nome fora poderoso o suficiente para curar a noiva? O carregador de água de Jerusalém, o homem que levava pesados baldes dos poços da cidade pelas ruas para os moradores. Esse homem humilde era um verdadeiro *tzaddik* – o mais sagrado dos homens santos de Jerusalém."

A verdadeira identidade de um *tzaddik* sempre deve ficar oculta, explicou o rabino Schafer. De fato, há atualmente trinta e seis *tzaddiks* espalhados pelo mundo. Um *tzaddik* não ostenta sua virtude ou revela sua identidade a ninguém. Ele faz suas boas ações anonimamente.

Na história da noiva e do *cameah*, explicou o rabino Schafer, três vidas foram arruinadas. A noiva tornou a enlouquecer e nunca se recuperou. O carregador de água precisou deixar a cidade, porque seu disfarce como *tzaddik* foi descoberto. E o homem sábio, do terraço, que fez o *cameah* de boa-fé, também partiu.

Por dias pensei na história da noiva no manicômio. Será que o rabino Schafer intuiu que eu passara a vida inteira com medo de terminar como aquela noiva? Será que encontraria um *tzaddik* em minha jornada do pânico à paz? Talvez meu pai estivesse falando por meio do rabino Schafer, e eu precisasse fazer meu próprio *cameah*.

Ou talvez eu já estivesse fazendo, com as ferramentas que incluíam meditação, EMDR, canto e pintura do Buda.

15

Usando o Kit de Ferramentas

Quando as aeromoças num avião parecem tensas, fico tensa. Quando elas puxam aqueles pequenos assentos que se desdobram da parede e se prendem com os cintos, eu tomo Rivotril. E quando o avião balança violentamente, nove mil metros acima do solo, procuro o CD que Belleruth Naparstek gravou para ajudar pessoas como eu que sofrem ataques de pânico.

Psicoterapeuta por mais de trinta anos, Belleruth Naparstek é autora e pioneira no campo de exercícios de visualização, que descreve como "um devaneio dirigido que envia mensagens atraentes, de um modo imersivo e terapêutico, direto aos canais primitivos do cérebro".

Na minha turnê do livro *The Faith Club*, os CDs de Belleruth tinham se tornado minha rede de segurança, que eu levava para cada cidade que visitava, em meu iPod Nano rosa-choque. Quando eu estava apavorada, exausta ou com insônia, Belleruth me dizia:

"Gentilmente, permita-se voltar sua atenção para dentro de si, focalizando apenas o próximo momento... usando a poderosa alquimia da respiração... suavemente reconhecendo os pontos dolorosos e exaustos e os pontos sólidos e fortes... sem elogios, sem culpas, apenas percebendo o que é assim..."

Belleruth acredita que a imagem guiada pode curar as pessoas de uma maneira que a terapia por meio da fala e os remédios não podem.

Muitas vezes a terapia dela funciona para pessoas que não são favorecidas pela psicoterapia. "Mesmo fuzileiros machões adoram isso", disse ela. "Mas você não precisa ser inteligente, disciplinada, alerta ou idosa para se beneficiar dos exercícios de visualização. Também funciona bem com pessoas que não têm o entusiasmo para fazer a meditação com o esvaziamento da mente."

Belleruth tem entusiasmo suficiente para aqueles de nós que são incapazes de alcançar a decolagem por si. "Ela é como uma droga de entrada", brinquei com um amigo que foi o primeiro a me chamar a atenção para os CDs dela. Desde o início, Belleruth me levou a um estado abençoado que desejara encontrar sozinha repetidas vezes. Sem infringir a lei, é claro.

Ela gravou dezenas de CDs de exercícios de visualização ajudando as pessoas a lidar com desafios emocionais e físicos de todos os tipos, de abuso de drogas a doenças cardíacas, do HIV à esclerose múltipla, da dor à perda de peso, da depressão ao diabetes. Belleruth tem trabalhado com grandes empresas farmacêuticas e de saúde, hospitais, clínicas de reabilitação e até mesmo o Pentágono, para distribuir suas gravações de exercícios de visualização – em muitos casos gratuitamente – a pessoas que precisam delas.

Enviei um e-mail para Belleruth e perguntei se podia lhe agradecer pessoalmente por todas as vezes que ela me reconfortou. Fiquei contentíssima quando ela me convidou para visitá-la em Martha's Vineyard no inverno, quando iria dar uma pausa em suas atividades.

Naquele ponto em minha prática de meditação, eu começara a ver verdadeiras mudanças em mim. Estava dormindo bem melhor, por longos períodos de tempo, algumas vezes até mesmo sete horas seguidas. Estava sonhando e lembrando os meus sonhos, algo de que não era capaz há anos. A meditação estava me fazendo mais consciente em todos os aspectos da minha vida, mesmo quando estava dormindo!

Nunca fui uma grande aventureira. Jamais gostei de fazer longos passeios de carro desacompanhada, uma vez que tivera tantos ataques de pânico enquanto dirigia. Mas ultimamente estava ansiosa por explorar o mundo sozinha. Gostava da ideia de pegar uma estrada à noite.

Dirigi até Cape Cod ouvindo os hipnóticos e meditativos solos de piano de Dustin O'Halloran, que aprendi a amar. Tomei a barca para atravessar o Estuário de Vineyard em um dia de outono claro e fresco, meditando ao som da casa de máquinas, com a brisa refrescante em meu rosto e o sol me iluminando. Dirigi até alguns dos meus locais favoritos na ilha, e meditei de novo na praia. Então fiz o check-in num hotel aconchegante, e no dia seguinte encontrei Belleruth no café da manhã.

Ela era impressionante, uma mulher alta com uma cabeleira branca encaracolada. Sentamos em um reservado e eu olhei fixamente para a poderosa terapeuta que vivia dentro do meu iPod.

— Não posso acreditar que depois de todos esses anos ouvindo você estou finalmente encontrando-a! – disse eu efusivamente. – Sua voz é tão mágica! Tão tocante, tão reconfortante!

— Eu nunca tive essa aspiração – disse Belleruth modestamente, bebericando uma xícara de café. – Fiz as primeiras gravações, e fiquei surpresa por ver como saíram boas. Os exercícios de visualização são apenas uma plataforma não invasiva para ajudar as pessoas a chegarem ao interior de si mesmas.

— De onde isso vem?

— Não faço a menor ideia! – Belleruth riu. – Nunca soube o que ia fazer. Tenho anotações e algumas vezes as edito quando estou falando... meu exercício de visualização favorito é aquele para o registro do trauma... "Entre no seu coração partido..."

— Preciso lhe dizer – falei. – Choro como um bebê quando chego a um certo ponto em seu CD para dormir. Onde você me faz reunir as pessoas que me amam em um círculo...

Belleruth sorriu.

— Abrir os ductos lacrimais, e qualquer outro tipo de escoamento facial – nariz escorrendo, garganta com secreção –, tudo isso é um excelente indicador de que a pessoa está em um estado de imersão.

— Eu fico para lá de imersa.

— Mas as pessoas nem mesmo têm de estar particularmente motivadas para aproveitar os benefícios.

— Para mim, é imediato – confessei. – Quando ligo meu iPod, aperto *play* e escuto sua voz... é tiro e queda! Fico com lágrimas nos olhos!

— Isso é ótimo! — Belleruth riu. — Você é bem fácil!

Expliquei minha missão visando a mudança do meu cérebro e da minha vida.

— Você acha que estarei apta a meditar na minha jornada do pânico à paz? — perguntei.

— É claro! — disse Belleruth, sem hesitar.

— Mas vou ter muitos momentos de ansiedade...

— E também terá ferramentas que poderá utilizar contra o pânico.

— Eu vou carregar um kit de ferramentas na minha cabeça?

— Sim — disse Belleruth. — Você vai reconhecer cada vez mais rápido os primeiros estágios se desencadeando e vai conseguir interromper o processo. E algumas vezes não vai, mas a maior parte do tempo, conseguirá. Você não vai pensar nisso todo dia. Nem mesmo vai saber que está pensando nisso. Até um dia em que pensará: "Ah, não tenho me preocupado com isso por um bom tempo." É assim que funciona.

— Vou tentar colocar em ordem esse kit de ferramentas — eu disse.

O exercício de visualização de Belleruth sempre foi uma das mais importantes ferramentas para mim. A terapia da Experiência Somática era uma nova aquisição brilhante do meu kit, e eu falei sobre as minhas recentes sessões com Gina.

— As pessoas que sofreram um trauma estão acostumadas com estados dissociativos — disse-me Belleruth. — Então são boas em terapias fundamentadas no corpo, como a Experiência Somática e a meditação.

Sabia o que ela queria dizer. A cada ataque de pânico que sempre experimentei, eu era atirada em um estado de solidão mental no qual me sentia dissociada do universo. A meditação me transportava a um ponto diferente, à parte, em que sentia a cura ao invés da perturbação. Eu ansiava pelos vinte minutos por dia que reservava para meditar. Os pensamentos que antes tentava afastar da cabeça agora simplesmente fluíam, em vez de correrem pelo meu sistema nervoso como meteoros destrutivos.

Até comprei um *zafu*, uma confortável almofada de meditação recheada com trigo sarraceno, e demonstrei grande autocontrole ao fazer compras on-line, renunciando a "chocolates intencionais" expostos

Usando o Kit de Ferramentas 101

às ondas cerebrais de monges que meditavam, um timer de meditação cujo alarme tinia como as tigelas tibetanas que ressoam, e tapetes de ioga que poderia personalizar com uma foto de Mickey.

Belleruth e eu levantamos e andamos em direção ao bufê de café da manhã, ainda falando de nossa criação judaica, do meu sofrimento pelo Alzheimer de minha mãe e dos desafios de criar filhos emocionalmente saudáveis.

— Um supervisor me disse certa vez: "O melhor que se pode fazer por eles é apenas lhes dar neuroses tratáveis!" – disse Belleruth, rindo.

De volta ao nosso reservado, sentamos para comer.

— A gente nunca sabe quem vai se curar completamente – disse Belleruth – e quem vai melhorar bastante. Mas, se forem persistentes, as vítimas do pânico podem se curar. É um estado relativamente simples; essencialmente, uma resposta de sobrevivência. Tudo o que é necessário para reverter o pânico é aprender algum tipo de autorregulação. Trabalho com respiração, exercício de visualização, meditação, o que mantiver seu barco flutuando.

— Estou ficando muito boa na meditação – contei a Belleruth. – Mas não sigo regra alguma. Não medito em uma hora ou lugar específico do dia.

Meu último avanço na meditação tinha ocorrido em um percurso de volta à minha casa, em Nova York. Pegara um trem no qual um incêndio começou e todos tivemos de descer no Bronx. Fui capaz de esperar calmamente até o ônibus certo chegar, ficar de pé por meia hora até conseguir um assento, e então meditar durante todo o caminho de volta para casa. Eu fora uma passageira nota dez.

— Gosto de meditação ao caminhar – disse Belleruth. – Esta manhã, sentei na minha cama e, com as persianas suspensas, observei o sol levantar sobre o mar. Nada se compara a isso. – Ela sorriu. – Se você está concentrando sua mente a ponto de outras coisas tangenciais serem excluídas, se você está imersa na experiência, isso é meditação.

Segundo Belleruth, você pode descascar tomates e estar meditando; se sai de casa e sente o ar revigorante depois de uma grande tempestade, isso também é meditação.

— Na realidade, é uma questão de gratidão – disse ela.

— Falando em gratidão, como posso lhe agradecer? – perguntei. – Como alguém pode agradecer à pessoa que o ajuda a se curar?

— Não acho que seja necessário – disse Belleruth, elegante. – Apenas aproveite o que conseguiu.

— Eu trouxe um presente para você – anunciei, puxando um longo colar de reluzentes pérolas brancas que fizera para Belleruth, minha terapeuta "psicotrópica".

Levantei minha caneca de chá e fiz um brinde a ela.

— Quem precisa de cogumelos mágicos? – Dei risada. – Eu tenho Belleruth Naparstek!

16

Sintonizada com Minha Tribo

Um neurologista de Denver, Dr. Robert Scaer, escrevera livros (inclusive *The Trauma Spectrum*) sobre o impacto de traumas súbitos nas pessoas, descrevendo como o desamparo e o terror causam toda a sorte de mudanças na função cerebral, na química do corpo e nos vários sistemas do organismo. Ele teorizara que o pânico pode ser transmitido no útero, de uma mãe ansiosa para a criança. Conforme recomendação de Belleruth, enviei-lhe um e-mail e ele sugeriu que conversássemos no dia seguinte.

Ao contrário de seu nome, a voz do Dr. Scaer era cordial e serena.* Eu agradeci a ele por dispor do seu tempo.

E então ele me curou.

Não completamente, é claro, mas numa conversa ao telefone, esse médico promoveu em mim uma extraordinária mudança interior.

Eu o pus a par de minha formação e criação. Minha mãe perdera o pai subitamente, apenas seis semanas antes de meu nascimento, e falava sobre isso repetidamente. Ela poderia ter transmitido pânico para mim ainda no útero?

O Dr. Scaer concordou que ela poderia ter transmitido alguma ansiedade, mas sentia que outros fatores também estavam em jogo.

---

* 'Scaer' se pronuncia como *scare*, susto. (N. da T.)

— Seus pais foram incapazes de cuidar de você nas suas crises porque eles estavam traumatizados com a criação que *eles próprios* receberam – disse-me o Dr. Scaer.

Parei de fazer anotações.

— Como o senhor sabe *disso*?

— Você me falou a respeito do histórico de doença mental.

Então, uma doença mental é um tipo de trauma.

— Você cuidou de sua própria mãe – disse o Dr. Scaer.

— E como o senhor sabe *disso*? – perguntei.

— Apenas reconheci isso porque cuidei da minha própria mãe – disse o Dr. Scaer com simplicidade. – Minha mãe foi vítima de um trauma, e isso afetou seu desempenho das atribuições maternas.

Compreendi aquilo, tocada pela sinceridade dele.

Contei ao Dr. Scaer que em meu aniversário de dezoito anos minha mãe me dissera: "Tenho sido sua mãe por dezoito anos. Agora você quer ser a minha?"

— E o que você respondeu? – perguntou o Dr. Scaer.

— Eu lhe disse: "Eu nasci do seu útero, então é biologicamente impossível."

Minha resposta foi estranhamente contida para uma menina de dezoito anos, mas eu já vinha treinando há anos. Meu personagem favorito do Dr. Seuss★ sempre foi Horton, o elefante sério e responsável que foi forçado a sentar em um ovo para chocá-lo, enquanto Maisie, um "passarinho preguiçoso", abandonou seu ninho.

Adivinhe quem se achava igual a Horton?

O Dr. Scaer ficou em silêncio por um minuto, e então disse:

— Eu sobrevivi a uma infância com muitas cirurgias, sem meus pais no hospital perto de mim. Não sabia que tinha sido traumatizado até chegar aos sessenta anos, quando entrei em contato com tudo isso. Mas o trauma fica em você.

★ Theodor Seuss Geisel (1904-1991), conhecido como Dr. Seuss, foi autor de livros infantis ilustrados de sucesso nos Estados Unidos, como *O gatola da cartola* [*The Cat in the Hat*] e *Tonho choca o ovo* [*Horton Hatches the Egg*], publicados no Brasil pela Companhia das Letras. (N. da T.)

— Bem, eu nunca cheguei a sofrer como alguém que testemunhou a Guerra do Vietnã, ou sobreviveu a um terremoto, ou foi vítima de um estupro... — comentei.

Embora Gina também tivesse mencionado a palavra *trauma* durante nossa conversa, eu achava a ideia de ser chamada de "sobrevivente de um trauma" constrangedora. Minha irmã tinha sobrevivido ao câncer, e várias das minhas amigas íntimas, e mesmo os filhos delas, tinham enfrentado doenças mortais. Quem era eu para alegar tal sofrimento?

Mas o Dr. Scaer disse, de modo simples:

— O que você experimentou foi traumático.

Refleti sobre o que ele dissera. O pânico não se parecia com uma reação insana a um trauma. Conforme Belleruth dissera, é basicamente uma resposta de sobrevivência. E eu parecia estar no caminho certo para pôr um fim a ele.

— Estou esperando encontrar paz — disse ao Dr. Scaer. — O senhor acha que eu posso chegar lá?

— Por que não? — respondeu o Dr. Scaer. — Terapia do trauma é exatamente conseguir estar no momento presente sem pensamentos invasivos. Conquistar um espaço de vácuo, pureza e harmonização com o corpo.

— Eu só posso imaginar o que todos os hormônios de estresse que meus ataques de pânico liberaram ao longo dos anos causaram ao meu corpo — comentei.

— Eu medito duas vezes por dia durante trinta minutos — contou o Dr. Scaer. — Faço exercício regularmente, tenho centenas de amigos... e ainda tenho minhas questões com o coração.

— Tenho muitos amigos também — falei. — Em todos os meus anos de síndrome do pânico, nunca os assustei.

— Fomos feitos para nos sintonizar com a nossa tribo — explicou o Dr. Scaer. — Uma vez tratado, o trauma produz sobreviventes com enorme capacidade de empatia. Algumas pessoas que alcançam o melhor em suas vidas têm um pesado histórico de traumas — prosseguiu. — Assim como Madre Teresa, Gandhi...

— Espero que, quando tudo isso estiver terminado, eu possa me orgulhar de ser uma pessoa sensível — disse. — Por toda minha vida tive vergonha de ser tão sensível, de que meu "sistema elétrico" fosse tão diferente...

— Aquela traqueostomia só pode ter sido terrivelmente traumática – disse o Dr. Scaer. – Eles cortaram sua garganta sem anestesia. Não devem ter tido tempo para fazer isso.

Um pequeno filme surgiu na minha cabeça, passou uma vez, e então desapareceu.

Sem anestesia?

Quase peguei uma garrafa de vodca.

17

Tocando no Ponto Fraco

Na procura por outros instrumentos para meu Kit de ferramentas, fui ao Instituto Omega de Rhinebeck, em Nova York, na véspera do Dia das Bruxas. Eu me inscrevera num retiro budista chamado "Sorrindo diante do medo", dirigido por Pema Chödrön, a primeira mulher norte-americana a ser ordenada monja budista. A coragem que exibe nos seus livros me levou a crer que ela poderia me ajudar a me tornar menos medrosa. Mas pedi a minha amiga Anna para me acompanhar, por via das dúvidas...

Viajamos juntas, apreciando a magnífica folhagem do outono, e chegamos ao Omega, um espaçoso complexo de prédios, bosques, salões de reunião e trilhas com belo tratamento paisagístico. Meu quarto ficava situado em uma cabana próxima à livraria; o de Anna era em outra unidade, do outro lado do salão de meditação. Desfizemos nossa bagagem e demos uma caminhada antes do jantar, parando em um chalé chamado "Centro de Bem-estar".

— O que você oferece que é realmente exclusivo? — perguntei à jovem atrás do balcão.

— Trager – disse ela. — É a sensação mais relaxante que você pode experimentar acordada. Costumo sonhar e roncar quando faço.

Então ela conseguiu me convencer ao dizer:

— Reprograma o sistema nervoso central para que se acalme.

O único horário livre em todo o fim de semana começava em dez minutos. Eu perderia o jantar, mas ainda poderia comparecer à palestra de Pema aquela noite.

– Faça isso! – incentivou-me Anna. Então ela partiu, prometendo guardar um lugar para mim no salão de meditação.

Preenchi um formulário médico, marcando os quadradinhos que indicavam "Sou razoavelmente ansiosa e tenho energia bastante baixa". Senti uma pontada de culpa a respeito da pouca frequência com que me exercitava ultimamente. Todo o trabalho que vinha fazendo para consertar meu cérebro tinha deixado meu corpo preguiçoso. Não estava nem mesmo fazendo ioga, embora a tivesse praticado por conta própria durante muitos anos.

Uma linda jovem com cabelos curtos e encaracolados apareceu e se apresentou como Lisa, e me conduziu a um pequeno quarto imerso em penumbra, onde deitei em uma maca de massagem acolchoada.

Lisa se postou junto aos meus pés e os segurou, fazendo uma pausa antes de começar. Fechei os olhos, e ela começou a tocar meus pés. As mãos dela eram incrivelmente macias: o toque era ainda mais delicado. Ela sempre girava minhas pernas de maneira bem leve. Sentia correntes transitando pelo meu corpo, dos dedos dos pés até a cabeça.

– Você pode descrever o que está fazendo? – perguntei. – Não é como uma massagem...

Educadamente, Lisa disse que preferiria não explicar o que estava fazendo, mas que, se eu tivesse alguma preocupação ou pergunta, não deixasse de lhe falar.

Ela continuou trabalhando nas minhas pernas, e senti algo revolver no peito. Mas deixei esse pensamento ir embora. Logo estava respirando bem devagar e profundamente. E então aquilo aconteceu, do jeito que a moça do balcão disse que aconteceria. Comecei a roncar acordada!

– Não é justo... que eu não possa experimentar isso... cada... dia... da minha... vida – murmurei para Lisa. – Que mundo cruel é este.

Rimos e eu mergulhei em um estado abençoado enquanto ela caminhava até a cabeceira da maca e começava a trabalhar nos meus braços.

Ela tocou meu ombro esquerdo, e eu subitamente tive uma lembrança corporal, à falta de expressão melhor, de uma experiência sobre a qual não tinha pensado havia décadas.

Eu tinha quebrado a clavícula aos onze anos. Ao cavalgar, em uma colônia de férias, no verão, eu caíra. De repente estava de volta ao momento em que dissera aos adultos encarregados o quanto tinha doído, e eles me disseram para não contar aos meus pais. Falaram que eu era hipocondríaca e não me levaram ao médico.

As mãos de Lisa flutuavam pelo meu ombro.

No começo a dor fora brutal, relembrei, e depois diminuiu com o tempo. Durante três semanas, andei a cavalo, fiz esportes e não mencionei meu suplício nas cartas ou em telefonemas para casa. Mesmo depois que voltei da colônia de férias, esperei até certa noite em que uma amiga dos meus pais, que praticava equitação, veio nos visitar.

— Estou com um calombo na clavícula — disse àquela mulher, apontando para o local onde o osso sobressaía, ainda deslocado. Ela soltou uma exclamação e trouxe minha mãe para dar uma olhada. Eles me levaram ao médico, que recolocou o osso no lugar.

Devo ter sido uma especialista em suportar a dor sem queixas.

Depois que Lisa encerrou o trabalho no meu corpo, eu estava completamente relaxada, e até mesmo em paz. Quando abri os olhos, o rosto bonito dela entrou em foco, como se eu estivesse voltando a mim após uma operação, em uma sala de cirurgia, embora tivesse sido uma operação celestial. Lisa parecia um anjo.

— O que você fez comigo?

— Esse é o seu direito inato — disse Lisa. — Esse sentimento de paz, completude, abertura e potencialidade. E está disponível para nós, a qualquer momento. É uma questão de conectar seu corpo a essa força vital universal.

Decididamente, eu queria encontrar esse cordão umbilical.

— Nós não terminamos — falou Lisa quando tentei sentar. — Gostaria que virasse de bruços para que eu possa trabalhar nas suas costas.

Ah... meu... Deus. A segunda parte do meu tratamento foi tão maravilhosa quanto a primeira. Estava sem fala no final, quando Lisa encerrou. O que foi para mim, um verdadeiro milagre.

Levantei da maca e consegui andar até a recepção, ainda impressionada com o poder desse processo aparentemente simples.

Perguntei a Lisa se ela falaria comigo a respeito do que fizera e ela hesitou.

— Não sou muito eloquente.

— Você é, sim – disse-lhe. – Suas mãos são incrivelmente eloquentes.

— Milton Trager criou essa técnica – disse Lisa. – Ele era um boxeador em Miami, que costumava percorrer as praias procurando pessoas para tratar. Milton descreveu essa técnica como "criação de paz no mundo, uma pessoa de cada vez". – Lisa me entregou seu cartão. – É melhor ir andando, ou vai perder a Pema.

— Pema quem? – brinquei.

Nós rimos enquanto eu saía pela porta, pisando em nuvens.

As manobras suaves de Lisa ficaram em mim, enquanto seguia pela trilha bem iluminada em direção ao salão de meditação, extasiada demais para temer encarar meus medos.

18

Sorrindo Diante do Medo

Na manhã seguinte, Dia das Bruxas, fui acordada na cama pelo som de uma voz masculina gemendo perto de mim.
  Mas eu estava sozinha.

Ainda estremunhada, chequei meu BlackBerry para ver se, de alguma forma, eu colocara meu dispositivo de despertador no modo vibracall. Mas é claro que não fizera isso.

Pela primeira vez em meses, esquecera de meditar na noite anterior. Meu tratamento Trager tinha me deixado tão chumbada que fui dormir logo depois da palestra de instrução de Pema. Eu vinha meditando todos os dias por pelo menos vinte minutos, até ontem. Estariam os deuses da meditação me punindo?

Ou era alguém de um outro mundo tentando me alcançar? Centenas de workshops foram dados no Omega ao longo dos anos, muitos deles sobre vida depois da morte. Talvez as linhas telefônicas dos médiuns estivessem congestionadas. Talvez um espírito tivesse ligado para o número errado, me tomando por outra pessoa, ou talvez minhas vidas passadas estivessem se aproximando de mim.

Não podia me permitir entrar em pânico enquanto estava participando de um retiro chamado "Sorrindo diante do medo". Ainda que os títulos dos livros de Pema Chödrön me aterrorizassem: *Quando tudo se desfaz, Os lugares que nos assustam.*

"A força não vem de se fugir do medo, fazendo uma blindagem em nós mesmos, ou colocando uma máscara", dissera-nos Pema na noite da véspera. "Não podemos tentar fugir de nossos sentimentos ou evitá-los. A força vem de nos permitirmos não desenvolver uma pele insensível, de estarmos dispostos a nos aventurarmos sem termos nada a perder."

Certamente eu não tinha nada a perder ficando tranquila diante dessa estranha voz no meu quarto. Além disso, era muito cedo para ir correndo tomar o café da manhã. Então, peguei as anotações que havia feito na sessão da véspera e as li, apoiada nos insights de Pema. Se eu não podia encarar meus medos aqui, com Pema Chödrön segurando minha mão, onde no mundo poderia?

Era hora de me tornar uma guerreira, ao invés de uma atormentada. Hora de exercitar o que Pema chamava de "bravura de coração aberto".

Com meu caderno na mão, saí da cabana, ainda um pouco amedrontada, mas determinada. Ao fechar a porta, descobri que deixara minha chave na fechadura por toda a noite. Qualquer um ou qualquer fantasma poderia ter entrado no meu quarto. Como se constatou, eu estivera sorrindo diante do medo, sem sequer perceber isso.

Encontrei Anna para o café da manhã, respeitando o silêncio do retiro. Fomos para o salão de meditação para outra sessão com Pema, cujo nome — relembrei o desenho do Buda — significa flor-de-lótus.

— Não importa o quão maravilhosos considere os ensinamentos, você precisa aplicá-los em uma rotina diária – disse-nos. — Algumas vezes você precisa se meter em uma confusão cada vez maior, para só então poder aprender com isso.

Me meter em uma confusão cada vez maior? Eu era muito boa nisso. Passei a minha vida inteira fazendo isso. Não era essa a definição de um ataque de pânico?

Uma mulher baixa, com um rosto forte e a cabeça recém-raspada, Pema usava o traje em tom castanho-avermelhado da sua ordem. Ela parecia ter conquistado tudo, mas aquilo não acontecera da noite para o dia.

— Você não descobre a coragem imediatamente – ensinou Pema. — Você descobre uma delicada e instável vulnerabilidade. É preciso coragem para ser vulnerável. Mas, quando você vive com um coração sincero, desarmado, você pode confiar na sua própria bondade básica, e na da humanidade.

Meu marido, Jimmy, o homem para o qual entreguei minha instável psique décadas antes, foi a primeira pessoa a pôr os olhos em meu "coração sincero". Eu me permitira ser realmente vulnerável com ele e tinha colhido os benefícios, um relacionamento amoroso e amizade, dois filhos extraordinários, anos de aventura e companheirismo.

Pema citou seu venerado mestre, Chögyam Trungpa, que fundou a primeira escola de budismo tibetano nos EUA, o Instituto Naropa, em Boulder, no Colorado. Trungpa falava sobre descobrir "o genuíno âmago da tristeza" de cada um. Quando se faz isso, disse ela, "Você pode enxergar o mundo sem filtros. Você se torna muito mais apto a ver o azul de uma flor-de-lis, o tom alaranjado das folhas de outono, a umidade da chuva, o ruído da neve... o mundo fica mais compreensível".

Durante a etapa de perguntas e respostas, muitas pessoas falaram em detalhes sobre as suas dores. Pema mostrava compaixão, mas era firme. Sem ser intolerante, ela defendeu a ideia de que se concentrar no próprio sofrimento ou tristeza não era produtivo. Ela me descortinou a perspectiva de que eu precisava parar de me concentrar em minhas próprias dificuldades. Ela citou Trungpa: "O prazer não é uma recompensa, e a dor não é uma punição. São apenas acontecimentos comuns."

Pema não se colocou como uma brava e corajosa guerreira. Apesar do fato de que as suas palavras, como colocou, "estavam em todos os calendários", ela admitiu que experimentava o medo, a raiva, o ressentimento e todas as emoções paralisantes que seus alunos experimentavam. Como Chögyam Trungpa lhe ensinou: "Um arco-íris é feito de sol e lágrimas misturadas."

– Nenhum sentimento jamais é definitivo – ensinou Pema. – Tudo pode desmoronar. Todos nós acreditamos que aquilo que está acontecendo agora durará para sempre. Mas chegar ao fundo do poço é o fim de algo e o começo de alguma outra coisa.

– Uma hora com Pema é como um semestre de faculdade! – cochichei para Anna, que sorriu e meneou a cabeça concordando.

– Posso garantir isso – afirmou Pema. – Não fica mais fácil quando se envelhece. Tudo começa a entrar em colapso por volta dos sessenta e sete, sessenta e oito, logo quando você está às portas dos setenta! – Ela sorriu. E fez com que sorríssemos diante de todos os nossos medos.

Durante o intervalo do meio-dia, Anna e eu demos uma volta pelo salão de meditação. Passamos pelo Centro de Bem-estar, onde tinha feito meu tratamento Trager na noite da véspera, e contei a Anna o quão poderoso aquilo tinha sido. Mas agora eu relembrava mais detalhes sobre a época da minha vida quando quebrara a clavícula.

Nunca fui uma atleta, contei a Anna. Era uma garota que matava aulas de ginástica, passeava na sala de artes, fumava Marlboro no ensino médio. Mas, por um curto período, entre os dez e onze anos, competi em festivais hípicos por toda a Nova Inglaterra. Entretanto, minha breve incursão no mundo do hipismo competitivo terminou abruptamente. Meu pai tinha decidido que eu deveria aprender a trotar, andar a meio-trote e galopar. Um amigo dele tinha dois filhos que competiam em alto nível para as Olimpíadas. Cavalgavam enormes animais e pulavam obstáculos de um metro e oitenta de altura.

Já eu montava em um pequeno pônei e competia em shows onde saltava obstáculos de um metro de altura. Ganhei faixas e troféus, mas passar tempo com meu pai era a coisa mais importante do mundo para mim. Todo domingo, meu pai costumava me levar ao centro hípico que ficava a uma hora de distância da nossa casa, e assistia à minha exibição. Gostava desse ritual, mas cavalgar em si era sempre assustador. Durante as aulas práticas, o casal que administrava o centro costumava ficar no meio do padoque com um chicote gigante, e o estalava de maneira que o pônei que eu montava começava a galopar. Eu me segurava na sela com todas as minhas forças, apavorada.

Quando meus pais descobriram que eu havia quebrado a clavícula, decidiram bruscamente que eu deveria parar de montar. Não perguntaram minha opinião, e nunca montei um cavalo outra vez. Mas, quando Anna e eu retornamos para o salão de meditação, depois de nosso intervalo, Pema anunciou que iria nos ensinar uma meditação chamada Cavalo de Vento.

– Ela é uma forma de despertar sua confiança quando você está com medo – explicou. – Ou quando há uma chance de você ficar com medo.

Sorrindo Diante do Medo 115

Ainda que ela estivesse falando de um cavalo metafísico, senti uma pontada de ansiedade. Pema Chödrön iria me ensinar como voltar a montar um cavalo.

— Você pode praticar de manhã, quando ainda não saiu da cama, ou quando está com medo, ou entrando em pânico — instruiu ela. — Você pode continuar a fazer isso várias vezes ao longo do dia, e se livrar de entrar em parafuso.

A meditação do Cavalo de Vento não é algo que você precise produzir, conforme Pema explicou. É o despertar de uma centelha que já está dentro de você.

— Sinta onde você está — instruiu-nos. — Aborrecido ou decepcionado, seja sincero. E então visualize o sol em seu coração, como funcionar melhor para você. Não importa em que estado você esteja, o sol está lá, irradiando calor e luz, iluminando sua escuridão. Há uma parte muito mais expansiva do seu ser, muito além de suas esperanças e medos de como você quer que as coisas sejam — assegurou-nos.

Todos no salão de meditação se prepararam para praticar o Cavalo de Vento. Fechei os olhos, visualizando um enorme e poderoso sol tomando meu peito. Mantive-me em silêncio, sentindo seu calor.

Então abri os olhos de repente, como Pema nos instruíra a fazer. Visualizei o sol emitindo raios de luz e calor no universo. Conforme as palavras de Pema, enviei "um desejo caloroso de ajudar o mundo em tempos difíceis".

Eu me senti maravilhosa. Estava de volta à sela outra vez.

Naquela noite, no jantar, Anna me deu um presente que comprara na livraria — uma grande concha de abalone e um enorme bastão de incenso de sálvia.

— Acho que devemos defumar seu quarto antes de você ir dormir esta noite — disse ela.

Entramos na minha pequena cabana juntas. Anna colocou a concha de abalone na mesa, então acendeu o incenso.

— Esta é uma forma tradicional dos nativos norte-americanos limparem um espaço — contou-me ela sorrindo. — Vou pedir aos espíritos nesta linda parte do mundo para aparecerem e lhe darem proteção, de modo que você não tenha mais vozes estranhas gemendo na sua cama.

Anna acendeu um fósforo, e então o bastão de sálvia, mas, quando ela o passou pelos quatro cantos do quarto, acionou um alarme de incêndio alto. Gritamos e caímos na risada como colegiais. Depois de um momento, o alarme parou e meu quarto se encheu de um aroma forte e saudável.

— Agora, se alguém vier ao seu quarto esta noite, você poderá apenas abrir um lindo sorriso, assim como nos ensinaram a fazer — provocou Anna, desejando-me uma boa noite. — Não se esqueça de sorrir diante do medo!

Dormi bem naquela noite, e acordei na manhã seguinte sozinha em minha cama, sossegada, com um pouco menos de medo e pronta para laçar e montar o cavalo.

Em nossa última sessão teórica, Pema não se conteve:

— Algumas vezes a M-E-R-D-A bate no V-E-N-T-I-L-A-D-O-R — disse ela. — E tudo desmorona.

"De repente você, ou uma pessoa querida, fica doente. De repente você vai morrer em breve, ou uma pessoa querida está morrendo ou morreu há pouco. Algumas vezes você volta para casa e ela foi incendiada, ou todos os seus bens foram roubados. Relacionamentos acabam. A vida desmorona de várias maneiras.

"Inventamos todo tipo de roteiro", disse-nos Pema. "Deixe os roteiros de lado e fique com a crueza do fracasso. Ou o entusiasmo do sucesso."

Eu tenho me contado histórias por tantos anos. Mas as histórias mudam. Tramas sofrem reviravoltas e tomam direções inesperadas. Talvez a história da minha vida com o pânico fosse algo que eu poderia deixar. Não de repente, mas minha história de vida começou a se desenrolar diante de mim, de uma maneira nova e excitante.

Agora que eu podia montar num cavalo de novo, qualquer coisa parecia possível.

19

Fisgada pela Cura

Após o retiro com Pema Chödrön, marquei um horário com Adrienne R. Stone, uma terapeuta que havia sido formada pelo próprio Milton Trager. Eu lera a respeito da carreira pioneira de Trager e desenvolvera uma leve atração por ele, embora em algumas fotos se parecesse um pouco com um Ed Asner desgrenhado.* Seu rosto de traços irregulares irradiava uma força e uma sabedoria que eu desejaria possuir em maior escala.

— Quanto tempo o tubo da *tráqueo* ficou inserido? — perguntou Adrienne, enquanto anotava meu histórico médico.

— O quê?

— Após uma traqueostomia, normalmente deixam o tubo no local por alguns dias — explicou ela.

Encarei Adrienne, uma mulher pequena com lindos olhos verdes, longos cabelos castanhos cacheados e um rosto meigo, enquanto tentava processar essa nova informação. Toquei a cicatriz redonda e branca na minha garganta, como um reflexo.

— Não tenho ideia — respondi. — Meus pais nunca mencionaram isso.

---

* Ator norte-americano (1929-) que se popularizou no papel de Mr. Grant na série de televisão *The Mary Tyler Moore Show*.

Minha cicatriz não era o único lembrete de minha experiência de quase morte. As febres altas e os antibióticos estragaram os dentes em formação nas minhas gengivas, de modo que quando apareciam eram deformados e sem cor. Tinha muita vergonha deles, até que me permitiram ter os dentes frontais revestidos com jaquetas.

Adrienne me conduziu à maca de massagem acolchoada, onde deitei de costas, enquanto ela passava os dedos de leve pelas minhas têmporas. Ela levantou minha cabeça, segurando-a como se a pesasse, pensativa. Então foi para a outra ponta da maca e começou a trabalhar nos meus pés e pernas.

O quarto estava silencioso, e os movimentos dela eram calculados, embora flexíveis. O toque de Adrienne era suave, e ela parecia estar falando aos meus tecidos biológicos: sussurrando, orientando, sugerindo, influenciando.

De vez em quando ela parava por um momento, e aplicava as mãos em um local, como se estivesse enviando uma mensagem especial àquela parte do meu corpo.

Adrienne tocou minhas costelas, e minha mandíbula subitamente relaxou. Ela segurou minha caixa torácica, e meus pulmões cansados de guerra sentiram firmeza em suas mãos.

– Como você se sente? – perguntou ela uma hora depois, ao final de nossa primeira sessão.

– Você é uma domadora de tigres – murmurei. Alonguei-me da cabeça aos pés, me deleitando com a sensação de relaxamento, me sentindo como um felino ao sol no zoológico do Bronx.

Ao segurar meu braço, Adrienne me levou de volta à posição sentada bem devagar, ensinando como desenrolar vértebra por vértebra da minha coluna. Então me conduziu a uma posição de pé, me levando "de volta à gravidade". Sentia-me drogada.

Ela puxou minhas clavículas suavemente, expondo a área em torno da garganta, aconselhando-me a me manter mais ereta. Percebi que estivera protegendo aquela parte do meu corpo. E, enquanto pegava minhas coisas e me preparava para ir embora, Adrienne recomendou que olhasse no espelho da parede.

Soltei uma exclamação.

– O que você vê? – perguntou ela.

– Felicidade e leveza – respondi, olhando fixamente para o reflexo.

Mas felicidade e leveza vêm e vão. Na semana seguinte, retornei e contei à Adrienne:

— Eu me senti morta todo o fim de semana.

Acho que ela se sobressaltou.

— Não estou acostumada a ficar tão relaxada — expliquei. — Por isso me senti morta.

— Talvez você devesse reavaliar essa palavra — sugeriu Adrienne.

Subi na maca e esfreguei as mãos alegremente. Talvez não tivesse descrito os resultados tão bem quanto podia, mas realmente gostava da sensação que ela me proporcionava.

— Vamos começar! — disse.

Adrienne se postou à cabeceira da maca, segurando minha cabeça nas mãos, assim como fizera na última vez. Então foi descendo em direção aos meus pés, manipulando suavemente minhas pernas.

Senti uma agitação na altura do peito. Havia sentido isso na última vez?

Talvez. Tentei relaxar. Permaneci deitada e imóvel enquanto Adrienne vinha para a cabeceira da maca e começava a tocar meu pescoço de modo ritmado.

Bum! Correntes elétricas subiam e desciam pelo meu corpo. Eu queria gritar. Meu coração batia forte. Minha garganta começou a fechar.

— Não estou me sentindo bem — consegui murmurar.

Imediatamente Adrienne tirou as mãos de cima de mim.

— O que é que você está sentindo?

— Estou à beira de um ataque de pânico, e dos bons — respondi tremendo. Cada célula do meu corpo latejava. — Quer saber o que eu faria se estivesse lá fora, no mundo de verdade, e me sentisse assim? Eu tomaria uma talagada de vodca. Rápido.

Comecei a tremer.

— Talvez eu esteja desidratada — pensei alto.

Adrienne se moveu prontamente para me servir um copo d'água, que me entregou e bebi todo.

— Por que você não tenta deitar de lado? — sugeriu, com a voz tranquila. Ela me ajudou a me virar.

Deitei sobre meu lado esquerdo, curvada na posição fetal, na sala em penumbra. Eu tremia feito vara verde. Adrienne colocou uma das mãos nas minhas costas, e a outra na minha caixa torácica. Ela se manteve em silêncio, me segurando. Parecia saber o que estava fazendo, e comecei a me acalmar.

Lentamente, Adrienne tirou as mãos do meu corpo e me guiou para uma posição sentada. Minha clavícula esquerda, aquela que havia quebrado décadas antes, doía.

— O que você fez em mim? — perguntei enquanto saía da maca e sentava próximo da escrivaninha de Adrienne. Ela havia neutralizado um iminente ataque de pânico.

— Apenas fiquei com você — respondeu ela.

Ninguém tinha feito aquilo antes de maneira tão eficiente.

Eu me recompus e deixei o consultório de Adrienne um pouco vacilante. Desanimada, pensei no que tinha acontecido toda a semana. Não estava pronta para abandonar a terapia Trager, entretanto, não tinha certeza se estava pronta para me colocar nas mãos de Adrienne novamente, por isso fiz algumas perguntas para ela em nossa próxima sessão:

— Como você decide o que vai fazer? — perguntei.

— Tento me centrar quando começo — disse Adrienne. — Sinto meus pés no chão, e apenas por um momento me interiorizo, até ficar pronta para dar ao seu corpo aquilo que sinto que precisa. Quero captar o que seu corpo está me dizendo. Milton chamava esse momento de "engate". É o sentimento que você tem quando olha pela janela para um céu azul deslumbrante, ou vê um recém-nascido. É uma conexão pura, onde tudo o mais perde a força.

Isso soava bem.

— Mas trabalhar com o corpo pode ser muito imprevisível — continuou Adrienne.

Ri nervosamente.

— Você acha?

— Na maioria das vezes, as pessoas de fato chegam ao relaxamento profundo e à paz com esse trabalho — disse ela. — Mas não é uma certeza.

Eu parecia estar apta a tornar qualquer experiência uma experiência de ansiedade.

— Mas eu quero que dê certo — disse. Queria as boas sensações que recordava das duas primeiras sessões. — Quero me sentir calma — falei a Adrienne.

— Como seria isso? — perguntou ela.

— Gostaria de experimentar uma sensação de conexão ao meu corpo de uma maneira favorável — declarei. — De uma forma calma e pacífica. De uma forma confiante. — Suspirei. — Minha primeira sessão com você foi incrível, mas acho que senti um aperto em meu peito mesmo então.

— Quando estamos tranquilos, prestamos bem mais atenção ao que acontece dentro de nós — explicou Adrienne. — Quando você está ocupado, pode não notar a mesma sensação em seu peito.

— Qual o seu objetivo com a terapia Trager? — perguntei.

— Integração — contou-me Adrienne. — Trabalhar de forma que você possa sentir seu corpo inteiro como um todo.

Não tinha certeza se eu queria sentir meu corpo como um todo. Quando tomei consciência de certas partes, elas pareceram querer dirigir o show. Mas sabia que devia encarar meu medo delas e deixá-las se tornarem parte da família.

Nas sessões seguintes, Adrienne me deu uma ajuda enorme. Eu era capaz de relaxar o corpo e a mente, aceitando quaisquer que fossem as sensações que passassem por mim sem antecipação, julgamento ou medo. Sentia como se meu corpo estivesse em estado de meditação, deixando qualquer ansiedade ou pânico fluir através de mim sem se instalar. Depois de cada sessão, Adrienne me dava sugestões para andar e me movimentar de modo diferente, expondo meu peito e o pescoço ao mundo.

— Você é boa nisso — disse-me ela. E a cada sessão eu ficava melhor.

Em um livro chamado *Moving Medicine*, de Jack Liskin, soube que Milton Trager foi criado em Chicago, deixou a escola após completar o ensino fundamental, trabalhou em fábricas e, nos fins de semana, passava o tempo em um teatro, fascinado por acrobacias. Em 1924, sua família se mudou para Miami, onde ele fazia ginástica na praia com o irmão aos domingos. Ele também praticava boxe, e um dia se ofereceu para fazer uma massagem em seu treinador, que estava com dores. O resultado foi tão bom que Trager se motivou a tratar das costas do pai em casa, curando a dor ciática dele após apenas quatro sessões.

Trager abordava na praia os pais de crianças vítimas da poliomielite, se oferecendo para também tratar delas. Quando tinha dezenove anos, ajudou uma criança que estava paralisada há quatro anos a aprender a andar, e Trager foi fisgado pelo trabalho com terapias corporais. Ele se mudou para Hollywood a fim de se tornar dublê, mas em vez disso encontrou seu caminho como um terapeuta corporal incomum, e até revolucionário.

E nunca esqueceu a mensagem que certa vez lera em um quadro de avisos: *"Respire profundamente."*

– Esse foi o meu começo – disse Trager. Ao dar uma pausa para explorar a ação básica de respirar, Trager descobriu "uma galáxia interna que continuaria a explorar pelo resto de sua vida", segundo Jack Liskin. Assim como Trager, prometi a mim mesma me tornar uma exploradora da minha própria galáxia interna.

Eu já havia sido lançada ao espaço. Fiz amizade com minha respiração, e estava ficando mais à vontade com meu próprio corpo.

– É assim que os seres humanos normais se sentem todos os dias de suas vidas? – perguntei a Jimmy numa tarde.

Ele sorriu.

– Quem disse que você é normal?

Mas eu me sentia quase normal.

"Quando chorar, faça com que isso seja realmente levado em consideração", disse Milton certa vez a uma mulher que foi levada às lágrimas por sua terapia. No universo de Trager, o choro profundo e forte é terapêutico e revigorante. Isso me fez sentir menos constrangimento por todo aquele meu choro desde que começara a meditar.

À medida que meu corpo se fortalecia e ficava mais receptivo, aprendi a lhe dar mais crédito. Não me senti pressionada a resolver seus mistérios com a terapia Trager ou a Experiência Somática, mas ambos me ajudaram a relaxar, e crer que meu corpo podia se curar.

Também passei a aceitar a imprevisibilidade de minha própria galáxia interna.

Durante as semanas seguintes, a resistência foi reduzida na área do sacro, na base de minha coluna vertebral. Comecei a ficar de pé mais ereta, os pulmões mais abertos. Em casa, tomava cuidado para alongar as costas quando me abaixava. Movimentava meu corpo como Adrienne havia me recomendado a fazer, e ele começou a se realinhar.

Eu me sentia como uma ilustração viva e que respirava de um homem das cavernas em evolução para o ereto *Homo sapiens*.

Após uma sessão especialmente digna de admiração, senti um formigamento em todo o corpo.

— Parece que cada célula está viva — comentei. — Como se meu corpo batesse suas próprias mensagens em um Código Morse interno. — Sorri, deitada na maca de Adrienne. — Essa sensação costumava me deixar ansiosa — relembrei.

— E como a faz se sentir agora? — perguntou Adrienne.

— Viva — respondi sem hesitar.

— Viva é bom — disse Adrienne.

E, pela primeira vez, cada célula do meu corpo parecia concordar.

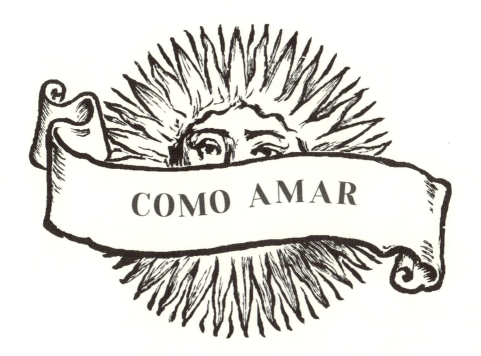

COMO AMAR

20

A Convenção da Compaixão

Uma jornada de mil milhas começa com um único passo, disse Lao-Tsé, autor do *Tao-Te-Ching* ou *Livro do Caminho e da Virtude*. E, por vezes, esse único passo é quase o mesmo passo dado várias vezes.

Sendo assim, apesar de eu vir meditando todos os dias como Mingyur havia me ensinado, eu retornara ao Instituto Garrison, onde estudara pela primeira vez com Mingyur Rinpoche, para um retiro de meditação de três dias com Sharon Salzberg e Sylvia Boorstein, duas professoras budistas cujas obras literárias sempre haviam me inspirado. Eu tinha voltado às minhas raízes espirituais – minhas novas raízes.

Estávamos em meados de novembro, e, enquanto eu desfazia a mala no meu pequeno quarto, ouvi uma mulher ao celular, planejando o jantar de Ação de Graças. As ideias dela sobre comida, transporte e a lista de convidados flutuavam pelos canos do sistema de aquecimento do antigo mosteiro. Mas o silêncio começaria após o jantar; eu não ouviria nenhuma tentadora receita de calda de amoras depois disso.

Desci a escadaria que levava ao grande salão de meditação, sentei de frente para o Buda dourado que ficava na frente do recinto e guardei a almofada ao meu lado para uma amiga que tinha me acompanhado. Fechando os olhos, meditei durante alguns minutos. Quando os abri, uma pequenina mulher, Sylvia Boorstein, estava sentada, imóvel, numa cadeira de frente para mim e as pessoas que já tinham enchido o salão. O cabelo grisalho de Sylvia estava cortado bem próximo de seu bonito rosto; as mãos estavam unidas em formato de concha em seu colo, e os olhos estavam fechados.

Sharon Salzberg entrou no recinto e sentou numa cadeira ao lado de Sylvia, abrindo seu sorriso radiante, do qual eu me lembrava da última vez que a tinha visto, no *kirtan* de Nova Jersey. Sharon irradiava tamanha bondade que parecia uma velha amiga, alguém que era capaz de confortar pessoas exatamente da maneira como elas precisavam ser confortadas.

Uma psicoterapeuta com a habilidade de ir diretamente ao assunto, além de mãe e avó judia, Sylvia apresentou Sharon como "minha amiga, minha colega e minha professora". Perguntou quantas pessoas já tinham estudado com elas e quantas tinham praticado meditação. Várias mãos se levantaram e abaixaram em resposta às perguntas dela.

– Vocês todos vieram ao lugar certo – disse-nos Sylvia, sorrindo. – Estamos sempre começando novamente, seja nosso centésimo retiro ou o primeiro.

Ela nos disse que só existe um discurso sobre darma (ou prática), e que ele é sobre o que estamos fazendo, como estamos fazendo e com que propósito.

– A vida é complicada e desafiadora para todos – disse Sylvia. – Existe uma forma de vivê-la com alegria, compaixão e boa vontade. – Ela deu início a seus ensinamentos nos contando uma história budista popular.

Depois de sua iluminação, o comportamento do Buda passou a irradiar uma aura de tamanha confiança que alguém lhe perguntou:

– Você é um deus?

– Não – respondeu o Buda.

– Você é um homem comum? – perguntaram-lhe.

– Não – retrucou ele.

– Então, o que você é? – indagou alguém.

E o Buda respondeu:

A Convenção da Compaixão 129

– Alguém que despertou.

Eu poderia estar desperta, se estar desperta não fosse tão assustador, pensei. Ainda assim, sem dúvida, eu estava mais desperta e consciente do que seis meses antes e já tinha rompido o transe do medo diversas vezes.

Sylvia é casada há cinquenta anos com um psicólogo e passou trinta desses anos meditando. Certa vez, o marido dela lhe perguntou que benefício toda aquela meditação lhe tinha proporcionado.

– Ela me tornou bondosa – respondeu. Quando ele observou que ela sempre tinha sido bondosa, mesmo antes de meditar, Sylvia emendou sua observação: – Ela me tornou *mais* bondosa.

Regularmente, Sylvia lidera um grupo de meditação em Spirit Rock, um centro de retiro nos arredores de São Francisco.

– Quando estou meditando com as pessoas, se por acaso pensar em alguém que eu conheça e que esteja passando por dificuldades, menciono isso – contou ela. – Outras vozes se juntam à minha: "Estou pensando na minha mãe, que está se mudando para um lar de idosos", ou "Nosso filho acabou de voltar para casa da universidade com uma severa depressão". Alguém pode ter acabado de receber um diagnóstico de câncer, outra pessoa pode estar grávida de trigêmeos. Nem todos os desafios são terríveis.

"Tantas coisas causam dor e preocupação à mente e ao corpo. É impressionante. Penso: Como posso fazer um discurso sobre darma?" Sylvia fez uma pausa. "A vida é difícil, e, no entanto, queremos mais dela. Na verdade, somos heroicos; somos incrivelmente maleáveis.

"Todos os dias, mil palestras sobre darma são dadas na Upper Broadway", disse ela, querendo dizer que podemos aprender com todos à nossa volta e com todas as situações que encontramos. "Porém, se eu me enclausurar nos meus próprios pensamentos, vou perdê-las."

Eu me imaginei do lado de fora do Zabar's, no Upper West Side, sendo iluminada pelas centenas de pessoas que passavam por mim, juntamente com uma dose do delicioso *babka* de chocolate do Zabar's.

Sharon começou seu ensinamento explicando como a meditação nos ajuda a costurarmos todas as partes de nós mesmos, unindo-as.

– Independentemente das circunstâncias que estejamos enfrentando, buscamos um estado de equilíbrio – disse ela. – Reconhecemos a universalidade do sofrimento, mas também vemos a alegria, o prazer, a felicidade e a gratidão.

Naquela noite, adormeci como uma pacata freira na minha cama de solteiro rústica, sentindo-me contente em minha busca por compreensão e paz. Numa jornada de mil passos, às vezes uma mulher simplesmente precisa se deitar.

De volta ao salão de meditação no dia seguinte, Sylvia nos aconselhou a enxergar o retiro como um sabá prolongado.

– Estamos descansando a serviço da revelação – disse ela. – A vida é desafiadora para os humanos porque ela é impermanente, e não conseguimos nos apoiar em algo que seja impermanente.

Ela se recordou de um dia em que tinha ido à casa dela em Sonoma, Califórnia, com seu marido, para descobrir que um enorme galho de uma árvore de duzentos anos de idade tinha caído no chão, bloqueando a estrada. Se eles tivessem escolhido um momento diferente, poderiam ter sido esmagados.

– Não teria sido culpa da árvore – disse-nos Sylvia. – Também não teria sido nossa culpa. Simplesmente teria sido a hora de o carvalho deixar aquele galho cair. Muitas coisas acontecem porque acontecem – disse ela. – Não podemos mudá-las. E o sofrimento, de acordo com o Buda, é aquela tensão criada na mente pela ideia de que as coisas deviam ser diferentes do que são.

Nossa capacidade de sentir empatia pela dor dos outros vem desde o início da vida, disse Sylvia.

– Se nascemos com uma boa neurologia, somos alimentados com uma boa dieta e vivemos com pessoas que parecem nos amar, desenvolvemos uma sintonia emocional e conseguimos sentir compaixão pelos outros.

Sylvia sugeriu que meditássemos juntos, buscando "um lugar neutro, disponível e estável no qual repousarmos nossa atenção". Então, estimulou-nos a nos concentrar em nossa respiração, prendendo-a de forma amorosa.

Hesitei. Minha respiração não era de forma alguma uma força neutra. Mas segui as instruções de Sylvia e inspirei, dizendo em silêncio:

A Convenção da Compaixão 131

"Que eu encontre esse momento de forma plena." Esperei um instante e soltei o fôlego. "Que eu o encontre como uma amiga", disse a mim mesma, expirando.

Fiz isso por diversas vezes, lentamente.

Minha respiração nunca tinha sido uma amiga confiável; mais parecia daquelas que só aparecem nos bons momentos. Eu ainda estava nervosa com a possibilidade de ela me escapar. Porém, continuei encontrando minha respiração com suavidade e, quando Sylvia tocou um sino, indicando o fim de nossa meditação, eu me senti revigorada e calma, orgulhosa e aliviada. Consegui respirar, graças às confortantes instruções de Sylvia.

Em seguida, Sharon passou à próxima lição. Ela nos ensinou a respeito de respiração.

– Não é elaborada – afirmou Sharon. – A respiração é muito pessoal, e está sempre disponível. – Ela sorriu. – No meio de uma reunião acalorada, você não precisa pegar uma almofada ou incenso. Se você estiver respirando, está meditando.

Na presença dessas duas mulheres bondosas e incentivadoras, eu me senti segura e, pela segunda vez naquele dia, tive uma experiência positiva enquanto simplesmente observava minha respiração indo e vindo, entrando e saindo do meu corpo. Pela primeira vez na vida, acreditei que era capaz de ser amiga da minha respiração. Talvez meu pânico também pudesse se tornar um amigo, ou ao menos um conhecido.

Quando Sylvia sugeriu que usássemos nossa respiração para meditar outra vez, não fiquei tensa; segui as instruções dela e respirei dez vezes, contando cada uma lentamente, concentrando-me no início e no fim de cada inspiração e expiração. Consegui permanecer calma.

– A respiração vem e vai – observou Sylvia enquanto minha respiração ia e vinha. – Nós somos respirados.

E, de fato, eu fui respirada.

– Todos os seres querem ser felizes – disse Sharon na manhã seguinte. – Mas muito poucos sabem como fazer isso. Somos tão atormentados e causamos tanta dor por causa da ignorância e da confusão. Somos tremendamente vulneráveis, porque a vida está se movimentando e mudando o tempo inteiro.

Sylvia falou em seguida:

– Geralmente, quando você não consegue sentir compaixão, você mesmo está sentindo dor – explicou ela. – Somente quando consegue escapar dessa dor é que você é capaz de ajudar os outros demonstrando compaixão.

"Dar aos outros dessa forma nos resgata de ficarmos presos nas ideias e na pequenez de nossa própria história", ensinou ela. "Na Bíblia, a compaixão é definida como o tremor do coração em resposta à dor."

Eu adorei aquilo! Depois de tudo pelo que meu trêmulo coração tinha passado nos últimos quarenta anos, dei boas-vindas à ideia de que ele pudesse estremecer do melhor jeito possível, não pelo meu próprio medo egoísta, mas por compaixão pelos outros.

– Se você estiver num trem ou num avião – continuou Sylvia – e olhar à sua volta para todas as pessoas, você não sabe quem acabou de ser diagnosticado com um tumor, quem tem uma mãe à beira da morte, quem tem um cônjuge que acabou de dar entrada num pedido de divórcio, quem tem um filho que acabou de ficar bêbado pela primeira vez, quem acabou de ser diagnosticado com diabetes...

"Todos já perderam pessoas que eles amavam", relembrou ela tranquilamente, "juntamente com desejos e esperanças. A vida é dolorosa e empolgante. É tão difícil ser humano".

Fizemos um intervalo para o almoço, e eu dei uma olhada no meu BlackBerry. A médica da minha mãe tinha me deixado uma mensagem de voz, e saí para um terraço ao lado do mosteiro para retornar a ligação.

Era um deslumbrante dia de outono. Passei dez minutos explicando para mais outro médico por que eu não queria que tirassem a medicação antipsicótica da minha mãe. Outras pessoas já tinham tentado retirar aos poucos o mesmo remédio dela três vezes antes, e ela havia ficado tristíssima, confusa e delirante. Eu queria que minha mãe ficasse feliz. Queria mantê-la longe da dor e da confusão até onde me fosse possível.

Desliguei e tentei me acalmar caminhando pelo terreno do mosteiro. Então, almocei e voltei ao salão de meditação, ainda um pouco ansiosa.

– Quando o Buda ensinava aos leigos, ele sempre começava falando de generosidade – contou Sharon, discorrendo sobre a compaixão. –

A Convenção da Compaixão

133

Existem tantas formas simples de ser generoso, pequenas coisas, como sorrir para alguém num elevador, ou prestar atenção ao que uma pessoa desconhecida lhe diz numa festa.

"Quando você se doa", continuou Sharon, "há uma sensação de felicidade, de ir na direção da simplicidade, de sentir que sua vida está completa e de que sua ética é baseada na integridade".

Felicidade? Eu estava louca de preocupação com minha mãe. Era tudo em que eu conseguia pensar, sentada diante de Sharon. Durante dez anos, eu tinha sido protetora da saúde, assessora financeira e assistente social, responsável pelas decisões médicas, financeiras e jurídicas da minha mãe. E me sentia culpada por estar ressentida, especialmente tendo Sharon Salzberg e um Buda gigante sentados diante de mim.

Sharon leu minha mente.

– É difícil ter simpatia pelos outros se temos uma avassaladora sensação de esgotamento – observou ela. – Estamos simplesmente exaustos. Não temos aquela maleabilidade.

Aquilo foi a gota-d'água. Comecei a chorar. Tirei os óculos, respingados de lágrimas. Limpei-os na minha camisa, e eles se partiram ao meio. Ali estava eu, no meio da minha jornada para me tornar calma e solidária, e já estava cansada de ser solidária com minha própria mãe. Eu tinha explodido. Não queria continuar vivendo da forma como vinha vivendo, com pânico e medo, com uma compaixão ressentida. Eu precisava mudar a maneira como eu me enxergava no mundo. Sem óculos.

Sharon sugeriu que experimentássemos a meditação ambulante, usando as frases "Que eu seja feliz" e "Que eu seja sereno" enquanto púnhamos um pé adiante do outro. As pessoas caminharam lentamente pelo salão de meditação e, em seguida, saíram para caminhar em outros lugares. Eu me aproximei de Sharon.

– Minha mãe tem Alzheimer – falei. – E estou tão exausta. Às vezes, chego a desejar que minha mãe morresse – flagrei-me confessando à rainha da compaixão.

Sharon sequer esboçou uma reação. Entregou-me um lenço de papel e disse que tinha amigas que estavam passando pelo que eu vivenciava. Que sabia como era difícil. Visitara recentemente um lar para idosos, onde vira como os cuidadores podiam confortar outros cuidadores. Ela foi extraordinariamente bondosa, e eu me senti melhor em relação ao esmagador sentimento de culpa e responsabilidade.

Saí do salão de meditação para caminhar do lado de fora, à luz do sol de outono mais uma vez, voltando ao meu banco favorito com vista para o rio Hudson. Ouvi o lamentoso som de uma buzina ao longe quando um velho e surrado trem entrou no meu campo de visão, passando debaixo dos penhascos de West Point, do outro lado do Hudson. Era o trem mais comprido que eu já tinha visto e se movia lenta e deliberadamente em sua jornada rio acima.

"Siga em frente com a sua vida", ouvi dizer meu pai. Senti uma pequena mudança, talvez o início da "felicidade" de que Sharon tinha falado.

De volta ao salão de meditação, minha amiga Elizabeth tinha posto alguns lenços de papel e uma garrafa de água na minha almofada. Sorri para ela e sussurrei um agradecimento.

Sylvia começou a nos ensinar novamente a respeito da impermanência da vida.

– Se estivermos todos bem criados e confortáveis, nós nos sentimos tranquilos – disse ela. – Mas a maturidade chega inevitavelmente. A vida é finita. Perdemos tudo e todos que amamos.

Ela nos exortou a enxergar a vida de forma milagrosa. Falou da primeira vez que tinha visto fotos da Terra feitas no espaço sideral, do planeta verde e azul que habitamos.

– Nesta esfera – disse Sylvia –, somos todos participantes ativos de nossas vidas. Estamos todos interconectados. Estamos todos sofrendo. Às vezes, penso neste planeta como um hospital voador.

Em seguida, Sharon nos falou sobre o antídoto do Buda para o medo: as quatro simples frases usadas para praticar a meditação da compaixão, que ela havia ensinado no *kirtan* com Krishna Das, meses antes.

– Como são palavras, serão imperfeitas – observou Sharon. – Não queremos ficar presos a elas, mas precisamos de um ponto de partida. – Não havia problema se moldássemos e alterássemos as palavras como bem entendêssemos.

Sentada na minha almofada, de olhos fechados, disse a mim mesma: "Que eu esteja em segurança." "Que eu seja feliz, que eu tenha saúde, que eu viva com tranquilidade."

A Convenção da Compaixão

Parte daquilo parecia ser alcançável.

Repeti as palavras por diversas vezes para mim mesma e, no exato instante em que estava começando a me sentir um pouco egoísta, Sharon explicou por que era importante desejar bem a nós mesmos.

— Precisamos estar em sintonia com nossos próprios estados emocionais e reações para desenvolvermos sensibilidade, que é a base da empatia.

Ela nos urgiu a pensar em um benfeitor, ou alguém que nos fizesse sorrir, e a desejar a essa pessoa as mesmas coisas que tínhamos desejado a nós mesmos. Depois disso, escolhemos alguém que conhecíamos e que estava sentindo dor. Por fim, desejamos que todos os seres vivos em todo o mundo estivessem em segurança, que fossem felizes, que tivessem saúde e que vivessem com tranquilidade.

— Você poderia passar o resto da sua vida desejando o bem a si mesmo, e isso seria uma prática perfeita — ensinou-nos Sylvia. — Porque o único coração que você pode mudar é o seu próprio. A única mente que você pode mudar é a sua própria. — Citando Chögyam Trungpa, ela disse: — Momentos de graça são acidentais. E a meditação nos torna propensos a acidentes.

Ao fim dos ensinamentos daquele dia, Sharon fez um comunicado surpresa: seu amigo Krishna Das viria para entoar o *kirtan* para nós depois do jantar. Meu terapeuta da felicidade tinha chegado!

Naquela noite, cantei, entoando com Krishna Das, balançando-me ao ritmo da música. Minha alma se elevou. O Buda dourado nos olhava de cima, e, depois que a apresentação terminou, todo o meu corpo estava vibrando, como uma tigela tibetana sonora.

Com Sylvia, eu tinha sido respirada. Com Krishna Das, tinha sido cantada.

Para abrandar a energia da apresentação que ainda continuava em mim, levei um bloco de papel e lápis para o salão comum do meu andar e, cuidadosa e metodicamente, desenhei o rosto do Buda, como o Lama Tsondru havia me ensinado. Prestando atenção a cada traço do meu lápis, eu me acalmei. E, enquanto folheava algumas revistas e livros guardados no salão, encontrei uma citação de Pema Chödrön:

> Não queremos de forma alguma permanecer com a nudez de nossa experiência presente. Vai contra o fluxo permanecermos presentes. Existem momentos em que apenas a delicadeza e o senso de humor podem nos dar a força para nos acalmarmos.

21

Conserto Mágico

Meditando diariamente, comecei a notar que eu não estava tão reativa quanto costumava ser no tocante ao meu relacionamento com as pessoas. Jimmy percebeu que eu já não explodia mais com ele. Nos trinta anos desde que tínhamos nos conhecido, por vezes eu direcionava toda a raiva que sentia da vida para a única pessoa que eu achava que não me abandonaria: meu marido. Sem fazer um esforço consciente, eu já parecia capaz de deixar a raiva passar sem descontar minha frustração no pobre Jimmy.

– Você está mais presente – disse ele a mim quando perguntei se havia percebido alguma diferença desde que eu tinha começado a meditar.

Além disso, eu não tirava nenhuma conclusão precipitada a respeito das ações, das palavras ou dos motivos dos outros. Uma psicóloga chamada Dra. Marsha Lucas recomenda a meditação consciente a seus pacientes e, num artigo, escreve: "Quando você pratica a meditação consciente, seu cérebro passa a entender melhor as informações emocionais recebidas sem tirar conclusões precipitadas, sem reagir com base em antigos hábitos e nem ficar preso em becos sem saída emocionais, como preocupação ou rancores. Ele faz a coisa certa com aquelas informações, ajudando você a diferenciar de forma sábia entre o que está acontecendo no momento e as suas 'coisas antigas.'"

Quando retornei ao trabalho com Gina para processar parte daquelas "coisas antigas", ela percebeu que eu parecia diferente, que meu rosto parecia mais relaxado.

– Acho que estou pronta para processar meu primeiro ataque de pânico – anunciei.

Então, imediatamente, dei para trás.

– E se eu surtar por completo? – Eu estava preocupada com o que aquela nova e estranha terapia libertaria.

Gina me garantiu que me ajudaria a superar fosse lá o que eu vivenciasse.

– Talvez não tenha problema você dizer que está com medo.

– Qual é a pior coisa que pode acontecer aqui? – perguntei a mim mesma em voz alta. – Eu poderia enlouquecer. Acha que essa é uma possibilidade?

– Não – disse Gina. – Você não é psicótica.

– Mas o pânico é uma doença mental, não é? – perguntei.

– Sim – respondeu Gina. – Mas não é uma psicose.

Ela explicou que, se eu continuasse tentando analisar tudo, eu poderia simplesmente terminar com um problema bem analisado.

– Essa não é a solução – afirmou Gina.

– Então, qual é a solução? – perguntei, e comecei a chorar.

– O que está fazendo você chorar? – indagou Gina.

– Meu pânico sempre me acompanhou – falei. – Não consigo me imaginar deixando isso de lado.

– A maioria das pessoas vive uma vida de desespero silencioso – observou Gina. – Mas você está decidindo que não precisa fazer isso.

– Por que eu mereço a felicidade? – perguntei.

– Por que não? – Gina olhou nos meus olhos. – Assim, haveria mais uma pessoa feliz no planeta. Por que isso não seria ótimo? Se você perguntar às pessoas o que elas estão procurando, elas vão dizer que estão procurando a felicidade.

Pensei na felicidade, as lágrimas escorrendo pelo meu rosto.

– Se eu me tornar feliz e saudável – falei –, não vou mais me identificar com as pessoas que me criaram. Não vou mais pertencer à família de onde vim.

Conserto Mágico 139

Refleti sobre aquilo.

– Acho que venho sofrendo por muita gente – sussurrei. – Acho que esse sempre foi meu papel na família. Você me dá a sua dor, e eu a guardo para você. Uma clavícula fraturada? Sem problema. Um distúrbio de pânico? Pode mandar para cá! Sou uma de vocês, com toda a dor de vocês. Não sou interna de nenhum hospital psiquiátrico. Não quero ir tão longe assim. Mas pânico? Essa é a minha zona de conforto. Sou boa nisso. Pode contar comigo.

Inspirei fundo, de forma irregular.

– Não quero dizer adeus a todas as pessoas da minha família, deixá-las para trás – consegui dizer. – Por outro lado, não sei quanto tempo me resta. Por que eu devo carregar a dor delas nas costas?

– Boa pergunta – disse Gina.

– Não tive uma infância feliz – ouvi a mim mesma dizer.

Eu estava perplexa.

– Como não percebi isso antes? – perguntei a mim mesma.

Em todas as fotos tiradas de mim quando criança, eu estava séria. Enquanto meu irmão e minha irmã sorriam para a câmera, eu parecia profundamente absorta em pensamentos. Eu tinha levado várias dessas fotos para mostrar a Gina semanas antes.

– Aquelas fotos tristes não eram só momentos da minha infância – percebi agora. – Elas *eram* a minha infância. Ou uma parte imensa dela. Fiquei sobrecarregada com tanta dor durante tanto tempo. Eu tinha a minha própria, e os meus pais também me deram a deles.

Era hora de ir embora. Eu tinha passado quase uma hora em meio a acessos de choro. Andei até meu carro, enfiei algumas moedas no parquímetro e sentei no banco do motorista, perplexa.

Tive uma infância infeliz, disse a mim mesma outra vez. Parecia um tremendo clichê. Mas também era verdade.

Ao longo dos anos, eu tinha tentado embelezar minha infância como uma árvore de Natal, cobrindo-a de guirlandas, brilhos e enfeites, contando a mim mesma histórias que mascaravam certas lembranças. Agora, no entanto, ela estava diante de mim, desnudada.

Era o que era.

Como Sylvia Boorstein dissera certa vez: "Todos temos alguma coisa."

Minha prática de meditação tinha me permitido ver as coisas de forma mais clara. A terapia Trager tinha me confortado e deixado meu corpo mais aberto e receptivo. A Experiência Somática tinha posto meus pés no chão e me dado a coragem para investigar a fundo, para descobrir a fonte do meu pânico.

E agora, eu não estava entrando em pânico. Estava chorando como se não houvesse amanhã, mas não estava em pânico.

Em algum lugar bem no fundo, eu tinha aceitado algo grande.

Pensei em todos os problemas que meus próprios pais haviam enfrentado. Meu pai tinha sido um maníaco-depressivo, e a doença mental se espalhara pela família dele como um incêndio florestal. Meu irmão tinha descrito o peso e a tristeza do nosso passado como algo gótico-judeu. Fazíamos piadas sobre a pesada comida russa que minha avó preparava, mas ela também havia administrado um lar muito pesado. Ficara órfã muito jovem. Seu marido tinha morrido repentinamente aos cinquenta e nove anos. Seus filhos gêmeos tinham levado vidas difíceis.

– Não desejo gêmeos a ninguém – dissera ela a mim quando eu estava grávida, torcendo justamente por isso.

Minha mãe não tinha vivenciado nenhuma conexão verdadeira com sua própria família, o que a tornara uma pessoa desesperada por atenção e por amor. Como meu pai e a família dele não tinham sido capazes de proporcioná-los, ela os havia buscado em mim.

Os dois tinham descarregado seus problemas em cima de mim, como se eu fosse uma adulta. Minha amiga Barbara, certa vez, recordara-se de ter me visitado quando meus pais estavam brigando e minha mãe jogou uma taça de vinho tinto na cara do meu pai e, em seguida, ficou deitada na cozinha, choramingando.

Durante anos, eu tinha afastado todas as cenas desse tipo da minha mente.

Mesmo assim, ainda que minha mãe e meu pai não fossem os melhores, não eram más pessoas.

Eu me recompus e entrei num café grego. Já me sentindo mais calma, sentei num minúsculo reservado.

Mas, então, uma ligação de Jimmy chegou ao meu celular, e eu explodi novamente em lágrimas.

– O que houve? – perguntou Jimmy.

– Tive uma sessão de terapia difícil – falei, recuperando o controle.

– Você acha que tive uma infância infeliz?

– Acho – respondeu meu marido, com quem eu era casada fazia trinta anos. – Acho que teve. Seus pais tinham problemas individualmente, e também tinham problemas como casal. Você não teve a pior infância do mundo, e também não teve a melhor.

Meu marido é um homem sábio.

Eu me recompus e inspirei fundo.

– Por que você se apaixonou por mim? – perguntei.

– Não sei – respondeu Jimmy. – Isso é algo que não consigo pôr em palavras.

Eu disse a Jimmy quanto o amava. Agradeci pelo amor dele. Desligamos, e eu consegui comer algumas garfadas da minha omelete, devagar.

Dirigi até em casa e meditei, deitada no chão com Mickey pressionada contra mim. Jimmy e eu assistimos a coisas bobas na televisão naquela noite.

Na manhã seguinte, fui ver a Dra. Jaeger, minha querida e sábia terapeuta, com quem eu já estava fazia dez anos, e ela concordou com a minha revelação.

– Por que nunca me contaram isso? – refleti em voz alta para ela. – Por que fui a última a saber que tive uma infância infeliz?

– Acho que você sabia, sim – disse a Dra. Jaeger. – Acho que sempre sentiu isso. Os filhos simplesmente aconteceram para seus pais. Eles não pensaram demais no processo de criação. Estavam muito envolvidos com eles mesmos.

Não contestei aquilo.

– E tudo o que aconteceu com eles foi um drama tão grande – disse a Dra. Jaeger. – As histórias da sua família parecem saídas de uma peça da Broadway, tipo Eugene O'Neill, ou *Quem tem medo de Virginia Woolf?*.

– Sempre tive pavor de ver essa peça – falei. – Eu a vivi.

Não fora um acidente o fato de eu ter sofrido meu primeiro ataque de pânico enquanto estava distribuindo ervilhas para os alunos na lanchonete da Universidade Brown, percebi.

– Quando vi todos aqueles garotos passando por mim, devo ter visto ali, bem na minha frente, a vida que eu queria viver – contei à Dra. Jaeger. – Provavelmente, eu queria uma vida intensa e empolgante, mas tinha medo de sair para conquistá-la sozinha. Eu queria *ter* pais, não *ser* um deles, e precisei ficar abafando minha ansiedade, impedindo que o fogo se alastrasse. Eu estava presa.

– Ficar com raiva das pessoas de quem você precisa é uma situação um tanto bizarra – falou a Dra. Jaeger. – Mas sua experiência de vida era tudo que você conhecia. Você precisava depender de seus pais. Então, fez uma combinação de coisas. Tentou retirar os sentimentos da sua mente, racionalizá-los e se distrair com todos os tipos de outras coisas.

– Eu me protegi – falei.

– Mas a proteção não funcionou – explicou a Dra. Jaeger. – Os ataques de pânico burlaram suas defesas.

Sim, tinham burlado. E nem toda a vodca do mundo seria capaz de impedi-los.

– O instinto humano básico é o de continuar – disse minha terapeuta. – E você seguiu em frente e fez o que chamamos de "conserto mágico".

– O que é isso? – perguntei.

– É quando as pessoas vão além da infelicidade e conseguem se tornar plenas. Elas criam vidas muito diferentes daquelas com as quais cresceram. Frequentemente, elas fazem isso por intermédio dos filhos. E foi o que você fez. Um conserto mágico.

Amei Jimmy, Max e Jack por terem me ajudado a me curar. E, é claro, também amei meus pais por terem feito o melhor que podiam. Naquela noite, entretanto, enquanto eu estava meditando, uma incômoda pergunta que eu tinha passado anos fazendo a mim mesma ressurgiu: Por que meus pais deixariam uma criança pequena, com uma febre de 41 graus e ataques convulsivos, completamente sozinha num hospital? Eu jamais faria isso. Seriam as regras do hospital? Eles não tinham recebido permissão para passar a noite lá?

Esqueça essa pergunta, disse a mim mesma. Eles fizeram o melhor que podiam.

Pensei na sugestão de Pema Chödrön de "deixar o roteiro de lado".

E, subitamente, consegui. Porque o substituí por uma revelação.

Alguém tinha salvado a minha vida.

Olhei para o teto e abri um imenso sorriso.

O residente que estivera fazendo a ronda num hospital, em plena madrugada, cinquenta e cinco anos antes, fora um médico inteligente e competente.

Ele tinha aberto a minha garganta. E salvado a minha vida.

"Estou viva", disse a mim mesma.

"Estou viva, estou viva, estou viva, estou viva..."

Aquele se tornou meu mantra.

Uma enorme gratidão percorreu as minhas veias.

Dediquei aquela gratidão ao meu salvador, o habilidoso residente, onde quer que ele estivesse naquele momento.

Torci para que ele tivesse salvado muitas vidas.

Torci para que ele tivesse se alegrado ao saber que tinha salvado a minha.

Enviei ondas de amor para ele, onde quer que ele estivesse.

E agradeci a Deus por estar viva.

22

Renascida

Depois de ele ter aparecido magicamente no lar de repouso da minha mãe, nunca mais vi o rabino Schafer. Mas queria aprender mais sobre o misticismo e a meditação judaicos. Então, comprei um livro chamado *Rabbi Nachman: Outpouring of the Soul*.

"O rei Davi só foi capaz de compor o Livro dos Salmos porque era muito forte na meditação", argumenta o autor, o rabino Aryeh Kaplan. "O principal momento em que o rei Davi meditava era à noite, debaixo de seus lençóis."

"Oculto da vista dos outros, [o rei Davi] expunha seu coração perante Deus", dizendo: 'Toda noite medito em lágrimas sobre minha cama' (Salmos 6:7)."

Eu não era a única chorona. Estava em muito boa companhia. Na companhia da realeza.

A palavra hebraica para meditação, *hithbodeduth*, aparece regularmente em mais de mil anos de escrituras judaicas. "Uma vasta riqueza de literatura antiga descreve como os profetas de Israel usavam a meditação para atingir seus altos estados espirituais", escreveu Kaplan. Uma das técnicas consistia na repetição de um nome divino; outra, a recitação de uma única prece. Durante séculos, judeus vêm usando mantras, respiração controlada e até mesmo o grito silencioso para entrar num estado profundo, restaurador e sagrado.

Quem diria?

Sem dúvida, meu pai, por meio de seu relacionamento com "o Bostoniano", devia ter tido conhecimento do Baal Shem Tov, o fundador do judaísmo hassídico. O bisneto dele, o rabino Nachman de Breslov, dizia a seus seguidores:

– Deem-me seus corações, e eu os levarei num novo caminho, que é, na realidade, o antigo caminho sobre o qual nossos pais sempre caminharam.

Então, decidi trilhar o caminho que meu pai trilhara.

Não era a primeira vez que eu explorava minhas raízes judaicas. Eu havia frequentado uma escola primária judaica, fora casada por um rabino ortodoxo, e tanto Max quanto Jack tinham tido seu *bar mitzvah*. Minha experiência com *The Faith Club* tinha me levado a ler e pesquisar todos os tipos de textos históricos e escriturais. Mas eu sabia muito pouco a respeito do lado mais místico do judaísmo.

Depois de passar os últimos seis meses concentrada principalmente em meu cérebro, eu estava começando a sentir que meu corpo estava com problemas. Eu não conseguia me livrar de um mal-estar estomacal e era assombrada por pensamentos sobre a batalha que meu pai perdera contra o câncer de cólon. Fui ao meu médico, que fez exames que não mostraram nada de anormal. Sendo assim, resolvi fazer algo simbólico. Algo que energizasse meu corpo. E a ideia de ir a um *mikvah*, o banho ritual judaico, surgiu na minha cabeça.

Por que não?

Minha amiga Susie tinha falado maravilhas sobre um *mikvah* em Los Angeles e me convidado para ir. Estava fazendo um frio de rachar em Nova York e um mergulho quente na Costa Leste parecia algo maravilhoso. Entretanto, sem dúvida, devia haver um *mikvah* em algum lugar da cidade de Nova York, com seus sanduíches de *pastrami*, picles agridoces e *knishes* do tamanho de *pucks*, os discos de hóquei.

Fiz uma busca no Google por "mikvah nova york" e encontrei um no Chabad Center, no Upper East Side. (Descrito on-line como algo "no estilo de um spa, com mármores e azulejos em mosaico, e adoráveis toques femininos, como velas e *pot-pourri*", ele parecia ser a mãe de todos os *mikvahs*.) Numa fria manhã de dezembro, fui fazer uma visita;

o local estava lotado de mães, carrinhos de bebê e crianças de colo. Expliquei a um homem à porta que eu queria conversar com alguém sobre aquele *mikvah*. Ele me orientou a subir um lance de escadas, indo até um escritório onde havia duas mulheres sentadas a uma mesa, analisando pilhas de fotos de crianças. Presumi que fossem professoras no que era claramente uma escola.

– Feliz Chanucá! – disseram, sorrindo.

Mais da metade do feriado de oito dias já tinha se passado, e, não tendo meus filhos comigo, eu não tinha acendido uma única vela naquele ano. Porém, não disse isso a elas, preocupada com a possibilidade de me desqualificarem. Visões de amenidades ao estilo dos spas e águas bentas mágicas dançavam na minha cabeça.

– Feliz Chanucá! – respondi.

As mulheres se apresentaram, e a mais velha das duas, Chanie, convidou-me para ir até o escritório do marido dela para podermos conversar em particular.

– Ele é o rabino daqui – disse ela. – Mas já foi embora para casa.

Sentamos uma ao lado da outra, e descrevi meu progresso do pânico à paz. Sempre tinha tido curiosidade com relação ao *mikvah*, contei a ela, e meu pai havia estudado com um rabino... Tentei impressioná-la com minhas credenciais judaicas.

– E você? – flagrei-me perguntando. – Qual é sua história?

Chanie riu.

– Quem sou eu? – Ela parecia acostumada a responder perguntas sobre si mesma e sobre o movimento hassídico feitas por desconhecidos que simplesmente chegavam da rua. Chanie tinha sido criada em Crown Heights, no Brooklyn, numa grande comunidade Lubavitcher;* seu pai era jornalista. Chanie e seu marido tinham nove filhos. Eu a analisei durante um instante, uma bela mulher vestida de forma modesta, de mangas compridas, com um xale floral pendurado nos ombros, uma peruca de aparência bastante natural.

– O estereótipo que tenho é o de que os Lubavitchers pregam nas esquinas – soltei de uma vez.

---

* Pertencente ao movimento hassídico Chabad-Lubavitch, a maior organização judaica do mundo. (N. da T.)

– Só para outros judeus – disse Chanie, sorrindo.

– Mas os Lubavitchers acham que os outros judeus são inferiores? – perguntei. – Ou que as outras religiões são inferiores?

– Não – respondeu Chanie. – Estamos todos aprendendo. A Torá diz que todos estão aqui por um motivo. Muitos judeus buscam além de seus ensinamentos, no budismo, por exemplo, porque não sabem o que existe de disponível no judaísmo. Mas você nasceu com uma alma judaica, que jamais será prejudicada, já que é uma parte de Deus. Se você se identificar com ela e cultivá-la, vai sempre ter alegria, pois vai estar em contato com sua essência, que jamais pode ser tirada de você.

Eu tinha caído na toca do coelho certo. E me sentia cada vez mais empolgada com os brilhantes comentários espirituais de Chanie, que ela distribuía em rápida sucessão.

– Por que os seres humanos são capazes de se recuperar de tragédias? – perguntou ela retoricamente. – Porque existe uma parte deles que jamais lhes pode ser tirada. Uma alma judaica é uma pequena centelha que nunca se apaga. Ela pode ser encoberta, como cinzas sobre um carvão incandescente. No entanto, se você soprar a poeira, tocar fogo ou puser uma fagulha perto dela, ela vai explodir numa chama que vai aquecer você de dentro para fora.

Às favas com os fogachos; aquela chama constante e confiável parecia maravilhosa.

– Todos têm essa pequena centelha? – perguntei, esperançosa. – Não é só uma coisa judaica, é? Quero uma centelha eterna, mas não se o resto do mundo não puder tê-la. – Que os outros sejam felizes, ouvi Sharon Salzberg entoar. Que os outros tenham paz.

– Todos nascem neste mundo com uma centelha – disse Chanie. – O que eu pediria para você fazer, entretanto, seria deixar de lado todas as suas barreiras intelectuais... ao judaísmo, ao medo de ser exclusiva. Os judeus amam todos os seres humanos, todos os animais, todas as fibras de plantas, porque tudo vem de Deus.

Aquilo me parecia bom.

– Uma alma é como uma chama que está numa busca constante – continuou Chanie. – Ela vai ficar importunando até encontrar sua expressão. Você já viu uma chama ficar parada? Isso não existe. Ela fica se movendo o tempo todo para os lados do pavio.

– O que minha alma está buscando? – perguntei.

– Ela está sempre buscando se conectar – falou Chanie. – É uma chama, sempre se movendo para cima. Se você a virar de cabeça para baixo, ela vai se voltar novamente para cima, na direção do céu. Se puser duas chamas, uma perto da outra, elas vão se fundir. Uma faísca se transforma num incêndio. E uma chama pode acender mil outras chamas, mas nunca perder sua própria luz.

Eu estava arrebatada. Chanie era tão espiritualmente viva. Além do mais, ela não parava de abrir seu lindo sorriso, mesmo quando pôs as coisas em perspectiva para mim, firme, ainda que educadamente.

– Então, como eu posso ir do pânico à paz? – perguntei.

Chanie riu.

– Minha percepção inicial... e, por favor, não me entenda mal... é a de que pensamos demais em nossas próprias necessidades.

Explodi numa gargalhada.

– Concordo plenamente!

– No entanto, quando você para de pensar em si mesma, começa a pensar no mundo e em por que você é necessária aqui. E é aí que você vê o crescimento espiritual.

Eu não contestaria aquilo.

– Existem algumas regras relativas ao *mikvah* – disse Chanie, pegando um calendário.

Fiquei um pouco preocupada. Oh-oh, pensei.

– Na realidade – explicou ela –, não gosto da palavra *regras*. A Torá nos dá seiscentos e treze *mitzvahs*, que são formas de se conectar com Deus e com a santidade dentro de nós. Consideramos a nós mesmos muito independentes, que Deus deva ser algo separado, talvez sentado no céu, num trono, a nos vigiar, com Sua barba branca. Mas, na verdade, não existe realidade fora de Deus. Tudo é um detalhe da divindade. Tudo o que existe. As pessoas que você conhece, os lugares aonde vai, as coisas que faz... Deus recria o mundo a cada minuto, na forma de energia, que está vibrando constantemente em torno de si mesma, esbarrando nela própria.

Fiquei ali sentada, arrebatada, em silêncio.

– Na literatura cabalística – continuou Chanie –, essa energia é a energia de Deus, e é por isso que não acreditamos na imutabilidade.

Uma coisa pode parecer muito estática na sua vida; você pode achar que não tem como ir do ponto A ao ponto B. Mas esse não é o caso. As coisas podem ser de determinada forma num momento e totalmente diferentes no seguinte. Só precisamos aproveitar essa energia.

Pela primeira vez, compreendi o poder da jornada espiritual que meu pai tinha feito décadas antes, que ninguém mais da nossa família jamais tinha entendido ou validado. A conversa com o rabino em Boston tinha deixado meu pai profundamente feliz, eu percebia agora. Sentada no estúdio daquele rabino Lubavitcher, ao lado de sua esposa articulada e radiante, percebi que meu pai não tinha ido ao rabino apenas para discutir problemas financeiros; tinha ido até lá para celebrar a vida.

E, agora, meu pai havia me guiado até aquele momento. Até o *mikvah*, até os misteriosos costumes dos chassidim.

Com muito tato, Chanie me perguntou a respeito do meu último ciclo menstrual e minhas relações conjugais com meu marido, pois há orientações precisas com relação ao sexo e à abstinência a serem seguidas antes de um *mikvah*. Eu tinha resolvido que a véspera do Natal seria o momento perfeito para mergulhar nas águas sagradas, já que eu tinha passado um Natal muito tranquilo e memorável com meu pai no ano anterior, antes da morte dele, e sempre pensava nele nesse dia.

Chanie determinou que, se eu não tocasse no meu marido entre aquela tarde e meu *mikvah*, eu poderia, segundo a lei judaica, programá-lo para aquela significativa noite.

– Não posso tocar nele de jeito nenhum? – perguntei.

– O mínimo possível – falou Chanie com um sorriso. Ela explicou como o *mikvah*, com suas orientações muito específicas, intensificava as conexões espirituais e físicas vivenciadas por cônjuges quando seu vínculo era santificado por Deus.

Enquanto descíamos a escada para dar uma volta pelo *mikvah*, ela descreveu mais algumas regras. Eu devia usar roupas de baixo brancas e dormir em lençóis brancos dali até a véspera do Natal. Quando chegasse, ao pôr do sol, eu tomaria banho e limparia cada centímetro do meu corpo na linda área de banho e vestiário. Os elegantes detalhes eram tão luxuosos quanto tinham sido descritos na internet. E, quando Chanie e eu entramos no recinto arejado e revestido de azulejos que abrigava o *mikvah*, tive uma sensação de santidade e tranquilidade. A pequena piscina quadrada, grande o suficiente para que uma pessoa flutuasse em suas águas verde-claras, era impecável. Acima dela, no teto, havia uma pintura de um perfeito céu azul e felpudas nuvens brancas.

– O *mikvah* é alimentado por água da chuva, límpida, intocada por mãos humanas – disse Chanie. – É por isso que uma mulher precisa estar tão pura para entrar nas águas.

Ela me mostrou os poços onde a água da chuva era coletada. A medida hebraica, correspondente às quarenta semanas que um bebê passava no útero, tinha sido prescrita na Torá havia milhares de anos.

Eu precisava daquilo.

Porém, quando voltei para casa e contei a Jimmy que não poderia encostar nele por uma semana, a reação imediata dele foi:

– Isso é ridículo!

Quando voltei ao Chabad Center para ver Chanie mais uma vez antes do *mikvah*, disse a ela que, na semana anterior, eu tinha desejado expressar afeição por meu marido em várias ocasiões, apenas para perceber que não podia pousar minha mão no ombro dele enquanto o via trabalhar no computador, nem lhe dar um beijo de boas-vindas quando ele chegava em casa.

– Nunca tinha percebido como essas pequenas demonstrações físicas de afeição eram significativas – falei – até elas me serem tiradas. Até o menor dos gestos significa alguma coisa... o toque da mão, o ato de despentear o cabelo de alguém, um tapinha nas costas...

Chanie sorriu.

– Se alguém fosse até sua casa como um observador científico, para fazer anotações sobre seu relacionamento com seu cônjuge, o que essa pessoa diria? "Ela prepara o jantar... ele leva as roupas para a lavanderia... ela faz a cama..." Mas tudo isso são detalhes técnicos. Ninguém pode enxergar dentro da alma de um relacionamento e ver sua verdadeira essência. Podem ter um vislumbre... um olhar, a forma como vocês sorriem um para o outro... no entanto, apenas alguém que vivencia esse vínculo é capaz de sentir sua verdadeira profundidade.

"No contexto de um casamento judaico, o *mikvah* não é apenas uma jornada espiritual pessoal. Existe algo de especial no vínculo entre o marido e a esposa quando se unem e na interação física como reflexo de algo sagrado."

Chanie mudou de posição na cadeira e pensou por um momento.

– Também adoro o fato de que, com nove filhos e um mundo muito atarefado, uma vez por mês eu afundo nas águas da chuva e minha vida fica suspensa por uma fração de segundo. Vivencio *bitul*, ou nulificação, total. Capto a energia de Deus. Por um segundo, simplesmente desapareço, como a lua desaparece por um momento antes de renascer e se reconectar ao cosmo, a Deus. E, quando desaparecemos por apenas aquele segundo, isso nos dá a capacidade de não ficarmos presos a tudo o que nos atrapalha.

– Você sente uma leveza? – perguntei.

– Total – respondeu ela. – Eu me sinto como se tivesse entregado tudo a Deus. Eu me conecto a Ele. Sou capaz de acessar Sua infinita energia.

– Sinto como se meu pai estivesse me dizendo: "Mergulhe nas águas do *mikvah*. Recupere-se e siga em frente sem mim e sem sua mãe. Vá em frente, com um pouco de leveza" – falei.

– Isso é lindo. – Chanie sorriu. – Então, você vai fazer todos os seus preparativos; tomar banho, uma chuveirada, pentear o cabelo, tirar o esmalte e a maquiagem. Vai sair do vestiário de roupão, e uma acompanhante vai dar uma olhada rápida nos seus dedos das mãos e dos pés e nos seus ombros, para ver se há fios de cabelo soltos. Em seguida, você vai entrar na água e se molhar um pouco. Então, vai submergir totalmente, como um peixe, sem tocar no fundo. A acompanhante vai dizer "*kosher*" quando você tiver se coberto completamente com as águas.

– *Kosher*? – perguntei, sorrindo. Chanie já tinha ouvido todas as piadas.

– Isso vai significar que tudo foi feito de acordo com a lei judaica – explicou ela. – A água cobriu você por completo, como um bebê no ventre. E, assim como um bebê não tem obstáculos entre ele e o líquido amniótico, e nenhuma substância intrusa no ventre, também não há nada entre você e a água. É por isso que você não vai usar nada... joias, maquiagem; nada. Depois do primeiro mergulho, você vai dizer uma bênção, que fica postada lá para que você leia. "Abençoado sejas tu, Rei do Universo, que me santificaste por este *mitzvah* de imersão."

Chanie sorriu.

– Adoro poder agradecer a Deus pela possibilidade de ser santificada, de que algo sagrado aconteça, para que eu me conecte ao infinito, a Ele.

Ela continuou:

– Você vai submergir mais duas vezes. A acompanhante vai proclamar você *kosher* e, em seguida, sair do recinto, para lhe dar algum tempo sozinha. Você pode fazer qualquer prece que quiser, por alguém ou por qualquer coisa; sua mãe, seu pai, seu cônjuge, seus filhos, você mesma. Não é pela limpeza física; é espiritual.

Então, ela me surpreendeu por completo.

– Quero lhe dizer mais uma coisa sobre mulheres que passam pelo *mikvah* na menopausa – disse Chanie. – Se ela nunca fez isso antes, o que ela faz ao entrar nessas águas é entrar na energia de Deus, que não é limitada pelo tempo. Então, ela alcança seu passado e é capaz de transformar coisas em sua vida num nível que abrange o DNA; sua própria criação, a concepção de seus filhos, tudo que, normalmente, como seres humanos, não temos poder de alcançar e alterar. Só podemos mudar as coisas à medida que avançamos na vida. Mas, no mundo de Deus, e nas águas do *mikvah*, passado, presente e futuro se fundem. E só então o passado pode ser reescrito.

Refleti sobre tudo aquilo.

– Quero perdoar meus pais de uma vez por todas – falei. – Eles fizeram o melhor que puderam. Não tiveram a intenção de causar nenhum mal. Eles não me deram tudo de que eu precisava, mas a boa literatura não existiria se os pais dessem aos filhos tudo de que eles precisam.

Chanie riu.

– Quero amar meus pais pelas pessoas que eles foram, pelo que me deram e pelo que vive dentro de mim – disse eu. – Depois, quero seguir em frente e me curar, fazer o que puder para tornar o mundo um lugar melhor.

Dei um beijo de despedida em Chanie e fui de carro até em casa. Passei o dia seguinte lendo e descansando tranquilamente.

Naquela tarde, fui de carro à cidade quando o sol estava começando a se pôr, dando ao horizonte um claro tom alaranjado e lilás. Senti a presença do meu pai no carro e, depois, a da minha mãe. Eram um casal recém-casado, ansiosos pela vida juntos. Naquele momento, eu os vi felizes.

Saí da rodovia e estacionei meu carro, perguntando a mim mesma se outras mulheres da minha família, gerações antes, tinham feito o que eu estava prestes a fazer. Andei até a entrada usada depois do horário comercial no *mikvah*, toquei a campainha como Chanie havia me instruído, e me deixaram entrar.

Sarah, a atendente do *mikvah*, levou-me até o lindo vestiário e ao imaculado banheiro contíguo, onde me despi, tomei banho e me preparei emocionalmente, tranquila e cuidadosamente, para ser transformada.

Saí para o recinto que abrigava o *mikvah* e fiquei parada de roupão branco, sentindo o frio piso de azulejos através das sandálias de papel nos meus pés. Sarah inspecionou minhas mãos, os dedos dos pés, o pescoço e os ombros, considerando-me limpa e pronta para ser santificada. Segurou discretamente as costas do meu roupão e o deslizou dos meus ombros para as mãos dela enquanto eu descia alguns degraus, adentrando as águas mornas e sagradas.

Submergi por completo, como Chanie havia me instruído a fazer. Senti o peso do meu corpo dentro da água e, então, ao emergir, subindo em busca de ar, uma súbita e poderosa leveza.

E, quando ouvi Sarah declarar "*Kosher!*", ergui os olhos para o domo do recinto, pintado de um perfeito azul, com felpudas nuvens brancas.

Fiquei parada, com a água sagrada até as minhas axilas.

Recitei a prece postada ao lado da piscina.

Submergi com sucesso mais duas vezes, e, então, Sarah saiu dali para me dar um pouco de privacidade.

Eu não sentia nenhuma barreira entre mim e as águas.

Vivenciei uma total nulificação.

Falei com Deus.

Senti minha alma lampejando e me senti agradecida.

Em seguida, eu me recompus, deixei uma bagagem muito pesada no chão do *mikvah* e subi de volta à terra firme e rumo a um novo começo.

23

O Médico da Alma

É difícil encontrar um bom rabino místico.
   Depois de minha transformadora experiência no *mikvah*, eu quis saber mais sobre as práticas místicas judaicas. Chanie sugeriu que eu conversasse com o irmão dela, o rabino Simon Jacobson, dizendo:
– Simon é o homem brilhante da família. É ele que você precisa conhecer.
   Foi assim que acabei percorrendo várias vezes um quarteirão do East Village de Manhattan à procura do endereço que o rabino Jacobson havia me enviado por e-mail quando concordou em me encontrar naquela noite, algumas semanas depois do meu *mikvah*. Porém, tudo o que vi foi uma sinagoga de tijolos abandonada, com o interior totalmente às escuras, seu portão de ferro forjado trancado com um cadeado.
   Finalmente, avistei um homem com um comprido sobretudo preto e uma escura e farta barba, vindo às pressas na minha direção, de cabeça baixa. O rabino Jacobson se apresentou, pedindo desculpas pelo atraso. Eu o segui enquanto ele destrancava o cadeado, abria o portão de ferro e, em seguida, a porta da sinagoga, que não estava abandonada.
   Entramos no santuário, repleto de aconchegantes móveis estofados em estilos diversos. O rabino Jacobson me levou para uma biblioteca, e nós sentamos diante de uma comprida mesa dobrável.

Perguntei se ele teria algum conselho para mim enquanto eu continuava minha busca por paz na esteira da purificação ritualística.

– Gostaria de fazer parte da minha jornada? – perguntei.

– Já faço parte da sua jornada. – O rabino Jacobson sorriu. – Porque é Deus quem cria a coreografia de nossas trajetórias, e a nossa teve uma interseção, mesmo antes de termos nos encontrado fisicamente. Nossas almas já convergiram de certas formas, o que é uma honra.

Fiquei tão emocionada que comecei a chorar. Na verdade, muito. Limpei os olhos com minha manga e pedi desculpas. Apesar de estar chorando havia meses, ainda não tinha aprendido a levar lenços de papel comigo.

– Místicos dizem que lágrimas banham a alma – disse o rabino Jacobson. – Vejo suas lágrimas como purificadoras e saudáveis.

– Mas não quero chorar o tempo inteiro! – falei, rindo.

– Você não vai chorar – garantiu o rabino. De suéter azul-marinho e um casaco esportivo, com um quipá na cabeça, ele podia ser um professor universitário. Ou um Papai Noel judaico, se Papai Noel tivesse uma barba mais escura e uma tendência a fazer reflexões sobre a alma.

Na noite anterior, meu filho Max tivera uma intoxicação alimentar. Ele próprio havia chamado uma ambulância em plena madrugada e sido levado para o pronto-socorro. Eu tinha passado o dia no apartamento dele, para garantir que ele ficasse hidratado, alimentando-o com sopas e refrigerantes. Eu estava preocupada com ele e disse isso. Estava esgotada e, novamente, pedi desculpas ao rabino por chorar.

– Não precisa pedir desculpas – disse o rabino Jacobson. – Para mim, lágrimas são uma coisa boa. A Torá diz que, quando entra em nós uma energia que nossos recipientes não são capazes de suportar, explodimos.

– É exatamente assim que parece – consegui dizer, enquanto explodia.

– Que você só chore em ocasiões como esta – disse bondosamente o rabino Jacobson. – Pessoas que choram de forma saudável fazem isso porque sentem uma presença superior. E isso está além de nós. – Ele deu de ombros. – Então, choramos.

Fiz que sim com a cabeça. Sim, choramos.

O Médico da Alma

— Todas as pessoas deviam ser capazes de chorar de tempos em tempos — continuou o rabino Jacobson. — Isaac Luria, um grande místico do século XVI, escreveu que, nos dias entre Rosh Hashanah e Yom Kippur, uma alma que não chora é uma alma que não está completa. Almas vulneráveis não têm medo de chorar. É só neste mundo, onde lhe ensinam a ser durão e agressivo, que as pessoas acreditam que chorar é um sinal de fraqueza. Mas não é. Então, chore à vontade!

Eu ri.

— Não quero desperdiçar o tempo que tenho com você.

— Qual é a primeira frase do meu livro? — O rabino Jacobson pegou meu exemplar de *Toward a Meaningful Life* e o abriu na primeira página, que pergunta: "Você já explodiu em lágrimas sem nenhum motivo aparente?" Num nível místico mais profundo, os estudiosos dizem que choramos porque somos sensíveis e nos sentimos desconectados da fonte — falou o rabino Jacobson. — Então, essa dissonância nos faz chorar.

— Conheço muito bem essa dissonância — falei. — É como uma vibração que flutua ao meu redor.

Olhei para o recinto à minha volta, com suas fileiras de livros sagrados.

— Sabia que frequentei uma escola judaica?

— Geralmente, isso ferra com a fé das pessoas — disse o rabino Jacobson.

Eu ri.

— Por que diz isso?

— Passei pelo sistema religioso e escolar. Eles destroem o espírito. São mecânicos e dogmáticos demais, e há uma falta de sensibilidade para a alma.

— Você é um patife — soltei.

— Eu diria que sou um rebelde — respondeu o rabino Jacobson. — Sou muito avesso a estruturas. Gosto de disciplina, mas não do controle criado pelo homem.

— Isso é um problema no seu campo de trabalho? — Eu nunca tinha ouvido um rabino falar daquele jeito.

– Não. Atraio um grupo de pessoas bastante diversificado – disse ele. – Existe uma universalidade na minha mensagem que transcende a religião e a cultura.

Quando ele tinha começado a lecionar, muitos anos antes, fora para um grupo informal de judeus e não judeus, "uma mistura interessante", segundo o rabino Jacobson. Muitos deles diziam que sua espiritualidade vinha do zen-budismo ou do LSD.

– Venho de um mundo judaico muito tradicional – disse ele. – Antes mesmo de eu abrir a boca, já estou em desvantagem, porque a imagem que projeto não é neutra. Talvez eu faça as pessoas se lembrarem de um avô mal-humorado que as levava para a sinagoga no Yom Kippur, ou um irrelevante professor de uma escola hebraica, ou até mesmo algo bom do passado delas, mas, sem dúvida, não sou neutro.

Sorri. Eu tinha estereotipado o rabino Jacobson antes de conhecê-lo, presumindo que ele seria um homem ortodoxo que usava preto e que pudesse julgar uma judia menos religiosa como eu.

– Fiz uma experiência – continuou Simon. – Em vez de usar palavras carregadas, criei minha própria linguagem. Em vez de *Deus*, usei *A Essência* ou *Realidade Superior*. Se aquele fosse um grupo especialmente Nova Era, talvez eu dissesse "Camadas Indefinidas de Energias Subconscientes". Em vez de *Torá*, usei a palavra *plano-base*. Em vez de *Mitzvah*, usei a palavra *Conexões*. Em vez de *Redenção* ou *Messias*, usei *Destino*. E fui falando a respeito dessa jornada para a essência da realidade, através dessas diferentes conexões, rumo a um destino e assim por diante, e as pessoas pensaram: "Uau, isso é mesmo fascinante!"

Ele deu uma risadinha.

– Depois de algumas semanas, um cara chegou até mim e perguntou: "Você está falando de Deus?", e eu disse: "Sim! Mas, shhhh! Não estrague isso para os outros!". – O rabino Jacobson deu de ombros. – Para mim, somos todos almas.

"Uma das coisas que me toca profundamente a respeito do misticismo judaico são os dois extremos", disse ele. "O fato de você ter as experiências mais místicas em sua mente, num mundo abstrato e sublime, e, em seguida, poder resumir tudo num simples ato, como ser bondoso com uma criança. Percebo que muitas pessoas são extremamente espirituais, mas também extremamente elitistas. Têm uma arrogância espiritual."

Ele continuou:

– Acho que a espiritualidade pode se tornar egoísta. Você pode ser tão consumido pela sua vida espiritual que a vida doméstica pode parecer trivial. Por natureza, sou um espírito livre muito feroz. Eu podia ter sido um nômade. Mas me casei e tenho dois filhos, porque percebi que existe algo além das minhas inclinações espirituais.

Alguns místicos judaicos são transportados de tal maneira quando meditam que precisam de um guia a seu lado, para puxá-los de volta à Terra quando são seduzidos por um mundo além deste. Perguntei ao rabino Jacobson a respeito disso.

– O conceito se chama desejo e retorno – explicou ele. – Tensão e resolução. O paradoxo da vida é o de que, se você está excessivamente em paz numa determinada situação, não está num bom lugar. Você precisa estar em paz sem paz.

– Eu ia perguntar a você como encontrar a paz interior – falei. – Mas talvez esse não seja o objetivo certo para mim. Eu não devia estar em paz?

– Existem duas formas de não se estar em paz – disse o rabino Jacobson. – A ansiedade pode ser uma causa da falta de paz. Ou você pode manter uma sensação de angústia saudável que a mantenha motivada, viva, e não complacente. Acho que é isso que você tem de almejar.

Ele pegou um pedaço de papel e um lápis.

– Esse é o segredo da vida – disse ele, desenhando uma série de ondas uniformes, como Gina tinha feito para mim uma vez. – É tudo uma questão de equilíbrio – falou Simon. – Você chega a um ponto alto, existe uma certa resolução, e, então, você desce novamente.

– Como se faz isso? – perguntei.

– Você precisa ter uma missão que a mantenha com os pés no chão. E o resto deriva disso.

– Como encontro minha missão? – perguntei.

– Provavelmente, você já a conhece até certo ponto. Provavelmente, ela tem a ver com a sua escrita. Seria bom se todos saíssem do ventre materno com instruções para sua missão na vida – disse o rabino Jacobson. – Mas as coisas não funcionam assim. Devemos procurá-la.

– A missão de todas as almas é passível de ser cumprida?

– Sem a menor dúvida. Ela está sempre parada lá, esperando você. E há placas indicando o caminho. Você tem uma determinada personalidade, determinadas oportunidades, determinadas pessoas que vai conhecer, e você vai viajar para determinados lugares. Vai ver os padrões começarem a surgir. E vai usar esses padrões para traçar seu curso, para deixar sua marca no mundo.

– Espero que sim – falei.

– O pânico ainda afeta você? – perguntou o rabino Jacobson.

Fiquei comovida com o interesse dele.

– Não muito – flagrei-me respondendo.

– Sabe por quê?

– Tudo o que venho fazendo nos últimos oito meses me ajudou a dessensibilizar os aspectos físicos assustadores do pânico – disse eu. – Quando sinto meu coração disparar, percebo que isso não piora. O pânico começou a se dissipar fisiologicamente; ele não tem o mesmo poder que tinha sobre mim antes. Já não penso mais tanto nele.

– Foi bom você ter sido capaz de se curar – disse ele.

– Estou muito agradecida.

– Quando eu era adolescente – falou o rabino –, perguntei a mim mesmo: "Por que estou aqui?" Não havia nenhuma disfunção na minha família me motivando. Eu estava puramente numa busca. Então, eu me lancei aos livros, percebendo que conhecimento é poder.

Ele tinha estudado a Torá, mas também devorava romances, filosofia e livros sobre misticismo judaico.

– Comecei a pensar no mundo do infinito e do invisível, e percebi que é um mundo muito mais real do que este – disse meu mais novo rabino preferido. – E vi que pessoas escreviam a respeito desse mundo, em comentários bíblicos, o Zohar, Luria. Mas também o vi em outros sistemas. Enxerguei paralelos entre o misticismo do Extremo Oriente e o misticismo judaico.

"Escolas ensinam a você a mecânica das coisas: comer *kosher*, guardar o *shabbos*, fazer isso, fazer aquilo", disse ele. "Mas não ensinam a respeito da alma disso tudo. E, à medida que comecei a investigar essa alma, a ressonância foi como música para mim. Eu disse: 'Ah! Agora, estou entendendo!' E percebi que precisava criar meu próprio caminho. Emergi como um ser humano espiritual."

– Você encontrou sua missão. – Eu sorri.

– Quando eu era pequeno – disse o rabino Jacobson –, eu tinha um hábito. Costumava ir a pé até a escola e, se estivesse chovendo, acompanhava o meio-fio e observava a água escoar para o esgoto. Procurava gravetos, pedras ou outras coisas que estivessem bloqueando o fluxo e os tirava do caminho. Eu sentia que estava realizando algo positivo. E essa era minha atividade secreta; ninguém sabia a respeito dela.

"Agora", continuou ele, "quando penso na minha vida, percebo que tenho uma paixão profundamente arraigada por ajudar as pessoas a se livrarem do que as atrapalha e deixar as coisas fluírem. Então, meu hábito de infância está muito ligado a quem eu sou hoje. Acredito realmente que todos nós temos aquilo de que precisamos em nossas vidas, mas que existem tantas coisas bloqueando nosso caminho que precisamos de alguém para nos ajudar a remover esse entulho.

"O que descobri, acima de tudo, foi a majestade da alma. E isso me serviu muito bem para ajudar as pessoas a descobrirem a majestade das suas almas." O rabino Jacobson sorriu. "De certa forma, sou um médico da alma."

Dei uma risada.

– Acho que é exatamente isso! Mas é um trabalho difícil... ser um médico da alma.

– De uma coisa tenho certeza – disse o rabino Jacobson. – O ambiente para a cura precisa ser de aceitação, de confiança, e não de julgamento. Uma alma é como uma criança. Se uma criança se sente amedrontada, ela não sai de seu esconderijo. É crucial que a alma se sinta segura. Não vivemos num mundo seguro. Especialmente para aqueles que cresceram em lares traumáticos. Uma alma, como uma criança, precisa saber que é amada incondicionalmente.

– Você é um cabalista? – perguntei.

Simon deu de ombros.

– Uma pessoa poderia me chamar de cabalista. Os grandes cabalistas sempre disseram: "Aqueles que sabem não dizem; e aqueles que dizem não sabem." Sendo assim, se eu dissesse que sou um cabalista, isso me desqualificaria.

– Você é místico? – Meu tempo com o médico da alma estava chegando ao fim. A sinagoga estava se enchendo de pessoas para uma palestra que ele daria naquela noite.

– O misticismo é o estudo da alma – falou o rabino. – Foram os místicos que disseram: "Não somos seres físicos numa jornada espiritual; somos seres espirituais numa jornada física." As pessoas me perguntam para onde vai a alma depois da morte, e penso num diálogo imaginário entre uma geladeira e a corrente de eletricidade. A geladeira pergunta à eletricidade: "Para onde você vai quando eles me tiram da tomada?" E a eletricidade diz: "Quanta arrogância! Vou para onde sempre vou! Para onde *você* vai? Eles inventaram você há apenas cem anos... você é só uma *caixa*. Aprendeu a conter minha energia durante algum tempo, para refrigerar a comida, e, agora, acha que é *tudo*? *Você* não é o que importa! *Eu* sou! Eu volto para o lugar sem confinamento, incontida por recipientes e caixas como você."

O rabino juntou as mãos e as pôs sobre a mesa entre nós.

– Então, a alma é o que importa – concluiu.

Eu tinha uma última pergunta:

– Gostei do que você escreveu no seu livro, que não devemos ser o centro das atenções em nossos aniversários. Que é um momento para retribuirmos ao mundo. Sendo assim, o que você acha que devo fazer no meu aniversário?

– Quando é? – perguntou Simon.

– Vinte e quatro de junho.

Ele deu de ombros.

– Até lá, você vai saber. Não se preocupe com isso.

– Quero fazer algo significativo – falei.

– Algumas das maiores coisas da vida não precisam ser tão dramáticas – disse o rabino. – Lembre-se disso. Você pode fazer algo modesto. Quando uma mãe aconchega seu filho, ninguém solta fogos. É o segredo de toda a vida. Algumas das coisas mais bonitas acontecem sem alarde. Nem em Wall Street, nem na televisão. Sem todo o fuzuê. É nos momentos tranquilos que nossas vidas são moldadas. Em lares, em berços, em quartos, nas pequenas coisas – disse o médico da alma de forma doce. – É lá que tudo isso acontece.

Saí do Centro Meaningful Life do rabino Jacobson mais calma e mais feliz, uma geladeira que zumbia e tinha acabado de se conectar a uma extraordinária e poderosa fonte de energia.

24

Respirando de um Jeito Diferente

Apesar de tudo o que eu tinha feito para curar minha alma, minha respiração e meu cérebro, meu corpo parecia congelado. Mesmo assim, eu estava dando o melhor de mim para ser bondosa com ele:

Eu o banhava. E o alimentava (às vezes, demais). Eu lhe dava muito descanso. Mas não lhe dava exercício suficiente. Mal o levava para uma caminhada.

Como a meditação diária para minha mente, eu precisava de uma prática diária para meu corpo, para que ele acompanhasse a mim e ao meu cérebro onde quer que estivéssemos em nossa jornada de mil passos.

Um dia, sentada no meu restaurante de comida saudável preferido na cidade de Nova York, o Candle 79, alimentei meu corpo com um pouco de diversão juntamente com um *tempeh* delicioso, enquanto minha amiga Meg e eu ríamos alto durante o almoço.

Alguém deu um tapinha no meu ombro. Era Alana, uma jovem editora com quem eu havia trabalhado no *Huffington Post*. Ela nos tinha ouvido rindo, sentada ali perto, almoçando com outra mulher e... seria possível?... Deepak Chopra. O homem que havia popularizado a meditação e explicado a conexão entre mente e corpo estava bem ali, em carne e espírito.

Porém, por mais carismático que ele fosse, não foi por Deepak que acabei me apaixonando; foi pela mãe de Alana, Amy Elias Kornfeld, uma radiante iogue com um rosto lindo e feliz e reluzentes olhos castanhos.

Depois que Deepak saiu do restaurante, ocupei o lugar dele, e Meg se juntou a mim enquanto ríamos com Alana e Amy, atacando as sobremesas que elas tinham pedido.

Amy parecia iluminada por dentro. Eu queria um pouco do que ela conseguira. Então, quando ouvi que ela era uma instrutora de ioga, marquei uma aula particular para a semana seguinte, no seu estúdio em Long Island.

Eu havia praticado ioga durante quinze anos, começando com o hot yoga de Bikram no início da década de 1990. Tinha feito a postura do cachorro de cabeça para baixo, com minha golden, Mickey, a me observar, no meu quarto. Tinha feito ioga em quartos de hotel de Boise a Boston na turnê do meu livro. Tinha frequentado aulas onde os seios artificialmente aumentados de mulheres tinham se destacado como montanhas de silicone. Tinha feito aulas nas quais eu era a mais velha e a mais lenta, além de outras em que eu era a mais jovem e a mais flexível.

Mas não usava minha calça preta de ioga fazia meses e, enquanto dirigia pela ponte Whitestone, tentei ignorar a maneira como ela estava me apertando. Todo o trabalho de respiração que eu tinha feito me foi útil, pois encolhi a barriga enquanto atacava um pacote de frutas secas e castanhas mistas.

Quando sentei de frente para Amy no chão de seu aconchegante estúdio, cujas paredes eram pintadas de um cálido tom marrom-chocolate, eu me senti segura. Meu top esportivo estava apertando minha carne flácida. No entanto, quando Amy sorriu, algo dentro de mim pareceu mais leve. Nem todo instrutor de ioga é capaz de fazer uma cansada mãe de meia-idade se sentir assim. É preciso alguém com alma, e Amy tinha isso.

Então, não me importei quando ela pegou uma caneta e um papel e me perguntou o que eu comia num dia comum. Respondi com uma certa honestidade: comia aveia, ovos, saladas e sanduíches. E um bolinho com gotas de chocolate de vez em quando. Amy sorriu.

— Mas são integrais! – argumentei.

Amy falou sobre os princípios da dieta macrobiótica, e eu senti um desânimo mortal. Eu teria de comer alimentos empelotados, marrons e sem gosto, se quisesse ficar parecida com a mulher radiante que estava diante de mim?

— Vamos falar mais sobre comida à medida que formos avançando – disse Amy.

Ela ligou uma música indiana e me guiou através de uma série de posturas sentadas. Quando levantei e tentei permanecer por tempo demais numa posição com uma das pernas à frente, com o joelho dobrado e o pé plantado no chão, e a outra esticada para trás, minhas coxas doeram, implorando por misericórdia.

— Preciso descansar – falei. – Estou tão gorda e fora de forma.

— Por que você fala assim de si mesma? – perguntou Amy.

— Porque estou gorda e fora de forma – respondi.

— Mas como isso vai fazer você se sentir melhor? – perguntou Amy.

Era um bom argumento. Eu não emagreceria observando como estava gorda. Amy me incentivou a me olhar no espelho quando eu chegasse em casa e me pediu que dissesse coisas como: "Você é linda, e eu amo você." Fiz cara feia só de pensar em fazer aquilo, mas prometi a Amy que faria. Tinha gostado dela e queria lhe agradar. Só rezava para que Jimmy não entrasse no nosso banheiro quando eu estivesse olhando em êxtase para meu reflexo no espelho.

Observei Amy fazendo posturas de forma elegante e tranquila, e dei o melhor de mim para acompanhá-la. Queria chegar aonde ela estava, de alguma forma, algum dia, e ela começou a me levar até lá.

— Respire e sinta uma conexão mais profunda com seus músculos – disse Amy. Lentamente, ela me tirou do torpor que envolvia meu corpo. – Está tudo aí – prometeu ela. – Dentro de você. Neste exato instante. Abra todas as possibilidades.

"Lindo!", disse ela quando fiquei ereta e me estiquei. "Erga seu coração. Como está se sentindo?"

— Bem! – flagrei-me respondendo.

— Bem! – ecoou Amy. – Você está ótima!

Respirando de um Jeito Diferente

Apesar de eu não ter tanta certeza disso, agradeci pelo voto de confiança. Meu corpo começou a descongelar, muito levemente. Ao fim de nosso tempo juntas, Amy me recompensou por todo meu árduo trabalho me orientando numa magnífica e calmante meditação.

– Imagine uma piscina de água ao seu redor – murmurou ela, enquanto eu ficava deitada sobre as costas, meu peito aberto para o céu.

Voltei para casa flutuando, sem me importar com o caminho de uma hora de carro, e retornei na semana seguinte, anunciando, feliz, que eu tinha basicamente cortado o açúcar.

– Só comi um bolinho! – relatei.

Amy pegou uma folha de papel e desenhou um círculo, cortando-o no meio com sua caneta.

– Vejo o meu dia como um grande prato – disse ela. – Metade do meu dia é composta por vegetais, qualquer que seja o prato... sopa, abobrinha assada, salada... e o resto, por grãos, proteína e gordura. Você pode variar com isso.

– E as frutas? – perguntei.

Amy sugeriu que eu me ativesse a frutas cultivadas em zonas temperadas, comendo-as assim que acordasse de manhã ou na sobremesa.

– Maçã, pera, ameixa seca, damasco... E você pode comer uva-passa, amêndoa, caju...

Uma gosmenta fatia de torta de nozes surgiu na minha mente.

– É interessante manter seu nível de açúcar no sangue constante – ouvi Amy dizer – com feijão e arroz integral, algas.

– Algas? – Eu voltei à realidade.

– São deliciosas! – falou Amy. – Você frita numa frigideira e elas ficam crocantes, igual a bacon! Pode salpicá-las em saladas ou no que quiser.

Eu não deixaria que uma algazinha atrapalhasse nossa amizade. E Amy não estava forçando a barra demais.

– Quando você estiver totalmente conectada ao seu corpo, vai saber o que comer, quando meditar, quando praticar ioga – garantiu ela. – Com que frequência e durante quanto tempo. Seu corpo é o portal para o imortal.

Eu adorei aquilo. No momento, meu corpo era um portal que envelhecia, mas ainda não era uma ruína romana.

– Não tenho força nos membros superiores – falei.

– Provavelmente, suas costas ficam maiores que a parte da frente quando você encurva os ombros desse jeito – observou Amy. – Você fica côncava, o que não permite que respire funda e plenamente.

Tentei sentar de forma mais ereta e empurrar as clavículas para trás. Em seguida, levantei, e Amy me orientou numa série de movimentos:

– Levante os dedos dos pés... recolha as coxas... levante as costelas... prenda-se ao chão... leve o chacra da sua garganta até o céu...

Meu corpo ouviu as instruções de Amy como se ela estivesse dentro de mim, empurrando e impelindo delicadamente.

– Mova seus braços como se você estivesse atravessando um mel espesso ou um melado – sugeriu Amy. Levantei as mãos bem alto e, em seguida, estendi os braços para os lados lentamente. Dobrei os cotovelos e os estendi diante de mim. Repeti os movimentos por várias vezes, poderosa e profundamente; cheguei a ver meus bíceps incharem.

Ao final de nossa sessão, Amy me ajudou a fazer uma "linda e amorosa torção", com meu corpo no chão, a cabeça e o peito repousando num apoio.

– As posições do ioga restaurador não são meios passivos e preguiçosos de se evitar o movimento – ensinou-me Amy. – Elas fazem algo na realidade. Ignoram o cérebro e enviam mensagens diretamente ao sistema nervoso.

Parei numa loja de alimentos naturais no caminho de casa e comprei um pacote de algas. Quando as preparei numa frigideira na manhã seguinte, elas ficaram mesmo crocantes e um pouco parecidas com bacon. Se eu fechasse os olhos e as imaginasse besuntadas de maionese e enfiadas dentro de um sanduíche.

Durante toda a semana, pensei na prática que eu tinha realizado com Amy e desejei ser capaz de fazê-la por conta própria. Porém, eu não conseguia reproduzir nossa sessão juntas, e reclamei disso quando a vi novamente.

– Você quer o McDonald's do ioga! – Amy gargalhou.

Ela tinha razão. Como sempre, eu queria uma solução rápida. No entanto, em vez disso, o que me aguardava era um pouco de respiração lenta.

Sentei no chão, a coluna reta, enquanto Amy me guiava através de uma série de exercícios respiratórios profundos e purificadores.

– Perceba quando o divino quer puxar a respiração para os seus pulmões – disse ela. – Essa é a sua inspiração. E quando ele quer empurrar a respiração para fora do seu corpo? É a sua expiração. Você está sendo respirada pelo divino.

Sim, eu estava.

– Esse é o ioga – disse Amy tranquilamente. – O ioga não tem a ver com fazer uma incrível postura invertida, nem com o tipo de joias que você usa em torno do pescoço. Tem a ver com a reflexão, com experimentar a si mesma no momento, com o equilíbrio dos seus estados físico e mental.

"Não estamos tentando chegar a outro lugar. Estamos apenas acolhendo o que é a vida neste instante, neste lugar."

Um canal de energia oco sobe e desce pelo corpo, como um rio. Chamado de *nadi* central, o canal tem dois meridianos que correm a seu lado, entrelaçando-se e interconectando-se, formando os sete chacras, onde nossa fisiologia se conecta com nossa consciência. O primeiro chacra fica na base do cóccix. O segundo fica alinhado ao púbis. O terceiro fica no umbigo; o quarto, no coração; o quinto, na garganta; o sexto, no "terceiro olho", no centro da testa, logo acima das sobrancelhas. E o sétimo chacra "repousa como uma coroa mágica no alto da sua cabeça", disse Amy. "Como uma flor-de-lótus de mil pétalas, ligando você ao universo."

Minha cabeça estava girando, juntamente com meus chacras.

– O ioga foi criado para nos ajudar a nos alinharmos – disse Amy –, para que o *prana*, uma forma de energia invisível, possa fluir livremente através de nossos corpos. Às vezes, temos *prana* demais, e precisamos queimá-lo com uma prática intensa. Em outros dias, essa mesma prática pode nos esgotar. Estamos diferentes a todo momento.

– Amém – falei, pronta para um cochilo.

Amy me exortou a não exigir demais de mim mesma.

– Meu trabalho é tocar a vida de todos e mudá-la apenas um pouco. Se você aprender a respirar de forma diferente – falou Amy –, a sentar no seu carro e vivenciar a si mesma de um jeito diferente, isso é ótimo. Leve você mesma a um lugar de autoaceitação, honra e cultivo próprio.

Comecei a me mexer novamente, com Amy me orientando. Levantei, me contorci e me alonguei o melhor que pude. Algumas vezes, usei a parede como apoio. Amy se apoiou em mim, empurrando meu corpo para posturas fortes e arraigadas. Senti que me tornava mais poderosa.

Finalmente eu levantei, sozinha, e me estiquei na direção do céu.

Abaixando-me, mergulhei numa série de posturas das quais costumava ter horror: saudações ao sol, completas com mergulhos.

– Você está fixada na confiabilidade da Terra – disse Amy, enquanto eu me esforçava ao máximo para me manter firme. – Nas possibilidades da vida fora de nós. O universo, o sol, o oceano, a grama... – E eu estava. – Mesmo quando estamos sob estresse, podemos encontrar esse tipo de liberdade – garantiu Amy.

Exultante, fiz outra saudação ao sol. E outra. Lenta, porém confiante.

– Senti uma conexão com o divino – contei a Amy quando terminei.

– Eu vi – disse Amy.

– Obrigada por ter me ajudado a descobrir isso – falei. – Eu detestava meu corpo por não parecer gracioso nessas posições. Mas consigo fazê-las, se reduzir um pouco a velocidade das coisas.

Deitei no chão em *shavásana*, ou Postura do Cadáver, fechando os olhos.

– Dizem que nós nos tornamos a companhia que temos – falou Amy quando me acomodei. – Então, tenha ótimas companhias. Isso inclui os pensamentos que dirigimos a nós mesmos, nossos amigos, a comida que comemos, aquilo a que nos apegamos, aquilo de que nos desapegamos...

"*Shavásana* é a postura mais difícil", continuou Amy. "Um grande trabalho está acontecendo por dentro. O *prana* ou energia sabe para onde viajar, e não temos controle sobre isso."

Respirando de um Jeito Diferente

— Passei tanto tempo com medo do meu corpo — disse eu em voz baixa. — Ele era propenso ao pânico e imprevisível.

— As coisas mudam — falou Amy. — Eu sei. Eu estava tão doente quando comecei a praticar ioga. Não conseguia sair da cama.

Virei a cabeça para olhar a bela mulher ao meu lado, tão vibrante e viva.

— Há uns treze anos, depois que terminei de cuidar do meu filho mais novo, quis saber como eu era capaz de alterar a forma do meu corpo — falou Amy. — Então, acabei me envolvendo com um fisiculturismo avançado.

Eu não conseguia imaginar aquilo.

— Sério?

— Sério. — Amy sorriu. — Tipo Arnold.

"Eu estava me preparando para participar de uma grande competição", continuou ela. "Mas exagerei. Minhas enzimas musculares surtaram. Eu as estava forçando tanto que meu sistema imunológico se desligou e eu não conseguia me mexer. Fui levada da academia numa ambulância."

— Ah, meu Deus. — Olhei fixamente para a mulher saudável ao meu lado.

— Fiquei muito doente durante três meses — contou ela. — Mas, depois de passar tanto tempo deitada de costas numa cama, sem fazer nada e me sentindo como se minha vida tivesse acabado, percebi que havia algo que eu podia fazer. Eu podia respirar. — Ela sorriu. — Então, usei minha respiração para me trazer de volta. É por isso que sei que a respiração é a resposta. É o nosso corpo e a nossa respiração trabalhando em uníssono que fazem nosso coração cantar na realidade.

Havia esperança para mim.

— Eu ficava deitada na minha cama durante horas — continuou Amy —, pondo a mim mesma em posições restauradoras que permitiriam que a respiração me percorresse de diferentes formas. Gradualmente, fui ficando mais forte. Não aconteceu da noite para o dia. Um dia, meu marido me levou até a praia, mas eu estava tão exausta que não consegui sair do carro. Vi meus amigos fazendo ioga na areia e jurei que faria aquilo novamente algum dia.

Continuei visitando o estúdio de ioga de Amy ao longo das semanas seguintes, até perceber que era capaz de fazer o trabalho por conta própria. Gradualmente, eu, eu mesma e eu própria (cérebro, respiração e corpo) também ficamos mais fortes.

Meu corpo não se transformou no de Scarlett Johansson. No entanto, fiquei em paz com minha aparência e com a maneira como eu me sentia.

Desenvolvi uma receita deliciosa de cookies com gotas de chocolate, usando apenas farinha integral, xarope de bordo, nozes trituradas e chocolate orgânico. Como uma cientista maluca, criei pratos saudáveis na minha cozinha experimental, com abacate, grãos integrais e verduras frescas.

Eu estava me preparando para oferecer meu corpo e meu cérebro à ciência.

25

Este É o seu Cérebro com Amor

Enquanto pesquisava os benefícios da meditação, desenvolvi uma paixão pelo cérebro de um neurocientista cujas mais profundas crenças vinham de uma conversa que ele tivera com sua mãe a respeito de ervilhas.

Quando criança, o doutor em medicina e neurocientista Andrew Newberg detestava ervilhas; sua mãe tivera sérias dificuldades para fazer com que ele as comesse. Entretanto, por fim, ela encontrara uma solução. Dissera a seu filho, de quatro anos de idade, que, se ele deixasse ervilhas em seu prato, elas se sentiriam solitárias, pois não poderiam estar com suas amigas: as outras ervilhas que ele tinha engolido.

– Como você se sentiria se perdesse alguns dos seus amigos? – perguntara ela.

"De repente", conforme escreve Newberg em seu livro, *Born to Believe*, "vi meu prato de uma forma totalmente diferente. Ervilhas, percebi, tinham sentimentos... e amigos!".

Isso, explica o Dr. Newberg, foi o início de sua compreensão totalmente nova do mundo. Ele começou a ver todos os objetos como seres animados com sentimentos e pensamentos. Não deixava sua luva de beisebol na varanda à noite, porque ela podia ficar com medo, sozinha no escuro. Quando brincava com seus blocos de montar, ele usava todos eles, de todos os tamanhos e formas, por medo de que os blocos não utilizados se sentissem magoados e excluídos.

"Comecei a acreditar que, de certa forma, tudo estava conectado de maneira fundamental", escreve Newberg. "Fosse a comida que eu comia, ou minha família e meus amigos. Eu sentia que estávamos todos vinculados uns aos outros por algum mecanismo ou força invisível."

Como pesquisador da consciência na Universidade da Pensilvânia, o Dr. Newberg realizou ressonâncias no cérebro de monges tibetanos e de freiras carmelitas, pessoas que falam em idiomas desconhecidos e ateus que meditam, num esforço para "medir neurobiologicamente o que está acontecendo com o cérebro" quando as pessoas entram em estados profundos de reflexão e meditação.

"Podemos demonstrar que experiências transcendentais, místicas e espirituais têm um componente biológico real", escreve ele. "Além disso, as alterações neurológicas que ocorrem durante a meditação perturbam os processos normais do cérebro, perceptual, emocional e linguisticamente, de formas que tornam a experiência indescritível, impressionante, unificante e indelevelmente real."

De acordo com a pesquisa de Newberg, monges e freiras exibem uma maior atividade em seus lobos frontais enquanto estão num profundo estado de meditação. Eles são capazes de reduzir deliberadamente a atividade nos lobos parietais em especial, que são a parte do cérebro que nos mantém cientes de nossa individualidade. Eles descrevem a experiência como uma entrada num estado no qual não existe tempo nem espaço.

Eu queria entrar nesse estado. E talvez um neurocientista fosse capaz de traçar meu progresso até chegar lá. Talvez eu pudesse posar para uma foto do meu cérebro meditando, assim como os monges que tinham me inspirado. Tomei coragem para mandar um e-mail para o Dr. Newberg, e marcamos um horário para conversarmos por telefone.

– Qual é o seu tipo preferido de meditação? – perguntou o Dr. Newberg.

– O da compaixão – respondi. Imaginei que um homem que costumava tratar ervilhas como amigas deveria conhecer essa prática.

Então, meu sonho se realizou.

O Dr. Newberg estava realizando estudos numa variedade de estilos de meditação e seus efeitos sobre o cérebro. Ele gostou da ideia de incluir a meditação da compaixão e me pediu para que eu evitasse essa prática até que ele tivesse feito uma varredura básica do meu cérebro. Então, eu praticaria a meditação da compaixão durante oito semanas, e ele faria uma nova varredura em mim, indicando todas as alterações. Eu teria um conjunto de imagens "antes e depois" sem precisar perder peso e me enfiar com dificuldade numa roupa de banho.

Fiquei empolgadíssima.

Escolhemos uma data para que eu viajasse a Penn, onde eu tinha estudado e onde o Dr. Newberg conduz toda sua pesquisa, e ele me disse para chamá-lo de Andy. Também me pediu para evitar fazer Experiência Somática ou qualquer outro tipo de terapia que afetasse meu cérebro durante esse estudo. Eu devia manter meu regime atual de medicações para pressão sanguínea e uma pequena dose de Rivotril, sem realizar nenhuma mudança. Eu tinha cortado minha dose de Rivotril pela metade no mês anterior, com a permissão da minha terapeuta, um grande passo. A meditação tinha me relaxado a ponto de me fazer sentir cansada demais com a dose que eu vinha tomando fazia tantos anos. E eu não tinha um ataque de pânico havia um ano, desde que cambaleara pelas ruas de Denver durante a turnê do meu livro.

No entanto, alguns dias antes de eu passar pelo exame de varredura, comecei a me imaginar dentro de uma máquina de ressonância magnética, sozinha com meu cérebro. O hospital onde Andy trabalhava ficava a um quarteirão dos dormitórios, salas de aula e quadras onde eu tinha sofrido tantos ataques de pânico quando era uma aterrorizada universitária. E se a ressonância magnética encontrasse algo de errado em meu cérebro? Eu tinha lido o suficiente para saber que minha amígdala, uma glândula em formato de amêndoa na parte primitiva do meu cérebro, tinha sido responsável pelo controle da minha reação de luta ou fuga durante todos esses anos. E se ela tivesse crescido a proporções aberrantes em consequência de todo o meu pânico? Ainda que isso não seja possível, para mim, parecia uma possibilidade real.

Minha imaginação parecia não ter recebido a circular dizendo que meu cérebro, minha respiração e meu corpo estavam abandonando nosso relacionamento com a ansiedade. Para desligá-la, eu me concentrei na tarefa que Andy tinha me dado: encontrar uma meditação da compaixão de quinze a vinte minutos que estivesse disponível num CD, para que todos os participantes do estudo pudessem meditar com as mesmas instruções. Encontrei uma meditação da compaixão que Sharon Salzberg tinha gravado e entrei em contato com ela, pedindo permissão para usá-la no estudo, o que ela me concedeu graciosamente.

Todos os meus amigos tinham me dado apoio no meu experimento "do pânico à paz". Porém, quando pensei em alistar alguém para me acompanhar até a Filadélfia, duas amigas em particular, Anne e Monica, vieram à minha mente. Ambas tinham bravamente combatido doenças ao longo dos últimos anos e passado muito tempo em máquinas de ressonância magnética. A coragem e a dignidade delas tinha me inspirado, e elas ficaram empolgadas por fazer parte da minha aventura. Anne iria comigo ao primeiro exame de ressonância; Monica, ao segundo.

No percurso de carro até a Filadélfia, Anne me deu dicas de como relaxar deitada e imóvel, presa a uma superfície rígida, enfiada num espaço do tamanho de um caixão. Anne tinha sido diagnosticada com um grande, mas benigno, tumor cerebral oito anos antes. Havia sobrevivido a duas torturantes cirurgias cerebrais, perigosas infecções, um distúrbio convulsivo, anos de fisioterapia de reabilitação e várias estadias em CTIs e quartos de hospital, portanto tinha muito mais a me ensinar do que como relaxar durante um exame de varredura cerebral. Sua força durante tudo aquilo por que passara fez com que eu me sentisse humilde e inspirada.

Assim que passamos pela ponte Ben Franklin, entrando na Filadélfia, meu cérebro se ocupou tentando localizar e identificar pontos turísticos familiares. Eu tinha ido somente uma vez à Filadélfia desde a minha formatura na Penn trinta e cinco anos antes. As lembranças do meu tempo ali não eram felizes. Eu tinha sentido muito medo de sair de casa no início do meu primeiro ano na faculdade, e havia escolhido Penn por sua excelente reputação, sem pensar em como me adaptaria a um ambiente urbano numa grande universidade. Eu estava tão ansiosa quando meus pais estavam prestes a me deixar no meu quarto no alojamento, que minha mãe aceitou meu convite para passar a noite comigo, já que minha colega de quarto não tinha aparecido. Eu era a única caloura que tinha a própria mãe como colega de quarto, mas minha mãe havia me ajudado muito naquele dia, indo embora na tarde seguinte, quando minha companheira de quarto finalmente chegara.

Na noite antes da ressonância, minhas mãos e meus pés formigavam loucamente, como tinham formigado no consultório de Gina, quando eu tinha libertado toda aquela energia nervosa durante a terapia da Experiência Somática. Entretanto, meus pulmões e meu coração pareciam estranhamente calmos, como se tivessem sido desativados.

Quando Anne e eu nos encontramos com Andy Newberg no saguão do hospital universitário na manhã seguinte, ele pareceu mais jovem do que eu esperava, e era tão gentil pessoalmente quanto tinha sido pelo telefone, ainda que sua agenda estivesse abarrotada. Ele analisou toda a minha documentação comigo em seu consultório, verificando novamente para se certificar de que eu não tinha nenhum metal implantado em nenhuma parte do corpo. Tirei meu relógio e meus anéis, entregando-os a Anne.

Andy nos levou para o subsolo, onde ficava a imensa máquina de ressonância magnética. Minhas mãos e meus pés formigavam horrivelmente, mas tentei abstrair todos os pensamentos que passavam pelo meu cérebro para poder me concentrar no conselho que eu tinha recebido. Meu amigo Richard, que não era nenhum estranho à ressonância magnética, havia me dito para não deixar de fechar os olhos antes de entrar na máquina, para que eu visse apenas a parte de dentro das minhas pálpebras, não o confinamento em que eu estaria na realidade. Então, fiz isso. Minha irmã Marcia havia me aconselhado a olhar fixamente para lindos galhos de árvore naquela manhã e, depois, visualizá-los na minha mente enquanto minha ressonância estivesse sendo feita; também fiz isso.

Fiquei deitada numa placa de plástico, enquanto um técnico me prendia de forma frouxa e me cobria com um fino lençol, pondo um dispositivo que parecia uma gaiola sobre a minha cabeça, para mantê-la fixa.

– Você está bem? – perguntou Andy a mim pelos fones de ouvido que eu estava usando. Por incrível que pudesse parecer, eu estava.

Deslizei para dentro da máquina, e, numa sala anexa, detrás de uma grande janela de vidro, Andy foi me dizendo o que estava acontecendo.

Precisei ficar deitada bastante imóvel para alguns ajustes e uma varredura de base. Então, ouvi a tranquilizante voz de Sharon Salzberg nos meus ouvidos e sorri, sussurrando para mim mesma as palavras dela:

"Que eu esteja em segurança, seja feliz, seja saudável, que viva com tranquilidade..." Pensei em Jimmy e lhe desejei amor. Desejei amor a alguém que eu sabia que estava sofrendo. Então, desejei amor ao universo, a todos os seres vivos.

Andy fez mais algumas varreduras, e eu meditei com os bipes e sons metálicos da máquina. Emergi aliviada, empolgada e orgulhosa de mim mesma.

– Foi fantástico! – falei para Andy, sorrindo. – Muito obrigada!

Fiquei sentada ao lado dele enquanto ele apertava alguns botões num computador. Uma magnífica e exuberante flor surgiu na tela, desabrochando em preto e branco. Mas não era uma flor; era o meu cérebro, movendo-se em câmera lenta, numa delicada dança que Andy tinha coreografado, e o meu cérebro, realizado. Ele floresceu diante dos meus olhos, enquanto Andy avançava rapidamente as imagens. Eram absolutamente hipnóticas.

– Onde fica minha amígdala? – perguntei.

Andy revirou as imagens.

– Aqui está ela – disse ele por fim, apontando para algo minúsculo que eu não conseguia enxergar.

– Ela está normal? – Mordi o lábio. O King Kong das amígdalas podia mesmo estar em algum lugar ali?

Aparentemente, não. Minha amígdala anormal tinha sido totalmente coisa da minha cabeça. E meu cérebro, gabei-me para Anne enquanto voltávamos de carro para Nova York, estava absolutamente lindo. Dali em diante, eu e meu cérebro seríamos mais felizes um com o outro. Eu estava transferindo minha paixão pelo cérebro de Andy para o meu próprio.

Relembrando a primeira semana de prática da meditação da compaixão depois do exame de ressonância, não dormi muito bem. Eu me sentia estimulada, em vez de calma e centrada, provavelmente porque estava desejando tanto amor ao mundo. E esse exercício de compaixão deu certo. Transferi minha atenção para longe da minha própria dor, como tanto Pema quanto Sharon tinham dito que eu faria.

Que alívio! Eu não era o centro de tudo!

Depois de uma semana, percebi que, se eu desacelerasse a prática, era capaz de desacelerar meu cérebro. Não havia necessidade de enviar todo aquele amor para o universo por entrega expressa. Eu podia enviar a mensagem lentamente. Meu sono melhorou.

Depois de duas semanas, senti que estava me tornando mais paciente com as pessoas, como meu marido e meus filhos. Nem pessoas que me empurravam no metrô me estressavam.

Depois de três semanas, eu já podia contar com a prática da meditação para me acalmar. Eu adorava meditar com a voz de Sharon. Quando ela me instruía a pensar em alguém que tivesse sido um professor ou uma inspiração, eu tinha tantas pessoas que amava dentre as quais escolher. E, quando era hora de enviar compaixão para alguém que estivesse sofrendo, eu conhecia muitas pessoas que estavam sentindo dor, fosse física ou emocional, e que eu queria ajudar.

Uma das minhas amigas estava sofrendo com o vício de seu filho em heroína. Outros amigos batalhavam com problemas financeiros, cuidando de pais idosos e de seus próprios problemas de saúde. Fui capaz de estar mais presente para eles em nossas interações diárias, enquanto lhes enviava pacotes secretos de compaixão ao mesmo tempo.

Eu percebia que estava atingindo uma saudável sensação de desapego, o que, paradoxalmente, permitiu que eu enxergasse a dor alheia de forma mais clara. Eu me sentia como se tivesse construído uma minúscula plataforma de observação do lado de fora de mim mesma. Dali, eu podia olhar para o mundo sem incluir com tanta frequência meu próprio ego na equação.

Comemorei minha nova vida calma levando minha amiga Barbara a uma aula de cerimônia do chá japonesa no Urasenke Chanoyu Center, em Manhattan. Passamos duas horas no espaço sereno e pouco mobiliado, curvando-nos uma para a outra, descalças, enquanto tentávamos não rir. Aprendemos como fazer, servir e saborear um reluzente e borbulhante chá-verde, juntamente com um único e simples wafer de açúcar. Todo giro da xícara era significativo, cada passo que dávamos tinha um propósito. Aprender como dobrar adequadamente um guardanapo era uma meditação por si só, e foi necessária meia hora para que isso fosse ensinado. Ficamos maravilhadas com o tamanho da nossa calma ao sairmos para voltar para casa.

A vida pareceu desacelerar. Tudo se tornou uma meditação, estivesse eu desfrutando de uma linda salada verde ou caminhando entre as gigantes esculturas de aço de Richard Serra no museu da Dia Art Foundation, em Beacon, Nova York.

Minha mente já não vagava mais para lugares assustadores com a mesma frequência de antes, e eu era capaz de ter mais paciência como mãe, dando espaço a meus filhos, permitindo que vivessem suas vidas sem me preocupar demais com eles. Max e Jack estavam cientes de que eu meditava diariamente e de que tinha partido numa aventura espiritual, mas estavam vivendo suas próprias vidas em Manhattan e Michigan, e comecei a confiar e apreciar o fato de que eles estavam fazendo isso com maturidade e elegância.

Uma das partes mais interessantes da meditação guiada de Sharon era quando ela me pedia para sintonizar alguém que eu mal conhecia e desejar a essa pessoa felicidade, segurança, saúde e bem-estar. Eu pensava numa mulher loira, mais velha, atrás de um caixa do meu supermercado local, no nosso carteiro, num amistoso porteiro que eu conhecia do prédio da Dra. Jaeger em Nova York e em colegas de trabalho que não via fazia séculos. Eu era capaz até de enviar compaixão a um vizinho que deixava furiosos bilhetes à nossa porta e discursos quilométricos em nossa secretária eletrônica quando Mickey ia até o gramado dele para urinar.

Eu tinha ficado mais serena e, esperava, mais bondosa.

De qualquer forma, meu progresso não foi sempre tranquilo. Um dia, Jimmy entrou no quarto enquanto eu estava meditando com os fones de ouvido ao som da voz de Sharon. Ele ligou a televisão e, quando terminei de meditar, eu lhe disse que achava falta de consideração da parte dele fazer aquilo. Comecei falando em tom leve e casual. No entanto, quando ele assumiu uma postura defensiva, fui ficando com raiva. Trocamos palavras ríspidas, e eu saí do quarto.

Aquela briga era sintomática de uma preocupação subjacente que eu tinha. Eu achava que talvez Jimmy e eu tivéssemos perdido a sintonia, que nossas atarefadas vidas nos estavam puxando em direções diferentes, agora que nossos filhos já eram adultos e tinham saído de casa. Eu estava meditando e levando uma vida tranquila e sedentária. Jimmy estava trabalhando e se exercitando com afinco, pedalando apaixonadamente e, com frequência, percorrendo sessenta ou oitenta quilômetros por dia com um grupo de pessoas que eu mal conhecia. Seu corpo já esbelto estava ficando ainda mais magro, ao passo que a balança nunca cedia quando eu pisava nela. Comecei a nos chamar de "sr. e sra. Spratt",★ rindo com a ideia de que eu não comia nada sem gordura, enquanto ele não comia bolinhos. Mas, às vezes, por dentro, eu me sentia afastada da pessoa que eu tinha passado tanto tempo amando de forma tão plena.

Antes, eu pensava que talvez Jimmy precisasse praticar um pouco de meditação da compaixão ao meu lado, mas uma amiga de longa data tinha discordado de mim.

– Só porque você está fazendo, isso não quer dizer que ele também tenha de fazer – disse ela de forma gentil.

Talvez ela tivesse razão. Talvez uma fã de Krishna Das numa casa fosse o suficiente. Jimmy tinha achado que o CD dos monges Gyuto parecia um bando de sapos-cururus. A meditação não faz o gênero de todos.

A compaixão, como eu estava começando a sentir, no entanto, era essencial. Eu queria que meu marido, que estava comigo havia três décadas, demonstrasse amor por mim.

Antes, contudo, eu precisava demonstrar amor por ele.

Então, depois de ter saído do quarto, retornei e tentei conversar calmamente com Jimmy. Ressaltei que ele começava todos os dias indo para a saleta com Mickey e o *New York Times*, em vez de ficar comigo no quarto, onde eu costumava ler ou escrever.

– Você pode vir ler comigo e Mickey – observou ele de forma razoável, e eu entendi o argumento.

★ Personagens de uma cantiga de roda inglesa; nela, Jack Spratt não come gordura, e sua esposa não come nada que seja saudável. (N. da T.)

Assim, começamos a ser mais gentis um com o outro em pequenas coisas. Eu me lembrei do que o *mikvah* havia me ensinado: que um pequeno gesto pode significar muito. Percebi que a compaixão básica é algo que duas pessoas que se conhecem há trinta anos talvez precisem redescobrir.

Jimmy me chamou para seu passeio diário com Mickey. No passado, quando ele havia me convidado, eu recusara, especialmente quando fazia frio lá fora. Agora, no entanto, eu disse sim, e andamos até um parque perto da água, com Mickey arfando entre nós, mais pesadamente do que costumava arfar. Eu a observei com um pouco de tristeza; nossa filhotinha estava envelhecendo.

– Mais devagar – disse para Jimmy. – Mickey tem quatorze anos.

– Ela tem treze – falou Jimmy, observando que minha crítica de costume a ele, a de que ele era pessimista, obviamente não era precisa. Eu tinha envelhecido Mickey antes do tempo dela. Eu não estava vivendo no momento. Então, tentei fazer isso.

Oito semanas depois do meu primeiro exame de ressonância magnética, voltei à Filadélfia, com minha amiga Monica. Dessa vez, minhas mãos e pés não estavam formigando, ainda que eu tivesse acordado de duas em duas horas naquela noite, ansiosa pelo meu desempenho, preocupada com o exame vindouro. Os pretzels cobertos de chocolate que eu tinha descoberto no Reading Terminal Market, no centro da Filadélfia, naquele dia, não tinham me ajudado a dormir.

Cedo na manhã seguinte, Monica e eu fomos às pressas ao hospital para nos encontramos com Andy. Meu coração estava batendo rápido quando entrei na máquina de ressonância. Mas reduzi a frequência cardíaca, juntamente com a da respiração. E me flagrei suspirando sonoramente ao final da prática. Eu tinha levado tantas pessoas para dentro daquela estreita e pequena câmara comigo. Com a voz de Sharon nos meus ouvidos, meu coração se encheu de amor por todas elas. Cada pessoa que tinha me ajudado a desenvolver confiança e compaixão. Cada pessoa que tinha me garantido que eu conseguiria encontrar paz. Cada pessoa que tinha me ouvido, e me ensinado, e me curado, e acreditado em mim.

Eu estava absolutamente radiante quando saí da máquina.

Este É o seu Cérebro com Amor 183

– Aleluia! – disse para Monica. – Foi tão bom!

Mal percebi que estávamos com um pneu furado quando entramos no meu carro para voltar para casa. Calmamente, encontrei um posto de gasolina no meu BlackBerry e consegui dirigir até lá. Um simpático taxista chamado Muhammad me ajudou a remendar e calibrar o pneu.

Monica comentou a respeito da minha calma:

– Você acha que podia ter encontrado ajuda na meditação quando ainda era universitária aqui? – perguntou.

Pensei por um momento, mas não consegui me imaginar meditando naquela época. Não teria conseguido me acalmar por conta própria; meu corpo estava simplesmente ligado demais. Talvez uma boa e forte prática de ioga tivesse me ajudado, mas as coisas tinham acontecido para mim no momento em que deviam acontecer. Antes tarde do que nunca.

Andy tinha nos dito que, em seus estudos, ele inclui todos os tipos de meditação, pois cada pessoa tem diferentes tipos de necessidades e diferentes cérebros em diversos momentos de sua vida. Levaria vários meses até que ele compartilhasse comigo os resultados do meu exame de ressonância cerebral. Porém, nesse meio-tempo, enquanto eu continuava com minha prática de meditação, sorria sempre que pensava nas deslumbrantes imagens que ele tinha me mostrado – do meu próprio cérebro, feliz e florescente.

Thich Nhat Hanh ensina que todos temos as sementes da paz e da compaixão dentro de nós e que, com a prática da meditação, podemos ajudar essas sementes a crescer, brotar e dar flores. Parecia que toda a minha meditação estava ajudando meu jardim a crescer.

26

Uma Boa Amiga

Quando minha mãe costumava vir até nossa casa, ela dormia no quarto vago que, agora, chamamos de Quarto das Contas. Depois que ela ficou incapaz de nos visitar, o quarto se tornou algo como um terreno de despejo, com pilhas de livros, roupas, revistas, suprimentos de arte, meus materiais para confecção de joias e caixas cheias de coisas que eu tinha levado da casa dela quando fora vendida. Eu tinha sido incapaz de me desfazer daqueles pertences, mas, por outro lado, me sentira triste demais para analisá-los.

Finalmente, acabei fazendo isso, jogando fora sacos de lixo cheios de contas e documentos da minha mãe, dando as roupas dela. Enquanto eu abria uma das últimas caixas com os seus pertences, descobri uma pilha de CDs e, quando olhei um por um, encontrei velhos amigos meus.

Pelo visto, os monges Gyuto, os mesmos homens que haviam me tocado de forma tão poderosa na loja de Dolma em São Francisco, também tinham tocado minha mãe ao longo dos anos. Sorri quando pus o CD deles no meu computador e os ouvi entoando cânticos. As vozes eram tão distintas quanto na primeira vez que eu os tinha ouvido.

Um dia, resolvi defumar o Quarto das Contas. Acendi o grosso bastão de sálvia que Anna tinha usado na minha cabana no retiro de Pema Chödrön. Enquanto eu andava de um lado para o outro, observei a fumaça serpentear entre as paredes do espaço onde a saúde de minha mãe tinha deteriorado de forma tão sistemática. Deitei-me na cama e inspirei o aroma da cura.

Eu estava deitada naquela mesma cama algumas noites depois quando o telefone tocou.

— É Priscilla Warner quem está falando?

Não reconheci a voz da mulher do outro lado da linha. Ela soava mais velha do que eu.

— Não sei bem se essa é a Priscilla certa — continuou ela, hesitante. — Mas você é a filha de Riva Leviten?

Fiquei paralisada. Aquela mulher não soava como uma atendente de telemarketing ou como alguém do lar de repouso da minha mãe.

— Sou — respondi.

— Meu grupo de leitura está lendo *The Faith Club* — disse ela. — Você escreveu que cresceu em Providence, que sua mãe era uma artista da Califórnia... — Ela soava bem distante. — Bem, isso é muito estranho, mas... acho que sua mãe foi minha melhor amiga na faculdade.

Refleti sobre aquilo.

— Você estudou na UCLA?

— Estudei — disse a mulher. — Estou ligando da Califórnia.

— Como encontrou o número do meu telefone? — indaguei.

— Procurei na internet.

Rapidamente, fiz os cálculos. Aquela mulher devia ter no mínimo uns oitenta anos. E sabia como me encontrar usando um computador? Então, ela me disse seu nome: Louise Goodfriend.

Sentei na cama.

— Como se escreve isso? — perguntei.

— Exatamente como soa — respondeu Louise.

A energia se movimentou. Nuvens se abriram. Um brilhante raio de sol atravessou.

Justo quando eu tinha me resignado ao fato de que minha mãe terminaria seus dias no mundo se afastando cada vez mais de mim, justo quando eu tinha desistido de entender quem ela era através de conversas dinâmicas, de conhecê-la da maneira perfeita que eu imaginava que filhas conheciam suas mães, justo quando eu tinha aceitado as coisas da forma como elas eram... as coisas mudaram.

– Como era minha mãe? – perguntei a Louise.

– Ah, ela era maravilhosa.

Eu podia sentir Louise sorrindo. Ficamos em silêncio por um momento.

– Eu era louca por ela – continuou Louise. – Só estou... Estou perplexa. Imaginei que houvesse uma chance de que você fosse a filha de Riva. – Ela fez uma pausa. – Riva está viva?

– Está – respondi. – Ela tem Alzheimer.

– Você escreveu a respeito disso – falou Louise.

– Quando foi a última vez que você falou com minha mãe? – perguntei.

– Talvez há uns dez anos. Li no jornal que o irmão dela tinha morrido. Liguei para a funerária e deixei o número do meu telefone. – Louise fez uma pausa. – Eu não tinha notícias dela fazia tanto tempo. Mas, então, Riva me ligou e nós conversamos. Trocamos alguns cartões depois disso, mas nunca retomamos o contato de verdade. Eu me senti tão mal.

– Não tem problema.

Não contei a Louise que os relacionamentos de minha mãe com as pessoas tinham ido e vindo. Que muitos amigos dela tinham desaparecido misteriosamente de sua vida.

– Parecia que minha mãe tinha deixado deliberadamente toda a vida dela para trás, na Califórnia – falei. – Pelas peças do quebra-cabeça que consegui juntar, ela não tinha muitas lembranças felizes.

– Talvez – disse Louise. – Mas sabe como algumas pessoas simplesmente se entrosam? Sua mãe e eu compartilhávamos todos os nossos pensamentos e sonhos. Ela era maravilhosa. – Eu podia ouvir o amor na voz de Louise. – Ela era diferente.

– De que jeito?

– Ela refletia muito a fundo sobre as coisas – falou Louise. – Sem dúvida, era muito inteligente. Muito criativa no pensamento. E muito franca.

– Uau. – Usei a palavra preferida da minha mãe.

– Riva tinha um senso de humor tão maravilhoso – continuou Louise.

Fiquei tão feliz por ouvir aquilo. Meu pai era engraçado e um excelente contador de histórias. Meu irmão tinha passado anos fazendo comédia *stand-up* em Nova York. O que havia salvado minha família tinha sido nosso senso de humor coletivo. Era gratificante saber que Riva havia desenvolvido o dela desde cedo.

– Você conheceu meu pai? – perguntei.

– Ah, sim – disse Louise.

– Meus pais não tinham o melhor dos casamentos – falei.

– Eu sabia disso – respondeu Louise.

– Por que acha que minha mãe e meu pai se casaram? – perguntei.

– Seu pai era muito bonito e muito charmoso – falou Louise. – Sua mãe também era, apesar dos problemas dela.

– Problemas?

– Bem – Louise parou. Soava refinada, inteligente, como alguém que não queria me magoar. – Riva tinha dificuldades para se ajustar à vida – disse ela delicadamente.

Senti um aperto no coração.

– Esses sentimentos não eram tão intensos a ponto de a dominarem – continuou Louise. – Ela era forte o suficiente para ficar acima deles, mas eles existiam. – Ela suspirou. – Eu não diria que ela era mentalmente doente, mas simplesmente não era a pessoa mais feliz do mundo o tempo inteiro. Sem dúvida, tinha problemas emocionais.

Em silêncio, refleti sobre aquilo.

– Você não percebeu isso quando era mais nova? – perguntou Louise.

Claro que eu percebera, mas tinha tentado afastar aqueles pensamentos e melhorar as coisas.

– Não sei... talvez tenha sido pelo fato de ela ser uma artista – prosseguiu Louise. – Mas ela simplesmente era um pouco perturbada. Não sei como dizer isso de outra forma. Não quero parecer grosseira. Mas havia algo... não resolvido nela.

– Você conheceu a mãe dela? – perguntei.

– Não – disse Louise. – Mas sei que Riva tinha um relacionamento muito difícil com ela. Que a mãe dela tinha muitos problemas emocionais. Ela era instável.

Nos momentos mais difíceis do casamento deles, meu pai costumava dizer que minha mãe estava enlouquecendo, assim como acontecera com a própria mãe dela. Minha mãe ficava furiosa.

– Acho que ou você controla a doença mental, ou ela controla você – refletiu Louise. – Eu sentia que Riva a controlava, mas ela estava presente.

A doença mental estava presente. No lado da família da minha mãe, assim como no lado da do meu pai.

Eu tinha sido cercada.

Todas as pessoas da família da minha mãe eram praticamente desconhecidas para mim. Eu tinha rotulado os parentes dela de "as pessoas em preto e branco", já que só as tinha visto nas pequenas fotografias com bordas irregulares que ela guardava numa lata quadrada na primeira prateleira de uma estante. Elas tinham sido um dos últimos itens que eu tinha descoberto quando havia limpado a casa dela. Minha mãe enterrara sua família no porão.

Louise e eu ficamos ao telefone, em silêncio por alguns momentos.

– Minha mãe morreu de Alzheimer – falou Louise. – Então, sei pelo que você está passando.

– É uma agonia – disse para ela. – Principalmente porque minha mãe, sob certos aspectos, sempre foi impossível de se conhecer. Estou tentando aceitar isso, e mal posso acreditar que você está me dando todas essas informações agora.

– Não sei o que dizer – falou Louise de forma bondosa. – Aguente firme.

– Vou ficar bem – falei. – Estou feliz de verdade por você ter ligado, mas isso é meio louco.

– É surrealista – disse Louise. – Queria poder falar com Riva.

– Eu podia gravar uma mensagem sua! – dei-me conta de repente.

– Seria ótimo! – Louise falou lenta e claramente enquanto eu segurava meu tosco gravador de fita diante do fone, capturando o amor na sua voz enquanto ela deixava uma mensagem para minha mãe.

Nós nos despedimos e prometemos manter contato. Dei a Louise um link para www.rivaleviten.com, o website que eu tinha construído para as obras de arte da minha mãe. Falei que ela poderia visitar Riva lá, assistir a vídeos dela e vasculhar fotos antigas.

Fui de carro até Providence dois dias depois e tentei enxergar a cidade através dos olhos da minha mãe. Imaginar como ela se sentiu ao chegar àquela tranquila cidadezinha da Nova Inglaterra depois de ter abandonado sua vida na Califórnia para se juntar a um marido pelo qual estava apaixonada, ainda que mal o conhecesse. Estacionei o carro do outro lado da rua do edifício vitoriano onde eles tinham morado juntos pela primeira vez, e tirei uma foto dele. Minha mãe costumava ficar satisfeita com o fato de que as cortinas que ela costurara tinham permanecido nas janelas durante anos. Agora, já não estavam mais lá.

Fui até o lar de idosos e segurei o gravador no ouvido da minha mãe.

– *Riva, espero que se lembre de mim. Aqui é Louise. Eu era Louise Kaffesieder e, agora, sou Louise Goodfriend.*

Minha mãe sorriu. Seus olhos brilharam.

– *E é provável que você se lembre de como éramos amigas íntimas na faculdade.*

Riva assentiu. Ela parecia saber quem era.

– *De como contávamos uma à outra nossos pensamentos e segredos mais íntimos.*

Minha mãe riu.

– *Eu amava tanto você, e espero que se lembre de mim. E talvez possamos conversar novamente em breve...* – A voz de Louise ficou suspensa no ar. – *Cuide-se.*

– Você se lembra de Louise? – perguntei.

– Ah, sim – disse minha mãe. – É um nome tão incomum. Kaffe...

– Kaffesieder – falei. – Ela ama você de verdade, mamãe.

O momento foi embora. Minha mãe me olhou, confusa.

– Não me lembro dela.

Pensei em Sylvia Boorstein quando meu coração estremeceu em resposta à dor, exatamente como ela dissera que aconteceria. A compaixão me dominou.

– Também amo você, mamãe – falei, sendo sincera em cada palavra.

27

Encontrando o Buda de Ouro

— Bem-vinda ao reino das dez mil alegrias e das dez mil tristezas.

Assim que Jack Kornfield pronunciou essas palavras, eu soube que tinha tomado a decisão correta ao me inscrever em mais outro retiro, dessa vez sobre budismo e psicologia ocidental. Jack havia estudado para ser um monge nos mosteiros da Tailândia, da Índia e da Birmânia, e fora um dos fundadores de centros de meditação tanto na Costa Leste quanto na Oeste. Estava fazendo um workshop durante todo o fim de semana com Tara Brach, cujos darmas em áudio tinham me inspirado. Os dois eram psicólogos clínicos treinados, além de budistas praticantes.

– Você vai acrescentar mais psicólogos à mistura? – perguntara Jimmy a mim quando eu tinha saído de casa naquela manhã.

– Quanto mais, melhor! – respondera eu, brincando apenas em parte.

Abordando centenas de pessoas no Grande Salão de Festas do Sheraton, no centro de Manhattan, Jack usava um colete e uma calça bege. Seu rosto bondoso, comportamento gentil e voz mansa o faziam parecer um Mr. Rogers budista.* Ele parecia ser o terapeuta perfeito.

---

* Fred McFeely Rogers (1928-2003), popularmente conhecido como Mr. Rogers, foi um educador, escritor e pastor norte-americano que se notabilizou por apresentar o programa infantil *Mr Rogers' Neighborhood* por mais de três décadas. (N. da T.)

Tara, uma linda mulher com uma presença igualmente empática e inteligente, começou sua apresentação contando uma história sobre uma imensa estátua do Buda feita em gesso que tinha sido descoberta no Sudeste da Ásia. Quando começaram a aparecer rachaduras em sua superfície, um monge iluminou-as com uma lanterna e vislumbrou o ouro reluzindo dentro da escultura. Lenta e cautelosamente, trabalhadores retiraram pedaços do que se descobriu ser uma gigantesca casca de gesso que envolvia toda a estátua. Por baixo de todo aquele gesso, havia um magnífico Buda de ouro.

Existe um Buda de ouro dentro de cada um de nós, falou Tara. Às vezes, nos esquecemos disso, mas o caminho da verdadeira cura está em nossa capacidade de obter acesso a esse ouro. Certamente, eu vinha fazendo algumas renovações no meu próprio gesso, vencendo todos os obstáculos estruturais para chegar a alguma verdade central e elementar.

Jack falou sobre a psicologia budista, que ele chamou de "a ciência da mente". Nossa cultura se concentra em doenças mentais, ao invés de na saúde mental, falou Jack. Porém, a meditação pode nos ajudar a liberar nossos medos e cultivar o bem-estar emocional. Não somos limitados a nossa biografia, explicou Jack. Podemos alterar nossa identidade. Podemos treinar a nós mesmos sistematicamente com consideração, compaixão e perdão, e também prestando atenção às mensagens do corpo. Podemos realizar mudanças mensuráveis em todo o nosso sistema nervoso central e alterar nossas paisagens internas de estados doentios para estados saudáveis, do sofrimento para o bem-estar.

Em vez de nos apegarmos, podemos aprender a nos desapegar, falou Jack. Em vez de sentirmos aversão, podemos cultivar o amor. Em vez de vivermos no delírio, podemos viver com clareza e sabedoria.

O *DSM*, o guia de referência para todas as psicopatologias, lista trinta e cinco formas de desordens depressivas e bipolares. Jack refletiu:

– E se diagnosticássemos e incentivássemos trinta e cinco formas positivas de felicidade emocional e mental? – Na psicologia budista, existem vinte e cinco tipos diferentes de arrebatamento. Segundo Jack: – Existe o arrebatamento formigante, o arrebatamento empolgante, o arrebatamento frio, o arrebatamento que move o corpo, o arrebatamento com luminosidade...

Existem vinte e cinco tipos diferentes de alegria na psicologia budista, e vinte e cinco tipos diferentes de luz; desde a luz dos vaga-lumes até a do sol ou da lua reluzindo em nossos rostos.

Nós, seres humanos, e nossas mentes somos vigilantes.

– Li em algum lugar que acordamos dez vezes por noite para nos analisarmos e termos certeza de que está tudo bem – disse-nos Tara. Essa vigilância faz parte de nosso instinto natural. – Se nossos ancestrais tivessem relaxado numa pedra, tomando banho de sol, entoando mantras, não teriam sobrevivido! – disse ela, arrancando risadas do público. – Porém, em nossa cultura competitiva, existem muito poucos lugares para uma existência tranquila.

Ela leu um poema para nós que listava uma série de desafios que a maioria dos seres humanos acharia dificílimos:

– *Se você consegue começar o dia sem cafeína ou pílulas energéticas... Se consegue ser animado, ignorando dores e ardências... aceitar críticas sem ressentimento... vencer a tensão sem ajuda médica... relaxar sem bebida alcoólica... e dormir sem o auxílio de remédios... É provável que você seja um cachorro!*

A plateia explodiu em gargalhadas com aquela verdade.

Alguns de nós chegam ao planeta Terra com uma espécie de roupa espacial, algo bem parecido com o molde de gesso que envolvia o lindo Buda de ouro, disse Tara. Perdemos valiosos momentos da vida quando estamos dentro dessa roupa espacial, isolados da vida, da paixão e até da solidão de nossas vidas. Precisamos encontrar um jeito de nos sentirmos melhor, e cada um de nós desenvolve estratégias para fazer isso.

– Quando somos dominados por um transe – perguntou Tara tranquilamente –, como chegamos em casa?

Podemos treinar a nós mesmos para acordarmos para uma espécie de retorno ao lar, "ao mistério de nossas vidas, a uma lucidez ou um despertar".

Ela contou a história de um paciente de Alzheimer, um psicanalista que estava falando para um grupo de pessoas quando teve um repentino branco em sua mente. Em vez de entrar em pânico, ele parou, uniu as palmas e descreveu o que estava percebendo. "Confuso... ansioso... coração acelerado... envergonhado..." Aquilo o ajudou a se acalmar.

Encontrando o Buda de Ouro

– Ele se viu encurralado numa situação por que todos passamos às vezes – explicou Tara. – Permitiu a si mesmo estar onde estava naquele momento. Encontrou um espaço que era capaz de suportar o que estava acontecendo com ele, e uma mudança aconteceu.

"Ninguém nunca nos ensinou dessa forma", tinha dito alguém da plateia ao homem com Alzheimer.

Eu me recordei de uma visita que acabara de fazer à minha mãe. Tinha entrado no quarto dela enquanto ela estava pegando no sono e a flagrei com um humor reflexivo e tranquilo.

– O que posso fazer por você? – perguntei.

– Basta ser você mesma – respondeu ela, sorrindo.

– Precisa de mais alguma coisa?

– Se preciso? – Ela parou, pensando. – Vai dar certo – disse ela. – Tudo vai dar certo.

– Sério? – perguntei. – Como você sabe disso?

– Porque... – Ela procurou as palavras. – A fé... é isso.

– Você tem fé? – perguntei.

– Tenho fé.

– Em quê?

– Em tudo.

– Isso é bom. – Olhei para minha mãe, deitada sozinha num lar de idosos. – Como conseguiu isso? – perguntei.

– Simplesmente esperei – disse ela a mim. O Buda de ouro da minha mãe reluziu através das rachaduras da pessoa que ela costumava ser.

– Existe uma alquimia na cura – afirmou Tara. – Quando você sabe e acredita que você é seu próprio oceano, não tem medo das ondas.

Aparentemente, minha mãe estava nadando em seu próprio oceano. Tinha chegado a um lugar onde não sentia mais medo. Mesmo com seu corpo e cérebro entrando em colapso, ela continuava tendo fé.

Tara falou de perdão:

– Enquanto houver culpa, não há cura – disse ela. – Todos pensam que o perdão é uma boa ideia, até terem alguém para perdoar.

Quando somos machucados, nossos corpos e corações desenvolvem uma armadura. Queremos machucar os outros para nos distrair de nossa própria vulnerabilidade. Se perdoarmos uma pessoa, existe o medo de que ela jamais saiba o quanto sofremos.

– Podemos ficar viciados no sofrimento – falou Tara.

Eu sabia exatamente o que ela queria dizer.

28

Avanço Respiratório

Eu não via Gina fazia dois meses quando entrei no consultório dela.
— Você está fabulosa! – disse-me ela. – Está irradiando tanta luz, felicidade e amor!

Então, as coisas ficaram sombrias por um tempo, pois eu finalmente comecei a fazer sessões de EMDR, ou Dessensibilização e Reprocessamento por Movimentos Oculares. Permiti que meus olhos seguissem o painel de luzes piscantes no tripé de Gina enquanto me imaginava em situações específicas que ela e eu tínhamos escolhido. Lembranças que eu suprimira durante anos vieram à tona e me esmagaram. Não havia como impedir que elas viessem, mas Gina tinha me preparado, esperando até que eu estivesse suficientemente forte para processá-las.

Eu continuava meditando todos os dias e desejando aquele tranquilo tempo para cura. Com o consentimento da Dra. Jaeger, eu tinha cortado minha dose de Rivotril novamente pela metade, para quase nada. Eu estava começando a reconhecer a diferença entre empolgação e medo. Os sintomas físicos que costumavam me atormentar – um coração galopante, sensação de aperto nos pulmões, respiração violenta e errática – pareciam ter sido desativados.

Contudo, eu tinha algumas conexões decisivas a fazer entre o pânico que havia sentido durante toda minha vida e o que o causava. Com

Avanço Respiratório

a ajuda de Gina, olhando para sua "máquina mágica", como passei a chamar as luzes piscantes, fiz uma conexão que eu jamais tinha feito antes.

A empresa do meu pai tinha ido à falência no exato momento em que eu estava iniciando minha própria carreira. Quando juntei esses dois eventos pela primeira vez na vida, senti um aperto no peito por várias vezes, no sofá de Gina. Tive dificuldades para respirar.

Meu pai tinha perdido a empresa da família, uma rede de trinta supermercados, de forma muito repentina e por culpa unicamente dele, ou ao menos era o que parecia. Logo ao terminar a faculdade, ele tinha ido trabalhar para seu pai e seu tio. A margem de lucro do negócio com os supermercados era minúscula, e a competição, feroz. Não havia espaço para erro.

Porém, meu pai cometeu sérios equívocos. Quando o tio dele se aposentou e ele assumiu o negócio, meu pai fez um acordo para expandir o número de lojas e acabou se comprometendo com mais do que era capaz de gerenciar. A empresa entrou em falência no exato instante em que eu estava ascendendo na carreira publicitária. Rhode Island é um estado minúsculo. A história do fracasso dele saiu em todos os jornais e na televisão.

– Eu estava como um avião tentando decolar – falei para Gina ao final de nossa primeira sessão de EMDR. – Toda vez que tentava subir, encontrava turbulência e culpa. Mas estava fadada a ter sucesso.

Durante dias depois de eu sair do consultório de Gina, intensas lembranças da falência do meu pai me afloraram à consciência, e eu não era capaz de interrompê-las. Um cofre blindado, cheio de segredos de família e lembranças tristes, tinha sido violado.

Voltei para outra consulta, e examinamos mais do conteúdo do cofre.

Desesperado para não afundar, meu pai tinha injetado milhões de seus próprios dólares num negócio falido que devorava tudo, contei a Gina. Quando o dinheiro da nossa família desapareceu, a rede de segurança emocional que ele nos dava também se foi. Rachaduras e fissuras surgiram em nossa fundação, deflagrando a tensão entre nós, aumentando a frequência dos meus ataques de pânico. O dinheiro tinha mascarado grande parte da dor e da tristeza da minha família. Agora, elas estavam sendo exibidas com força total.

Meu pai nunca se recuperou da falência. Lutando para vencer uma profunda depressão, ele levou minha mãe para o noroeste da Flórida, onde queria começar uma nova vida, mas minha mãe detestou o lugar. Então, ela se mudou de volta para o Norte, e ele foi morar em seu trailer, num parque, sem telefone, tentando abrir um comércio de ostras.

– Não havia como entrar em contato com ele, a não ser telefonando para um homem que vivia lá perto – contei a Gina. – A figura de um pai me fazia muita falta. Eu sentia tanta saudade dele. Sob muitos aspectos, ele era o único genitor que eu tinha.

E, enquanto isso, eu estava fadada a ter sucesso na minha vida pessoal.

– Sua mãe e eu jamais conseguiríamos ter o tipo de casamento que você e Jimmy têm – disse-me uma vez meu pai, quando ele e minha mãe estavam brigando, depois de ele ter voltado ao Norte para ser diagnosticado com câncer e, por fim, morrer.

Quando saí do consultório de Gina, dolorosas lembranças continuavam retornando, lenta e constantemente, nadando até a superfície da minha consciência como os imensos marlins, peixes-espadas e atuns gigantes de barbatana azul que meu pai costumava fisgar em seu amado barco.

Voltei para outra sessão de EMDR e contei a Gina sobre todas as lembranças que estavam me atormentando.

– Elas acabam com você – disse Gina. – Seu cérebro vai aonde precisa ir para se curar. Com esta terapia, você não recebe nenhuma informação nova, mas junta as coisas de formas que nunca tinha juntado antes. E isso faz parte do processo de cura.

Gina sugeriu que eu escolhesse uma lembrança na qual trabalharmos, uma que fosse a mais antiga possível.

– Vá aonde a carga estiver – orientou.

Mas onde ela estaria? Pensei nisso por um minuto.

Então, soube exatamente aonde ir.

Pouco tempo depois de eu ter sofrido meu primeiro ataque de pânico, quando adolescente, o telefone tocou em nossa casa numa manhã, bem cedo, acordando a todos. Era um policial estadual de algum lugar do Sul. Meu pai atendeu a ligação por trás da porta fechada do quarto dele

Avanço Respiratório

e de minha mãe. Fiquei do lado de fora, no corredor, tentando ouvir a conversa, o que não adiantou. Meu pai se vestiu e saiu correndo de casa.

– Tio Nathan está doente – disse ele a mim e a meus irmãos. – Tenho que ir buscá-lo.

Ele pegou um avião para o Sul, e foi até um hospital de veteranos de guerra, para onde seu irmão tinha sido levado depois que os policiais estaduais o encontraram dentro do carro, no acostamento em algum ponto da I-95. Eu o imaginei tombado sobre o volante do carro, em estado deplorável e incoerente. Meu pai trouxe o irmão dele de volta ao Norte de avião e o internou num hospital psiquiátrico.

Quando papai finalmente chegou em casa, estava exausto e tenso demais para falar. Entrou no quarto dele, fechou a porta e chorou. Eu conseguia ouvir os sons de choro do outro lado do corredor, enquanto estava de pé na escadaria dos fundos, bisbilhotando. Era a primeira vez que eu ouvia meu pai chorar.

Nos anos seguintes, sofri frequentes ataques de pânico quando estava dirigindo. Juntando as poucas peças do que eu sabia sobre o "colapso" de Nathan na I-95, deduzi que uma pessoa pode se transformar de relativamente funcional em um desastre trêmulo em questão de minutos. Eu achava realmente que uma pessoa poderia estar dirigindo pela estrada, sentir um colapso nervoso chegando, parar no acostamento e desmoronar. Eu estava preocupada com a possibilidade de enlouquecer exatamente assim.

Enquanto eu pensava nisso no consultório de Gina, observando suas luzes piscantes, senti um aperto no peito, e minha garganta começou a se fechar. Entretanto, consegui permanecer com essas sensações até que elas passassem, e elas me levaram a lembranças enterradas ainda mais fundo.

O sócio do meu pai na empresa da família era um tio dele, Sam, que o torturava e o atormentava durante cada minuto de sua vida, contei a Gina. Sam era um tirano agressivo, e meu pai precisava fazer tudo o que ele mandava.

Eu não pensava no meu tio Sam fazia décadas, mas ele era uma força tão destruidora dentro da minha família que retornou à minha mente de forma vívida, como um animal gigantesco e poderoso.

Tio Sam nunca se casou; andava com mafiosos e prostitutas. Seu melhor amigo era um homem cuja fama se devia ao fato de ter levado um tiro na barriga e andado um quilômetro e meio até o hospital, para evitar chamar a polícia. Certa vez, Sam tinha se gabado de ter enfiado a cabeça de um homem num vaso sanitário até que concordasse em fazer o que ele queria.

– Meu pai não contrariaria de jeito nenhum um homem tão maligno quanto tio Sam – contei a Gina. – Ele destruiu qualquer chance que meu pai tinha de viver uma vida feliz.

Sam tinha instalado um telefone especial na nossa casa, chamado de "a linha particular", para que pudesse entrar em contato com meu pai a qualquer hora do dia ou da noite. Uma vez, ele flagrou minha irmã conversando naquela linha.

– Se eu pegar você fazendo isso de novo, vou vir aqui pessoalmente e cortar seu braço fora! – berrou ele para ela.

De repente, eu me lembrei do local onde meu segundo ataque de pânico tinha ocorrido. Por algum motivo, Sam gostava de mim. Então, eu precisava passar algum tempo com ele. Ele tinha levado a mim e a minha amiga Barbara a um restaurante italiano, contei a Gina. No meio do jantar, senti minha garganta se fechar de repente; meu coração começou a martelar. Então, eu levantei da mesa e me tranquei numa das cabines do banheiro feminino, hiperventilando. Tomei um Librium e esperei que fizesse efeito. Quando voltei à mesa do jantar, não disse nem uma palavra. Sam não teria entendido nem respeitado uma garota fraca e propensa ao pânico.

A única pessoa que tinha enfrentado Sam, por mais estranho que isso pudesse parecer, tinha sido minha mãe. Depois de sofrer um derrame, Sam passou a morar com uma cuidadora num apartamento perto da nossa casa. E continuou a atormentar meu pai. Uma noite, minha mãe foi de carro até o apartamento de Sam, tirou todas as fotos emolduradas dos filhos dela que estavam nas cômodas e nas paredes e foi embora com elas.

– Você é um demônio – disse ela a Sam. – E nunca mais vai pôr os olhos nos meus filhos.

Pela primeira vez na vida, Sam ficou sem palavras. E, quando minha mãe voltou para casa, descobriu que um retrato do irmão de Sam, o

Avanço Respiratório 199

pai do meu pai, que tinha ficado pendurado no corredor da entrada da nossa casa por mais de uma década, tinha se soltado da parede e caído no chão. Finalmente, alguém tinha enfrentado Sam, e, aparentemente, meu pai não era a única pessoa que ficara empolgada com isso.

Essa lembrança me deixou tonta e nauseada. Deixei que essas sensações me atravessassem gradualmente e, então, processei lembranças mais perturbadoras, até começar a me sentir melhor; viva e maleável. Estava pronta para deixar para trás a dor da minha família.

Voltei de carro do consultório de Gina até em casa e parei diante dela, onde três cerejeiras do nosso jardim estavam cobertas por grossos botões cor-de-rosa, anunciando a chegada da primavera.

Deixei minha mochila no quintal e me deitei de costas debaixo da maior das três árvores, na grama verde e úmida, olhando para as desabrochadas flores em tom rosado. Todos os galhos estavam explodindo com botões de flor, balançando levemente ao vento, lançando pétalas cor-de-rosa na grama ao meu redor, no meu rosto, no meu peito e nas minhas pernas.

Do lado de fora da casa onde eu e Jimmy tínhamos construído uma maravilhosa vida juntos, meditei. E, pela primeira vez desde que tinha começado meu ano de meditação, eu soube que tudo ficaria bem.

Gina tinha visto a luz que, agora, eu sabia existir dentro de mim. Eu podia sair para o mundo irradiando essa luz.

Sentei, enchi os pulmões de ar e suspirei.

Uma sensação fantástica.

– Sabe o que um suspiro significa? – tinha me perguntado Gina certa vez.

Eu negara com a cabeça.

– Que você está nas mãos de Deus – respondera ela.

Inspirei profunda e gloriosamente outra vez, e soltei o ar, suspirando.

Nas mãos de Deus.

Saboreei a sensação do ar me atravessando.

Inspirei fundo outra vez e soltei a respiração, de maneira bem suave. Fiz isso novamente. E novamente.

– Não há limite para a felicidade que sou capaz de sentir – falei, soltando o ar, e tantas outras coisas, por diversas vezes, nas mãos de Deus.

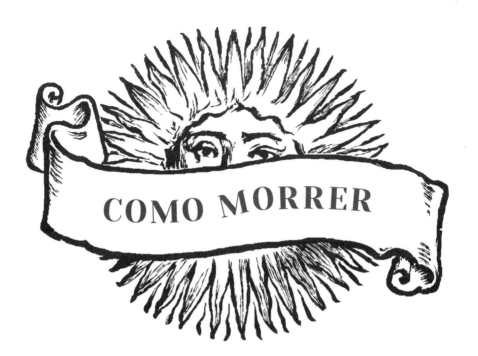

29

Aprendendo a Morrer Feliz

Aliviada e empolgada depois das minhas sessões de EMDR com Gina, deixei para trás a dor que eu tinha sentido durante décadas e segui em frente. Eu me sentia forte o suficiente para enfrentar o que sabia que aconteceria com minha mãe, comigo e com todas as pessoas que eu amava, e resolvi consultar um especialista em morte e no ato de morrer.

Eu me inscrevi para assistir a uma série de palestras que Robert Thurman, professor de Colúmbia e especialista em budismo, daria na Tibet House, na cidade de Nova York. Cercado por uma coleção de antiguidades maravilhosas, Thurman, que é uma década mais velho que eu, anunciou às pessoas reunidas:

– É hora de morrer!

Sendo filha de uma mulher que tinha ido a workshops de análise de sonhos como algumas mulheres vão a reuniões entre pais e professores, fiquei intrigada, mas eu ainda era um tanto novata no que diz respeito a encarar a morte. Vinte anos antes, a coisa mais difícil de eu aceitar em relação à morte do meu pai tinha sido seu caráter final. Eu não conseguia acreditar que jamais poderia tocar outra vez na mão dele, nem olhar em seus claros olhos azuis. Depois do funeral, minha família voltou ao apartamento que meus pais tinham alugado, e eu me escondi dentro do closet dele. No início, estava planejando apenas dar uma espiada lá dentro. Porém, quando tirei do cabide uma das camisas de caubói preferidas do meu pai, segurei-a diante do meu rosto e senti o cheiro dele, chorei, fechando a porta do closet e arriando o corpo até o chão. Eu não queria que meu pai fosse embora do mundo. Ele só tinha sessenta anos de idade.

Fiquei sentada no chão do closet do meu pai durante tanto tempo que cheguei a ouvir pessoas perguntando: "Onde está Priscilla?" Por fim, saí com a camisa de caubói, que, atualmente, fica pendurada num armário da minha casa.

Eu tinha ido à série de palestras de Bob Thurman com minha amiga Patty, que não tinha medo de estudar a morte e nem de morrer; eu esperava que ela passasse um pouco de sua coragem para mim.

Alto e bonito de uma forma um tanto rústica, com uma cabeleira grisalha aloirada, Bob Thurman usava jeans azuis desbotados e brincava com um rosário tibetano de contas de madeira e prata enquanto falava, enrolando-o no pulso, enfiando-o no bolso, lançando ideias como: "A vida é o sutil contínuo de energia de nossas almas."

A série de palestras de Thurman se chamava "Como Morrer Feliz – Aumentando as Chances de Renascimento numa Boa Região". Pelo título, eu devia ter imaginado que ele seria engraçado e irreverente, profundo e profano. O texto que ele estava ensinando era sua própria tradução do *Livro tibetano dos mortos*.

A teoria tibetana a respeito do pós-vida é derivada de séculos de investigação científica empírica feita por tibetanos que estudaram a mente. Bob chamou esses sábios de "psiconautas", ou "astronautas da vida interna, viajando no espaço mental". O debate sobre a vida, a morte e o além não é religioso, mas científico, de acordo com Thurman.

Uau. Eu me sentia como se tivesse entrado num dos workshops de regressão de vidas passadas dos anos 1960 da minha mãe. Até onde eu podia me lembrar, ela sempre tinha se referido a sua eventual morte como "o dia em que eu deixar meu corpo". Bob estava falando o idioma dela.

Antes da concepção de qualquer ser, explicou Thurman, a alma, ou gene espiritual, passa algum tempo no Bardo, ou no estado entre a morte e o renascimento. No entanto, ela deseja um corpo físico. Então, ela viaja em busca de pais. Depois de voar por reinos povoados por divindades e demônios, tendo como pano de fundo dramáticas paisagens e elementos ígneos, ela está ávida por renascer.

Thurman pôs sua plateia dentro da mente de uma alma não nascida.

– Imagine que você está subindo e descendo por uma avenida – disse ele a nós –, nove vezes mais inteligente do que na vida real. Você vê todos esses casais fazendo amor dentro de apartamentos... Você se aproxima e participa junto com eles! Se você for ser do sexo masculino, vai se sentir atraído pela mulher; se for ser do sexo feminino, vai ficar de olho no homem.

Segundo Thurman, você se funde com o casal escolhido no instante em que as duas sementes se encontram.

– A mãe é vermelha, o pai é branco, e você é azul – disse Bob. – É muito patriótico!

E também, aparentemente, cansativo.

– Você desmaia – falou Bob –, e o zigoto é criado.

O encontro das gotas vermelha, branca e azul marca a criação do chacra do coração. De acordo com os budistas, quando morremos, podemos ejetar nossas almas de nossos corpos ao lançar pura energia pela parte de cima de nossas cabeças, saindo pelo nosso chacra superior, num processo conhecido como transmissão e ejeção de alma. Precisamos que alguém nos ensine a fazer isso, mas é possível.

A experiência da morte está descrita em detalhes no *Livro tibetano dos mortos*. "Um confiável e amado parente ou amigo" deve ler o texto para o moribundo, disse Thurman.

– O ideal é morrer tranquilamente, para que você possa se retirar lentamente do corpo.

De repente, lembrei que minha mãe tinha lido trechos do *Livro tibetano dos mortos* para meu pai quando ele passava sua última semana numa clínica de repouso. Eu não tinha estado presente no momento da morte do meu pai. Na verdade, havia telefonado da clínica para Jimmy na minha última visita, implorando por conselhos.

– Não quero abandonar meu pai – disse a ele. – Mas não quero estar aqui quando ele morrer.

– Faça o que parecer certo para você – aconselhou Jimmy. Eu tinha cuidado do meu pai durante toda sua valente batalha contra o câncer por mais de dois anos. As últimas semanas dele no mundo tinham sido excruciantemente dolorosas para ele e para mim. Eu precisava ver Jimmy e Max e tê-los nos meus braços, e sabia que meu pai compreenderia. Esgotada e de coração partido, eu estava aterrorizada de ver a vida dele terminar de fato.

Sendo assim, saí da cabeceira do meu pai e voltei para casa, para a nova família que eu tinha criado com a ajuda e as bênçãos dele. Mas, primeiro, disse ao meu pai o quanto eu o amava. Prometi a ele que contaria aos seus netos tudo sobre ele. Ele estava sentado numa cadeira, imóvel, os olhos apáticos e vidrados dos derrames recentes. Apesar de não se mexer fazia dias, quando eu agradeci a ele por me amar, ele estendeu os braços para mim e gemeu, tentando falar.

Eu o abracei, absorvendo a energia vital dele pela última vez, pressionando minha cabeça no peito dele para ouvir seu coração batendo. Então, saí do quarto e só me dissolvi em lágrimas depois de ter passado pela porta. Minha mãe e minha irmã ficaram lá. Durante dias, minha mãe leu para ele e, finalmente, logo antes de ele morrer, minha irmã lhe contou que a mãe dele o estava esperando no céu, que ela havia feito o bolo de coco e laranja preferido dele, que já estava pronto. Uma lágrima caiu do olho do meu pai e escorreu por seu rosto enquanto ele respirava tremulamente pela última vez.

Durante um longo tempo, meus irmãos e eu fizemos piadas a respeito daquela lágrima. Era mais fácil zombar do relacionamento dos meus pais do que compreendê-lo.

– Papai devia estar dizendo: "Já chega dessa história de budismo tibetano!" – dizíamos a nós mesmos, rindo. Ele era judeu, pura e simplesmente. Não acolhera a Nova Era como minha mãe tinha acolhido.

No entanto, agora, enquanto Thurman lia em voz alta para nós o *Livro tibetano dos mortos*, eu estava sentada na primeira fileira e reavaliava a queda daquela lágrima do olho do meu pai. Talvez tivesse sido o início de algum tipo de transmissão da alma. Talvez meu pai tivesse sido enormemente tocado e confortado pelo texto que minha mãe lia para ele. Até mesmo inspirado a continuar na jornada após a vida que Thurman descrevia para nós.

– Ei, nobre! – leu ele do texto, dirigindo-se a uma alma ainda não nascida. – Seu nômade... Agora, chegou a hora de você buscar o caminho...

Eu aprenderia a morrer, vinte anos depois de ter fugido da morte.

– Você vivencia a realidade, crua e decisiva – disse Thurman. – Perde a consciência, ou o pensamento organizado por meio dos sentidos. Parece que você está se perdendo. As pessoas temem não ser nada se se desapegarem. É por isso que nos agarramos ao controle do que está à nossa volta.

E é por isso que fugimos de quartos onde pessoas que amamos estão morrendo.

No entanto, aparentemente, eu vinha morrendo todas as noites sem saber disso. Quando vamos dormir, "abandonamos a proteção de nosso próprio ambiente", explicou Bob. O sono é o momento em que nossas células "são imersas no nível mais profundo do universo, para que acordemos restaurados, para enfrentar a terrível confusão do dia seguinte".

Minha alma abandonava meu corpo em plena madrugada; era por isso que eu tinha tido medo de me render ao sono durante os piores anos do meu pânico. Eu costumava sussurrar uma prece judaica, o Shemá, todas as noites na cama, rezando para acordar na manhã seguinte.

Quando Jack tinha quatro anos, ele sentia medo de morrer. Todas as noites, eu o reconfortava lendo um livro chamado *The Mountains of Tibet*, de Mordicai Gerstein, sobre um velho lenhador do Tibete que tinha morrido e ascendido aos céus. Ele analisava uma galáxia depois da outra, finalmente escolhendo aquela na qual gostaria de renascer. Em seguida, escolhia o planeta azul e verde chamado Terra. Escolhia um país no qual viver e um casal de pais. Por fim, escolhia renascer como uma menina, já que ele já havia vivenciado a vida como um menino.

– Não se esqueçam de pedir outra vida! – costumava suplicar Jack a Jimmy e a mim quando nós o colocávamos na cama à noite. Ele nos fazia prometer que renasceríamos, juntamente com ele, noite após noite. Tinha um grande plano para a família. – Digam a Max para pedir outra vida também! – urgia-nos ele.

Finalmente, Jack ficou crescido demais para ter medos noturnos. Eu não pensava nas preocupações de infância dele até conhecer Bob Thurman, a quem apelidei de "o alegre tapeador da morte".

Na sessão letiva seguinte, Bob Thurman nos preparou para uma meditação sobre nossas próprias mortes, que ele descreveu como "inexprimivelmente distantes!". E, quando nos guiou pela meditação, eu realmente "abandonei meu corpo" por vários minutos. Passei por todos os estágios que Bob tinha descrito para nós, adentrando uma límpida luz. Senti meu corpo cair, como algo que um astronauta largasse no vazio desprovido de peso do espaço sideral. Num determinado momento, fiquei assustada. E se eu tivesse mesmo ido embora? Precisei abrir os olhos e dizer a mim mesma: "Você está na Tibet House; Patty está do seu lado; Bob Thurman está ensinando você a morrer, *mas você não precisa fazer isso se não quiser!*"

"CARAMBA!", escrevi no meu diário quando recobrei a consciência.

– O Dalai-Lama realiza essa prática sete vezes por dia – disse-nos Thurman. – Para lembrar a si mesmo de sua capacidade de ir e vir entre esses estágios.

Sete vezes por dia. Não é de admirar que ele seja o Dalai-Lama.

Enquanto eu me recordava de parte da minha "aventura de psiconauta", como eu a considerava, escrevi — até o ponto em que conseguia me lembrar — aonde eu tinha ido, com Thurman indicando o caminho.

Tínhamos feito um ensaio para nossa própria morte em estágios que envolviam um lago, um Buda gigante, deuses com olhos de esmeralda, fumaça, uma luz brilhante, o luar, a chama de uma vela, uma gota pura de luz límpida, um derretimento do meu corpo, uma luminescência, pessoas que eu conhecia e não conhecia me observando do outro lado de um curso de água, luz se irradiando de mim e do meu lado... e não nesta mesma ordem.

Jimmy quase tinha ido comigo à palestra daquela noite. Talvez tenha sido melhor que ele não tenha vindo, pensei quando terminamos. Bob nos guiou através do falo de nosso pai, para dentro do ventre de nossa mãe e, em seguida, para dentro de nossos corpos atuais. Eu me sentia derretendo, reluzindo, nada, tudo, em lugar nenhum, em todos os lugares.

– Esta noite podia ter sido demais para a iniciação de Jimmy nos estudos budistas – falei para Patty, rindo, enquanto saíamos da Tibet House.

Jimmy, no entanto, voltou conosco lá na semana seguinte, para a última das palestras de Bob. Um tesouro nacional, Bob falou sobre

Aprendendo a Morrer Feliz

projetar uma forma para que as pessoas morram em paz, sobre oferecer programas de treinamento para pessoas que trabalham com moribundos e para pacientes classificados como terminais. Desejei que meu pai tivesse podido vivenciar um reconfortante ensaio de sua própria morte quando ainda era relativamente jovem. Extraí algum conforto da ideia de que minha mãe o tinha guiado através de tudo aquilo no fim.

– Por que brincar nas fronteiras dessa preciosa vida que temos? Todos precisam crescer – observou Thurman, ao falar dos desafios que se apresentam à humanidade. Ele nos aconselhou a "escolher nosso ventre de maneira sábia". Enquanto nos imaginávamos andando pela Quinta Avenida, em Nova York, à procura de uma família na qual nascer, Bob sugeriu: – Tenham um pouco de comedimento. Verifiquem a decoração da casa. Tem um Buda na prateleira acima da lareira? – Ele sorriu. – Olhem os títulos dos livros da biblioteca. E eles têm filhos? – Bob soltou uma risadinha. – Talvez seja melhor esperar até que eles tenham resolvido todas as neuroses com o primeiro filho!

Tibetanas que querem ter um filho constroem um lindo santuário em suas casas para atrair um ser iluminado para suas vidas. Fazer uma lista curta de todas as qualidades que você está procurando em pais pode ser uma boa ideia, disse-nos Bob. Funciona para pessoas que estão procurando um apartamento para comprar na cidade de Nova York.

– O mundo é feito do infinito, de pura alegria, isento de sofrimento – disse Bob. – O que o Buda descobriu foi que isso é o nirvana. Que ele sempre tinha estado no nirvana. Estamos nele neste exato instante. Pessoas atormentando umas às outras é algo intolerável, pois estamos atormentando a nós mesmos.

A definição de Bob para o carma é direta:

– Não é destino – afirmou. – Carma é só ação. Causa e efeito. – Tudo o que fazemos cria tendências. Se formos mesquinhos, maldosos e desagradáveis, vamos desenvolver esses músculos. Se formos verdadeiros, meigos e bondosos, gravitaremos nessa direção.

Ele deixou a todos nós com esperanças.

– Temos um tempo infinito – falou Bob. – Sendo assim, vamos atingir o nirvana mesmo que levemos cinquenta vidas para isso.

Jimmy, Patty e eu descemos a escada da Tibet House, saindo para a rua, tentando absorver os ensinamentos de Bob.

– Ele fez você se lembrar da minha mãe e das aventuras dela? – perguntei a Jimmy.

– E como! – disse Jimmy, revirando os olhos. Ele tinha sido criado num lar muito mais convencional do que o meu.

Na primeira vez que encontrara minha mãe, ele havia me dito que não fazia ideia do que dizer a ela.

– As conversas dela não são lineares – reclamara ele.

– É só fingir que você está chapado – tinha sido meu conselho para meu futuro marido.

– Deu certo! – dissera ele depois do encontro seguinte entre os dois.

Patty nunca tinha conhecido nenhum dos meus parentes.

– Mas parece que você nasceu numa família darma – disse ela a mim. – Você teve muitas lições a aprender e escolheu sua família de forma sábia, pois eles tinham muito a lhe ensinar.

Passei dias pensando nos ensinamentos de Bob depois da última palestra dele. Eu tinha ficado um tanto quanto chapada na presença dele, ainda que eu nunca tivesse sido do tipo que fuma maconha. Depois dela, passei a pensar na morte de forma diferente. Quando eu ouvia sirenes de polícia, continuava me preocupando com a possibilidade de algum dos meus filhos ter sofrido um acidente de carro, apesar de eles já serem adultos e terem saído de casa.

Entretanto, geralmente quando eu pensava na minha própria família – Jimmy, Max, Jack e Mickey –, eu me sentia enormemente agradecida, abençoada e feliz.

Talvez os tibetanos tivessem razão. Talvez eu tivesse escolhido de forma muito deliberada a vida que estava vivendo. Talvez minha alma tivesse voado pelo mundo, procurando a família na qual eu "escolhi" nascer.

Talvez eu tivesse me sentido atraída tanto pela dor quanto pela alegria que tinha visto nas pessoas de Fall River, em Massachusetts, e Hollywood, na Califórnia. Talvez eu tivesse rodeado meus pais como uma mariposa em volta de uma chama, dando uma boa olhada no jovem e belo oficial naval e na bonita artista pela qual ele tinha se apaixonado.

Como meu pai poderia não amar minha mãe? Ela possuía uma centelha, um lampejo do sol da Califórnia em sua alma, o que obscurecia parte da tristeza que ela carregaria consigo durante tantos anos, por baixo de toda a cor e todo o drama. E o meu pai? Louise Goodfriend havia relatado que minha mãe se apaixonara rapidamente por ele, que ele era lindo e charmoso.

Talvez, quando eu era uma alma em busca de um corpo, eu tenha até dado uma boa olhada no meu tio Nathan e na minha prima Priscilla, as pessoas que eu tinha considerado o maior desafio na minha infância. Talvez eu tenha achado que podia ser útil a elas, talvez lançando um pouco de luz e alegria. Talvez eu tenha pensado que me conectaria a eles de uma forma que traria a cura. Meu pai tinha sido criado numa família soturna, tinha aguentado muitos fardos e ficado esgotado, mas adorava ter uma filha com quem conversar. Minha mãe gostava de rir, de chocar e de maravilhar as pessoas, e ela as puxava para seu mundo louco, entretendo e distraindo a todos, incluindo ela própria, da dor que faz parte da vida.

Talvez minha alma também tenha sido atraída para o "inexprimivelmente distante". Talvez eu tenha nascido exatamente na família correta. Uma família darma, um lugar onde as lições podiam não ser dadas, mas um lugar onde, sem dúvida, elas eram aprendidas.

Eu não tinha aprendido essas lições tarde demais, percebi. Quanto tempo me restava era um mistério. Porém, a qualidade desse tempo era algo que talvez eu fosse capaz de influenciar.

30

Minha Religião É a Compaixão

Para receber instruções sobre como viver cada dia, era hora de consultar um homem que tinha aproveitado ao máximo todos os dias de diversas vidas. De fato, alguém que tinha reencarnado quatorze vezes: Sua Santidade, o Dalai-Lama.

Quando ele subiu ao palco do Radio City Music Hall na cidade de Nova York, acompanhado por homens do Serviço Secreto, por seu intérprete e por Richard Gere, o Dalai-Lama se aproximou das dúzias de monges reunidas no palco para receber seus ensinamentos, segurou suas mãos estendidas e sorriu. Então, virou-se para a plateia, composta por diversos milhares de pessoas, juntou as palmas das mãos, levou-as ao rosto e se curvou levemente.

Celebridades de Hollywood, professores de ioga e seus alunos vêm usando aquele mesmo gesto há anos. No entanto, quando o Dalai-Lama uniu as mãos e se curvou para os milhares, eu senti uma conexão. Simples assim. Ninguém faz isso melhor do que ele.

Bob Thurman tinha dito que, durante todo o tempo que ele havia passado com Sua Santidade, jamais o vira na presença de alguém sem que ele estivesse cem por cento atento. Ao caminhar para a frente do palco e espiar as pessoas das primeiras fileiras, sorrindo e saudando-as com entusiasmo, o Dalai-Lama, sem dúvida, estava presente.

Minha Religião É a Compaixão

Ele foi até um pano vermelho no palco, diretamente na frente de uma gigantesca pintura *thangka*, e se prostrou três vezes na presença do Buda. Então, tirou os sapatos e subiu um conjunto de degraus de madeira que levava a uma pequena plataforma. O Dalai-Lama afofou uma gigantesca almofada de brocado e sentou. Pegou uma viseira cor de laranja, como aquelas vendidas em lojas de suvenires em todo o mundo, e a pôs na cabeça, para se proteger das fortes luzes do palco. E estava absolutamente adorável.

Em qualquer aglomeração de pessoas na cidade de Nova York, sinto a energia de todos à minha volta, seja numa plataforma do metrô ou num espetáculo da Broadway. Entretanto, a única energia naquela imensa casa de shows parecia estar vindo diretamente do Dalai-Lama para as pessoas que estavam sentadas diante dele. Os monges, no palco, entoavam preces tibetanas, e Sua Santidade começou a falar:

– Todos os seres humanos têm tristeza e ansiedade – disse ele. – Como temos esses sentimentos, temos o direito fundamental de trabalhar neles. Temos uma sofisticada inteligência e devemos usá-la para trazer felicidade. É uma pena que ela traga infelicidade. É como uma autotortura.

De fato.

Dinheiro, poder e fama são fatores que causam a felicidade, continuou o Dalai-Lama. Mas os confortos físicos com os quais nos cercamos não podem curar a dor mental ou física. Contudo, o cultivo da força mental pode levar à calma, reduzir o medo e trazer a felicidade.

Olhando fixamente para duas imensas telas de vídeo suspensas em cada um dos lados do palco, analisei a imagem do Dalai-Lama, cujo famoso rosto estava limpo e radiante, liso e sem rugas. Eu tinha lido no livro de Victor Chan, *The Wisdom of Forgiveness*, que "o Dalai-Lama usa a própria alma no rosto".

Segundo Chan, um psicólogo chamado Paul Ekman ficou perplexo com a aparência jovem do Dalai-Lama quando o conheceu. Ekman atribuiu isso ao fato de Sua Santidade utilizar cada um de seus músculos faciais com maior frequência do que a maioria das pessoas para expressar suas emoções.

Exibindo "a pueril e despreocupada espontaneidade dos tibetanos", escreveu Chan, "existe uma precisão na maneira como o Dalai-Lama se expressa. Quando ele está feliz, está cem por cento feliz. Nenhum outro sentimento se intromete para adulterar a experiência". Porém, de acordo com Chan, "ele não se apega demais às coisas, inclusive suas emoções".

Enquanto isso, eu estava extremamente apegada a tudo o que o Dalai-Lama estava dizendo e fazia anotações atentamente. Pessoas de todas as religiões e sem nenhuma afiliação religiosa precisavam desenvolver respeito e compreensão mútuos, disse ele.

— Sempre deixo claro que é importante que vocês, ocidentais, mantenham sua própria religião. Não é como a moda, onde você fica trocando de vestido.

Tive uma sensação de alívio, ainda que não tivesse considerado seriamente a hipótese de me tornar uma budista. Estava perfeitamente feliz com a prática espiritual que eu tinha desenvolvido como judia e por ter vivenciado as experiências inter-religiosas prolongadas de *The Faith Club* enquanto viajava pelos Estados Unidos, conversando com pessoas de todas as crenças em sinagogas, mesquitas e igrejas.

Sua Santidade nos avisou que textos não budistas não seriam mencionados nas palavras que estudaríamos.

— Mas não se preocupem com isso. — Ele explicou muito modestamente como tinha recebido transmissões orais de "um monge muito, muito bom", de forma que os ensinamentos de sua linhagem ficassem protegidos. Ele havia escolhido textos para sua plateia que tinham sido escritos por "um notável mestre indiano" chamado Nagarjuna, e nos exortou a ler seu *Commentary on Bodhicitta*, um texto sobre a obtenção da mente desperta, por diversas vezes e por nossa própria conta. — Se vocês lerem nove vezes, terão nove compreensões diferentes.

Eu me esforcei ao máximo para acompanhar enquanto ele lia as palavras de Nagarjuna em voz alta e fazia comentários sobre elas, em tibetano, esperando que o intérprete traduzisse seus ensinamentos. Li o livro que nos tinha sido dado enquanto Sua Santidade explicava *bodhicitta*, "o despertar da mente".

Fiz anotações, como "*A mente é desprovida de uma mente, pois a natureza da mente é a luz límpida*". No entanto, alguns minutos depois, tudo o que consegui escrever foi "Hã?!".

Minha Religião É a Compaixão

Olhei para minha amiga Liz, que tinha me acompanhado àquelas palestras. Ela estava digitando em seu iPad, compreendendo de modo claro o que estava ouvindo. Liz utiliza elementos de ensinamentos budistas em sua prática de psicanálise. Ela sabia tudo sobre a individualidade e a não individualidade, ao passo que eu não sabia absolutamente nada. Nunca tinha feito nenhum curso de psicologia, pois sempre tinha temido ser louca.

Enquanto Liz captava conceitos que eu não entendia de jeito nenhum, resolvi folhear o texto, procurando trechos com os quais eu me identificasse, e encontrei uma beleza:

Uma mente feliz é, de fato, tranquila;
Uma mente tranquila não está confusa;
Não ter confusão é compreender a verdade;
Ao compreender a verdade, obtém-se liberdade.

Eu estava longe de compreender a verdade, mas minha mente estava se sentindo bastante tranquila na presença do Dalai-Lama. Até consegui anotar algo que ele disse e eu consegui entender: *"Ainda que você busque o vazio, encontrará o vazio do vazio."*

Então, eu me recostei no meu confortável assento de veludo vermelho e me deleitei com a amplitude do Radio City. As luzes tinham sido abrandadas; os cerca de cem monges e freiras que estavam sentados no palco vestiam trajes de tom escarlate e amarelo-alaranjado. Eu me senti aninhada num ventre tibetano.

No dia seguinte, Liz e eu esperamos na fila para passarmos por dois pontos de inspeção de segurança, e recebemos um exemplar de outro texto: *A Guide to the Bodhisattva's Way of Life.*★ de Shantideva.

O Dalai-Lama chegou e retomou seus ensinamentos. Dei o melhor de mim para compreender o que ele estava dizendo. *A todo momento, devo ser o pupilo de todos,* li no texto.

Aquilo, eu conseguia compreender. Vinha aprendendo novas lições de todos que eu tinha conhecido ao longo do último ano.

★ "Um guia para o jeito *bodhisattva* de viver." (N. da. T.)

Eu me recostei na cadeira e abstraí de forma prazerosa até ouvir o intérprete do Dalai-Lama dizer:

– Na realidade, as Quatro Nobres Verdades formam o quadro que engloba todo o resto.

"Ufa!", pensei. "Quando chegar em casa, posso simplesmente ler as Quatro Nobres Verdades!" Claro, não é tão fácil assim compreendê-las ou pôr nossa compreensão em prática: *A vida é sofrimento*; *O sofrimento vem dos apegos* (a coisas terrenas, ideias, concepções errôneas e falsas crenças); *Podemos encerrar nosso sofrimento*; e *Existe um caminho para sair do sofrimento*.

Folheei o texto novamente e encontrei mais passagens lindas com as quais me identifiquei, incluindo falas que pareciam justificar minha decisão de estudar o darma, ou os ensinamentos do Buda, por conta própria: *Da mesma forma que uma abelha leva o mel de uma flor, devo levar simplesmente (o que for necessário) para a prática do darma*.

– É como estudar o Talmude – sussurrou Liz para mim, referindo-se ao denso comentário intelectual que acompanha e interpreta as escrituras judaicas.

– Na verdade, é o Darmude, uma combinação do Talmude com o darma – falei sorrindo.

Quando voltei para casa naquela noite, Jimmy me perguntou como era estudar com o Dalai-Lama. Eu me recordei de quando Jimmy tinha perguntado, em pleno trabalho de parto de nosso primeiro filho: "Você consegue me descrever como é a dor?"

– Algumas coisas simplesmente são grandes demais para serem descritas – disse ao meu marido.

Na tarde seguinte, o Dalai-Lama deu a todos nós alguns conselhos sobre meditação.

– A capacidade de manter a atenção estável é algo que possuímos naturalmente – garantiu-nos ele.

Sugeriu que fizéssemos nove respirações purificadoras com cada prática, e que a melhor hora para meditar seria o início da manhã, já que ele molda a mente e influencia o curso do restante do dia.

– É melhor para um iniciante fazer de cinco a dez minutos por dia de boa meditação – aconselhou o Dalai-Lama. – Do contrário, você gasta

Minha Religião É a Compaixão

uma hora, mas está quase dormindo! Pode cultivar um mau hábito! – Em termos gerais, ele falou que, com seis a nove meses de meditação, uma pessoa é capaz de atingir uma sensação de "constância tranquila".

Desafios diários da vida são inevitáveis e eles nos ajudam a desenvolvermos força, paciência e maleabilidade, juntamente com um ego saudável e autoconfiança. Ele citou o texto:

Qualquer que seja a alegria existente no mundo,
Tudo provém do desejo de que os outros sejam felizes.
E qualquer que seja o sofrimento existente no mundo,
Tudo provém do desejo de que eu mesmo seja feliz.

Se eu não trocar de fato minha felicidade
Pelo sofrimento alheio,
Não obterei o estado de Buda...

Um maremoto de compreensão me atingiu. Trocar minha felicidade pelo sofrimento alheio? Aquilo soava como o que eu fazia quando era criança. Seria possível que eu tivesse treinado para ser uma *bodhisattva*, uma praticante terrena da compaixão? Talvez. Porque eu também tinha seguido em frente e vivenciado, como o texto prometia, uma "vida magnífica".

Certa vez, percebi repentinamente, fui de fato uma *bodhisattva* em fase de treinamento. Sofri pelos outros. E, de acordo com esses ensinamentos, essa reação era uma reação nobre.

Quando criança, praticar a compaixão por todos os adultos que estavam sofrendo na família havia parecido avassaladoramente difícil. Agora, contudo, por causa de todo o trabalho que eu tinha feito, talvez eu fosse capaz de praticar a compaixão pelos outros sem causar dor a mim mesma, na forma de pânico.

Com frequência, citam que o Dalai-Lama diz: "Minha religião é a bondade." Jurei ali mesmo, naquele exato instante, viver minha vida com o máximo de compaixão de que fosse capaz. E a última coisa que o Dalai-Lama fez em sua visita a Nova York foi ler em voz alta – juntamente com os milhares de pessoas que tinham estudado com ele –

"O Juramento do *Bodhisattva*", uma magnífica peça literária e um guia para se tornar iluminado. Enquanto lágrimas escorriam pelo meu rosto, recitei o juramento, incluindo os versos a seguir, que eu tinha transcrito para o meu caderno. Esta é a Regra de Ouro do Budismo, e se tornaria meu guia diário:

Que eu seja o médico, o remédio
E que eu seja o enfermeiro
Para todos os seres doentes do mundo
Até que todos estejam curados.

Que eu seja um protetor para aqueles que não o têm,
Um guia para todos os viajantes no meio do caminho.
Que eu seja uma ponte, um barco e um navio
Para todos os que desejam cruzar (a água).

Que eu seja uma ilha para aqueles que buscam uma,
E uma lâmpada para aqueles que desejam luz,
Que eu seja uma cama para todos os que desejam descansar
E um escravo para todos os que desejam um escravo.

Que eu seja uma joia dos desejos, um vaso mágico,
Poderosos mantras e excelente remédio,
Que eu me torne uma árvore realizadora de desejos
E uma vaca de abundância para o mundo.

31

Uma Lição sobre a Impermanência

A sessenta quarteirões, seguindo na direção da área residencial, de onde o Dalai-Lama estava falando para milhares de pessoas no Radio City Music Hall, um pequeno grupo de monges tibetanos tinha começado a construir uma intrincada mandala de areia, numa capela da magnífica Catedral de São João, o Divino.

Parei lá numa manhã, exatamente a tempo de vê-lo terminando o colorido círculo no centro da mandala, uma representação geométrica das divindades budistas. Eles enchiam tubos de aço ocos com areia em cores vivas, derramando meticulosamente cada grão na superfície de uma grande mesa. Havia uma fotografia de Sua Santidade sobre um altar próximo, cheio de flores, tapeçarias e velas.

Eu tinha ouvido falar da construção daquela mandala de areia no Twitter, o que era adequado, já que os tweets desaparecem rapidamente, e aquela mandala estava sendo criada para ser propositalmente destruída dez dias depois, como uma ilustração da impermanência da vida.

A Catedral de São João, o Divino, uma imponente combinação de elementos arquitetônicos romanescos, bizantinos e góticos, assoma sobre o campus da Universidade de Colúmbia, no Upper West Side de Manhattan. Seus arcos ascendentes e seus vitrais são tão espetaculares quanto quaisquer outros encontrados pelo mundo, e os programas inter-religiosos que acontecem dentro do majestoso espaço são um tributo à diversidade da cidade de Nova York.

Mais de uma década antes, eu tinha admirado tanto a catedral e sua mensagem que convenci minha mãe a comprar uma cripta para si mesma lá, num columbário de mármore rosado, não muito longe de onde os monges estavam trabalhando. Minha mãe tinha falado sobre ter suas cinzas guardadas num mosteiro em Carmel, Nova York, perto da casa que Jimmy e eu havíamos alugado quando meu pai estava morrendo. Ela costumava visitar regularmente aquele mosteiro; os monges tinham lhe dado um enorme conforto e apoio. Porém, quando aventei a possibilidade de comprar uma cripta na Catedral de São João, o Divino, ela concordou que seria bom "morar" em Nova York. Afinal, ela havia planejado se mudar para a Y★ da rua 92 depois de se formar na faculdade, antes de conhecer meu pai e os dois ficarem noivos.

Os planos da minha mãe tinham continuado se alterando durante toda a vida. Logo antes de ser diagnosticada com Alzheimer, ela imaginava se o local de seu descanso final deveria ser ao lado do meu pai, no cemitério judaico onde ele estava enterrado. Assim, eu tinha vendido a cripta em Nova York. Mas, então, descobri que as regras do cemitério proibiam que mulheres fossem enterradas ao lado de homens. Novamente, minha mãe estava livre para escolher onde ficaria. Parecia que meus pais simplesmente não conseguiam se organizar como casal.

– Faça o que quiser comigo – tinha dito finalmente minha mãe a mim, em nossa última conversa sobre o assunto, alguns dias antes.

Talvez ela devesse voltar para a Catedral de São João, o Divino, pensei enquanto visitava a mandala de areia. Minha mãe teria adorado ver os monges construindo sua delicada obra-prima. Os instrumentos que eles usavam faziam um zumbido agudo enquanto liberavam cada grão de areia, um de cada vez, sobre a mesa. A não ser por uma ocasional conversa sussurrada entre os monges, o recinto delineado por mármore que abrigava a mandala estava em silêncio. Sentei num dos bancos de madeira da igreja para meditar, com as mãos no colo e os olhos fechados.

★ Young Men's and Young Women's Hebrew Association. (N. da T.)

Uma Lição sobre a Impermanência

Eu me sentia como se estivesse construindo uma catedral dentro de mim mesma. Imaginei um minúsculo canteiro de obras bem ao lado do meu coração, onde pequenas vigas de aço estavam sendo içadas, paredes e colunas em miniatura, edificadas. Um espaço sagrado estava se formando dentro de mim; lindos vitrais estavam me iluminando de dentro para fora.

Alguns dias depois, quando voltei à Catedral de São João, o Divino, a mandala tinha se expandido, de um círculo para um quadrado maior, cheio de adornos detalhados. E, quando as palestras do Dalai-Lama na cidade de Nova York terminaram, a magnífica mandala também foi finalmente concluída.

Era linda. Cada cor era vibrante, cada minúsculo detalhe, nítido e preciso. Um grupo de pessoas observava enquanto vários monges erguiam a pesada mesa de madeira e a carregavam para fora da capela. Fui lentamente atrás deles, juntamente com todas as outras pessoas, numa silenciosa procissão. Por fim, eles baixaram a mesa na imensa nave da catedral. Milagrosamente, a mandala continuava intacta.

Enquanto mais de cem pessoas assistiam, os monges começaram sua cerimônia de encerramento. Vestidos com seus trajes de cor escarlate e amarelo-alaranjado, usando imensos chapéus amarelo-vivo, eles entoavam cânticos, no estilo muito profundo e distinto dos monges Gyuto. Em seguida, tocaram instrumentos tibetanos tradicionais – címbalos, trompetes, um tambor verde-vivo e duas gigantescas cornetas de estanho medindo pouco mais de um metro de comprimento.

Um monge se aproximou da mesa e, enquanto os outros entoavam cânticos atrás dele, baixou a cabeça por um momento. Lenta e deliberadamente, ele pôs a mão na borda externa da mandala e empurrou a colorida areia para o centro. Fez isso em todos os quatro lados, enquanto todos observavam em silêncio.

Outro monge se aproximou, carregando um largo pincel. Lentamente, ele circundou a mesa, espanando as areias da mandala para uma pequena pilha, que ficou cada vez maior à medida que, lenta e constantemente, ele apagava o trabalho de arte que tinha sido construído de forma tão cuidadosa. Observei, maravilhada. Nunca tinha visto alguém apagar tão deliberadamente algo tão magnífico.

Quando ele terminou, tudo o que restou foi uma pilha de areia no centro da mesa. Enquanto dois monges varriam a areia para recipientes, o tibetano encarregado do procedimento anunciou que todos poderiam ir até a mesa e receber um pacote de areia. Depois, uma procissão se formaria, e os monges espalhariam a areia restante nas águas de um parque próximo.

Esperei na fila, recebi minha pequena sacola de plástico com areia cinza, que, na realidade, era composta por vinte cores diferentes, e fiquei atrás do restante dos membros da plateia, que estavam começando a formar uma procissão.

Os monges que carregavam os recipientes de areia saíram da igreja. Outros monges os seguiram, tocando instrumentos. E a multidão foi atrás deles, devagar e em silêncio.

Caminhamos pelo pátio da Catedral de São João, o Divino, passando pelo jardim de infância que havia nas instalações e por um pavão cuja cauda estava aberta numa exuberante exibição de cores. Percorremos dúzias de degraus de pedra, entrando no Morningside Park, e, em seguida, fomos até um turvo curso de água parada e verde.

Eu vinha tirando fotos e gravando aquele evento, juntamente com muitas outras pessoas. Um homem na minha frente tinha comentado com sua acompanhante a respeito da ironia de se tirar fotos de algo cuja função era ser impermanente.

Envergonhada, enfiei minha pequena câmera no bolso, tirando discretas fotos de vez em quando, dos monges caminhando à minha frente. Andei ao longo da margem da água, tentando encontrar o local perfeito de onde fotografar o estágio final da cerimônia, no qual as areias da mandala seriam derramadas no lago turvo, enviando uma energia de cura para o mundo.

A luz dourada do fim de tarde era perfeita. Eu me posicionei num lugar com uma vista desobstruída dos monges. E, naquele exato momento, liguei minha câmera, ajustando-a para fazer um vídeo, em vez de uma foto. Um monge usando um imenso chapéu amarelo estendeu majestosamente o braço sobre as águas e derramou a areia no lago.

Eu estava exultante! A câmera, com uma luz vermelha piscante que indicava que estava gravando, tremia um pouco nas minhas mãos, mas

Uma Lição sobre a Impermanência

capturei cuidadosamente aquele momento no tempo, apegando-me a ele com todas as minhas forças. Eu teria para sempre um curto filme do monge lançando as areias nas águas da cidade de Nova York. Eu teria exatamente o que queria ter comigo. Pela eternidade.

Eu estava tão feliz comigo mesma que precisei assistir ao vídeo imediatamente.

Mas não consegui. Ele tinha desaparecido.

Eu tinha certeza absoluta de que tinha feito um vídeo do monge lançando as areias na água. Eu tinha visto tudo pelo *viewfinder*. Também tinha visto uma luz vermelha piscando, indicando que aquilo estava sendo gravado. Porém, num curto vídeo que consegui encontrar e reproduzir, a câmera parecia ter caído das minhas mãos, fazendo imagens trêmulas do chão. Então, ela havia desligado sozinha.

Aquilo me deixou perplexa. Eu tinha feito dúzias de filmes curtos com aquela mesma câmera ao longo do último ano, e aquilo jamais tinha acontecido.

Talvez fosse para eu aprender uma lição. Aparentemente, eu não devia fazer uma imagem permanente de um momento que devia ser impermanente. Paparazzi não eram bem-vindos num evento como aquele.

Olhei novamente para os monges a tempo de ver um deles lançar um buquê de rosas no pequeno lago. Observei enquanto a areia rodopiava pela água verde por entre os caules, flores e espinhos.

Então, ela desapareceu.

32

Mais uma Pessoa Feliz no Planeta

Amigos começaram a comentar a respeito da minha aparente calma. Alguns até diziam que eu parecia diferente, que meu rosto estava relaxado. Que minha voz estava mais suave. Que eu caminhava sem me curvar à frente. Que eu parecia bem tranquila.

– Acha que Priscilla está calma? – perguntou um de nossos amigos a Jimmy uma noite, no jantar.

Ele parou por um momento, pensando.

– Ela está noventa e nove por cento calma – disse ele com um sorriso.

Numa iniciativa que me deixou chocada, parei de tomar Rivotril todos os dias, com a permissão da minha terapeuta. Eu estava dormindo melhor.

– Eu me tornei mais uma pessoa feliz no planeta – falei a Gina quando voltei para vê-la mais uma vez.

– Isso é algo bastante considerável. – Ela sorriu.

– Sim, é mesmo.

Ficamos sentadas em silêncio, uma diante da outra, durante alguns momentos. Eu conseguia ouvir buzinas de carros e sirenes de polícia lá fora, na rua, um vizinho tocando escalas num instrumento musical num apartamento próximo.

De repente, percebi que Pilot, o cachorro de Gina, um labrador amarelo, estava deitado no chão ao lado dela.

– Ele estava aqui o tempo todo? – perguntei.

– Durante as duas últimas sessões – respondeu Gina.

– Ele nunca entrava neste consultório quando eu estava aqui – lembrei. – Costumava ficar deitado lá fora, na sala de espera.

– Ele capta as vibrações das pessoas – falou Gina. – Entra e sai deste espaço dependendo do que sente.

E deve ter sentido algo diferente em mim. Algo alegre.

– Sempre achei que era egoísta ser feliz – falei. – Que, se eu fosse feliz, estaria tirando a alegria de outra pessoa. Provavelmente, algum parente. Eu achava que existia uma quantidade limitada de felicidade no mundo e que, se eu recebesse demais dela, estaria sendo gananciosa.

Sentei no sofá, onde tinha me enraizado tantas vezes e chorado, rido e suspirado.

– De um jeito engraçado, eu estava um tanto quanto viciada no meu pânico – falei. – Era a minha identidade. Eu era muito, muito ligada a ele e, agora, não sou mais.

"É esquisito. Mal consigo me lembrar de como era a sensação do pânico, porque não consigo reproduzir os sintomas no meu corpo." Balancei a cabeça. "Há pessoas andando pelo planeta neste instante que se sentem como eu costumava me sentir. E elas não sabem como se sentir melhor."

– Você pode ajudá-las – falou Gina. – Pode educá-las.

Concordei. Seria assim que eu exerceria minha compaixão todos os dias. Seria isso que eu faria com a nova pessoa que eu tinha me tornado.

– Então, o que devemos fazer em seguida? – perguntou Gina.

– Não sei. Tenho medo de já ter terminado com você.

– Vamos falar sobre o que você acabou de dizer. – Gina sorriu. – "Tenho medo de já ter terminado com você"?

Eu ri.

– Fico triste em pensar que terminei. Realizei tantas coisas aqui; tudo o que eu sempre quis, tudo com que sempre sonhei. Infelizmente, esta terapia não estava disponível para mim quando eu era mais nova. Mas, de alguma forma, eu me aguentei até que ela estivesse.

– Sendo assim, vamos falar sobre outras coisas – disse Gina. – Na sua vida atual, existe algo que lhe cause ansiedade?

Fiz que não com a cabeça.

– Estou ansiosa pela felicidade – falei. – Estou ansiosa por algum tipo de tranquilidade. Mas as pessoas conseguem isso de verdade?

– Sim – respondeu Gina. – Conseguem. As pessoas têm sentimentos; felicidade, tristeza, raiva, decepção. Mas o que importa é o que *fazemos* com esses sentimentos. Como vivemos com eles e os liberamos. Porque, seja lá o que sintamos, felicidade ou tristeza, isso também passará. Outra coisa acontecerá.

Eu compreendia que sentimentos iam e vinham. Sabia que os meus também iriam e viriam. Porém, eu me sentia calma naquele momento.

– Nunca tive essa sensação de calma prolongada antes. Nunca soube como era a sensação – disse a Gina. – Tenho ficado extaticamente feliz e alegre. Tenho o melhor marido do mundo, e os melhores filhos, e a melhor vida. Tenho muita sorte. Mas nunca tinha conseguido estar em paz antes. E estou com tanta paz agora que sequer estou questionando o que isso significa, ou no que vai se transformar, ou o que fazer com essa sensação. Não estou nem mesmo me obrigando a aproveitá-la. Nada disso está acontecendo. Ela simplesmente é o que é.

Sorri para Gina.

– Espero que isso aconteça toda vez que alguém entra no seu consultório.

– Acontece com muita gente – contou ela.

– Continuo achando que é um milagre – falei. – Se a sua definição de milagre for algo que nunca achou que pudesse acontecer, algo além dos seus mais loucos sonhos. Você me ajudou a acessar emoções que eu tinha medo demais de acessar. Obrigada.

Levantei para ir embora.

– Agradeço de verdade por tudo o que você fez para me ajudar a me curar – disse eu. – Posso lhe dar um abraço?

– Claro – falou Gina, sorrindo.

Eu me curvei e a envolvi com os braços.

– Você é tão pequena!

– A maioria das pessoas diz isso – falou Gina, rindo.

– Mas você é tão poderosa – disse eu, virando-me para ir embora.

Gina soltou uma risadinha.

– As pessoas acham que tenho mais de um metro e oitenta de altura.

Olhei para trás e sorri para ela mais uma vez.

– Eu diria que você tem mais de sete metros. Como um Buda gigante.

33

Neurótica, Cura a Ti Mesma

Meu cérebro estava calmo demais.

Eu ficava deitada na cama, perguntando a mim mesma se estava doente. Ou deprimida. Ou fosse lá como as pessoas chamavam aquela sensação de... nada. Quem teria imaginado que ser feliz seria tão difícil?

Eu tinha me transformado no que havia desejado ser no início desse experimento, uma monja séria, pelo amor de Deus?

Eu sentia falta do meu pânico. Curada dele, eu tinha me transformado numa pessoa como qualquer outra do planeta, tentando descobrir o que fazer em seguida, como viver, com o que me importar, como ser feliz.

Eu não era ninguém especial, pensei. Sem nenhuma desculpa exótica para ser infeliz.

Uma mulher ligeiramente acima do peso cujo cabelo estava ficando grisalho, com um desejo relativamente regular por chocolate, havia milhões como eu. Que tinha chegado à menopausa e não fazia ideia de para onde ir em seguida. Eu estava em paz, mas, de alguma forma, também estava triste.

Não me ajudava o fato de eu não estar comendo laticínios, trigo e nem açúcar, e nem bebendo cafeína ou álcool.

— Sou como uma bromélia — dizia eu, brincando, às minhas amigas.

Um médico holístico tinha me dito: "Tudo o que você põe dentro do seu corpo é informação." Sendo assim, tentei trocar as informações que eu estava dando ao meu corpo. Comecei uma desintoxicação com shakes e vitaminas, mas isso durou um dia, até eu receber uma perturbadora ligação do lar de idosos da minha mãe, onde ela estava sofrendo alucinações visuais. Ainda que eu tivesse interrompido a purificação, devo dizer em meu favor que não avancei nos biscoitos de gengibre.

– Você está vivendo demais dentro da sua cabeça – disse o médico holístico a mim de forma bondosa. – Muitas pessoas fazem isso. Mas você precisa voltar para seu corpo.

Ele continuava lá, esperando por mim, cada quilo dele. Apesar de eu estar me sentindo muito mais leve no geral, eu não tinha perdido sequer um grama na balança.

Então, tentei prestar atenção no que estava comendo e deixei aquele médico espetar uma dúzia de agulhas de acupuntura em mim, da cabeça aos pés. As agulhas não me machucaram nem um pouco.

Saí do consultório dele me sentindo leve e calma.

O que me deixou nervosa.

Eu estava tão relaxada que não conseguia aguentar.

Então, comecei de fato a entrar em depressão.

Em alguns dias, eu me sentia como se estivesse observando a pessoa que eu era antigamente, minha infância, toda aquela dor, indo embora flutuando, como um gigantesco iceberg que tinha se desprendido de quem eu era agora. Acenei, dando adeus, enquanto meu passado desaparecia nas águas geladas, rumando para bandas desconhecidas.

Meu pânico, meu constante companheiro, a sombra que costumava me acompanhar a todos os lugares, tinha me abandonado. Eu continuava meditando todos os dias, fazendo as nove respirações purificadoras, como o Dalai-Lama havia recomendado. Então, ficava sentada, imóvel, e perguntava a mim mesma quem eu era.

A menininha que eu havia sido no passado tinha sido congelada de tristeza, explodido em chamas, tinha sido curada e revelada e, em seguida, havia desaparecido.

Eu tinha me tornado apenas mais outra pessoa infeliz no planeta, para citar Gina de forma errada, levando uma vida de silencioso desespero.

Agora que minhas suprarrenais não estavam fazendo hora extra, bombeando o medo pelas minhas veias, eu sentia falta daquela onda. Comecei a tomar um forte café descafeinado que costumava me deixar ligada. Agora, ele não surtia nenhum efeito. Nem mesmo um biscoito de vez em quando era capaz de me deixar menos triste.

Felizmente, um homem chamado Robert Sachs, com formação em estudos budistas e artes de cura asiáticas, incluindo medicina aiurvédica e tibetana, fez uma visita a Nova York, vindo da Califórnia.

Sachs tinha escrito um lindo livro sobre a curta vida de sua filha, Shamara, e o profundo efeito que a morte dela, causada por uma súbita síndrome infantil fatal, tivera sobre ele e sua esposa, Melanie. Numa incrível cerimônia, a alma de Shamara tinha sido ejetada de seu corpo e libertada na Terra Pura. *"Naquele momento, o mundo mudou para nós"*, escreveu Bob. *"E tentar voltar para dentro da caixa de um mundo menor e mais bem definido, o que era impossível, tornou-se irrelevante."*

Um amigo em comum achava que eu devia conhecer Bob para conversar sobre recuperação pós-traumática. Nós nos encontramos num restaurante tranquilo em Manhattan.

Contei a Bob sobre meu trauma do início da infância, minha traqueostomia.

– Meus pais adoravam me contar a história de como eu quase tinha morrido – falei.

– Quando as pessoas ouvem a respeito do trauma por várias vezes, acabam ficando entorpecidas – disse Bob a mim. – Então, elas desenvolvem uma reação anormal a crises. Mas talvez contar a história a você tenha sido a forma que seus pais encontraram para celebrar sua sobrevivência.

– Com certeza! – concordei. – Eles estavam me dizendo o quanto me amavam.

– A reação pós-traumática costuma ser a de pôr a si mesma na zona de trauma, para que você se sinta mais viva – disse Bob.

– Eu me sentia mais viva mesmo com meu pânico – percebi. – Apesar de ele sempre ter me feito pensar que estava morrendo.

– De certa forma – falou Bob –, o que virá agora será uma morte simbólica.

– Devo fazer um funeral simbólico para a pessoa que eu era? – perguntei.

Bob tinha trabalhado em hospitais para casos terminais e hospitais psiquiátricos, enfrentando situações que aterrorizavam muita gente. Ele me disse para confiar na minha intuição.

– Quando você percebe que aquilo que é mais importante para você não morre, todo o resto acaba se resolvendo por conta própria. – Bob citou o grande professor budista Chögyam Trungpa, que costumava comparar o ato de estar vivo ao ato de escorregar por um corrimão com laterais de navalha: – Você não pode se desviar muito para um lado e nem para o outro na vida, pois qualquer um deles vai machucar você – disse Bob. – Sendo assim, como você faz para ficar bem ali no centro do fio da navalha?

Tentei me imaginar escorregando naquele corrimão.

– Acho que, quando você está escorregando do jeito certo – continuou Bob –, a vida não é feita nem de prazer nem de dor. Se você se mantiver em contato com isso, vai fazer escolhas que a levarão pela vida enquanto você se mantém no fio.

"É interessante examinar seu pânico num sentido aiurvédico", prosseguiu Bob. Ele explicou alguns dos pontos básicos do sistema médico indiano. "Começamos com mais *kapha* em nossos corpos. Somos redondos e gorduchos, encatarrados e inchados. Então, entramos num estágio mais *pitta* da vida, até por volta dos cinquenta anos de idade. A ansiedade está associada a *pitta*. O calor se acumula, nossas mentes críticas disparam, comparamos e contrastamos tudo... e entramos em pânico. No estágio *vata*, no qual você está agora, começamos a esfriar e secar."

– Isso parece tão certo! – disse eu.

– Você ouve histórias de pessoas que foram alcoólatras ferozes durante toda a vida – prosseguiu Bob. – Criando um caos em suas famílias. E, de repente, ao chegarem aos cinquenta anos, param de beber. Por que nesse momento? Aquela intensidade de *pitta* apenas cai finalmente. Nós nos tornamos mais *vata*, mais secos. E passamos a olhar para a situação como um todo.

Bob sugeriu que tratamentos de óleo aiurvédicos me ajudariam a me sentir mais com os pés no chão. Ele recomendou que eu usasse o seu website para encontrar um profissional que ele e sua esposa tivessem formado.

Contei a Bob como eu tinha gostado de conhecê-lo, de ele ter aparecido no momento certo.

– As pessoas entraram na minha vida de um jeito absolutamente perfeito ao longo do último ano – falei.

– Vivemos com uma sensação de tempo convencional – observou Bob. – Mas um dos meus professores me ensinou que o tempo é vertical, o que significa que vivenciamos as coisas numa determinada sucessão, mas é possível que todas elas estejam ocorrendo ao mesmo tempo.

– Quer dizer que está tudo acontecendo ao mesmo tempo? – perguntei. – E nossos cérebros simplesmente aplicam um passado, um presente e um futuro a isso?

Aquilo estava virando uma viagem.

– Aplicamos uma história às coisas – disse Bob. – Não questione o que está acontecendo com você. As coisas acontecem quando acontecem. Nada faz com que elas aconteçam.

Nem mesmo Timothy Leary (ou minha mãe) teria sido capaz de dizer aquilo de uma forma melhor.

Aparentemente, a vida era um *mikvah*, onde passado, presente e futuro se fundem nas águas sagradas. Pensei em todos os meus professores, que tinham surgido nos momentos certos ao longo do último ano, pondo-me no meu próprio caminho.

Yongey Mingyur Rinpoche, que tinha sobrevivido a ataques de pânico quando criança, estava, no momento, num retiro de três anos no Nepal. Eu teria deixado de conhecê-lo, se não o houvesse encontrado no dia seguinte ao meu aniversário.

Contei a Bob a respeito da minha conversa com o rabino Jacobson e do meu desejo de fazer algo simbólico no meu próximo aniversário.

– Existe um sistema que forma o núcleo da astrologia oriental – disse Bob a mim. – Ele se chama Astrologia de Nove Casas na China, *Ki* de Nove Estrelas em japonês, e Sistema de Marcas de Nascença na tradição tibetana. É muito fácil de ser calculado, mas funciona de uma maneira extremamente profunda.

Neurótica, Cura a Ti Mesma

"O ano em que você nasceu, 1953, foi o que se chama de ano de duas Terras, o que significa que você tem o número da mãe primordial. Esse é o motivo pelo qual você assumiu um papel materno tão forte na sua família. Você carregava a energia materna primordial. Então, a família quase deixou essa função de lado."

E como.

– O número secundário relativo ao seu ano é sete metal – continuou Bob. Ele falou sobre o ano em que estávamos no momento e fez alguns cálculos. – Seu número primário no mês de junho fica na casa do fogo – disse ele por fim. – Sendo assim, acho que você devia fazer algo relacionado ao fogo. Algo como uma fogueira seria ótimo.

– Uma fogueira? – Sorri. – Vou ver o que consigo fazer a respeito. – Eu detestava jogar um balde de água fria na sugestão de Bob, mas não conseguia imaginar onde eu encontraria uma fogueira a tempo para o meu aniversário.

Peguei a chave do carro e me preparei para dirigir de volta para casa.

– Jimmy tem sido incrível durante tudo isso – falei. – Nunca questionou meu pânico e nem fez pouco dele. Ele sabia que, com o tempo, eu resolveria as coisas e me deu apoio até essa hora chegar. Cuidou de mim durante os anos em que não fui capaz de cuidar de mim mesma.

Fiquei emocionada demais para falar.

– Não sei bem qual é o papel dele agora, qual é a nossa dinâmica.

– Seu trabalho é apenas demonstrar a ele uma gratidão sem limites – falou Bob. – O que estou sentindo vindo de você é uma profunda sensação de gratidão. Você e seu marido deviam celebrar isso juntos.

Jimmy tinha acabado de retornar de uma viagem de ciclismo de dez dias com os amigos. Ele não parava de dizer: "Obrigado por ter me deixado ir!"

E eu tinha vontade de dizer: "Obrigada por ter me deixado viver, obrigada por ter me deixado entrar em pânico, obrigada por ter me deixado me sentir abatida e triste durante tanto tempo, obrigada por ter sido tão paciente."

Voltei para casa, para Jimmy, e disse a ele quanto o amava.

34

Dawn

Dentro de um spa silencioso e iluminado por velas nos arredores de Boston, uma mulher chamada Dawn Tardif, treinada em terapia aiurvédica por Bob Sachs, está cuidando de mim.

Meus pés estão sorrindo. Estão mergulhados em água morna misturada com sais de banho de gengibre e eucalipto.

Meus olhos estão fechados.

Estou usando o mais leve e macio robe.

Flautas e tigelas sonoras tibetanas estão tocando ao fundo. Estou prestes a receber uma massagem *Abhyanga*, o que significa que Dawn e outra mulher vão trabalhar no meu corpo em sincronia, fazendo uma massagem rítmica em mim. Quando terminarem, Dawn vai derramar um fluxo contínuo e lento de óleo morno na minha testa várias vezes e vai me proporcionar um antigo tratamento aiurvédico chamado *shirodhara*.

Eu mereço mesmo isso?

Paro de fazer essa pergunta a mim mesma.

Dawn passa três diferentes frascos de óleos aromatizados debaixo do meu nariz, e eu escolho um.

Fico deitada numa mesa de massagem acolchoada, e ela e Francesca põem as mãos em mim.

Paro de tentar entender quem está fazendo o que comigo.

Estou sendo relaxada.

Estou sendo enraizada.

Estou sendo curada.

Sou balançada, virada e empurrada.

Rolo para o outro lado.

As duas mulheres são uma equipe perfeita. Não trocam nem uma palavra e, contudo, sabem exatamente o que fazer comigo e quando fazê-lo.

Eu me sinto como me sentia em pequena, quando tinha uma febre e minha mãe punha panos mergulhados em álcool hidratado sobre a minha pele quente.

Estou aliviada.

Há óleo por toda parte. O cheiro é forte. Os lençóis acima e abaixo de mim estão encharcados.

Minha febre cede.

Eu me entrego.

Ao final da massagem, eu me sinto como um dos gigantescos atuns de barbatana azul que meu pai costumava fisgar e puxar para o convés de seu barco. Lisa, oleosa, poderosa e grande. Escorregadia e selvagem. Por fim, domada.

Dawn é a capitã do barco onde estou. Faço tudo que ela manda. No entanto, ela só me diz o que preciso saber.

Ela sai da sala e eu perco a consciência.

Não consigo pensar. Não tento pensar.

Estou isenta de pensamentos.

Que alívio!

Dawn volta à sala e se posiciona ao lado da minha cabeça.

Lentamente, um fino fluxo de óleo morno e perfumado começa a escorrer sobre minha testa.

Dawn está segurando algo, cheio com esse óleo morno. Ela move o objeto para a frente e para trás na minha testa, e o óleo se move com ela. Cai sobre meu terceiro olho, aquele doce ponto entre meus olhos, logo acima das sobrancelhas, movendo-se em círculos concêntricos e preguiçosos. Percorre as raízes do meu cabelo, passa por ele, pelo meu couro cabeludo, pelas minhas orelhas.

Dawn pinga o óleo em um dos lados da minha testa e, em seguida, no outro, mantendo-o afastado dos meus olhos.

Então, põe algumas pedras sobre meus pés e envolve meus tornozelos com um tecido macio, para mantê-las no lugar.

Ela sai da sala, e eu fico ali deitada, pensando em pés.

Jesus me vem à mente, juntamente com um jovem que conheço desde o dia em que nasceu, James, um aluno da escola de teologia, estudando para se tornar sacerdote. Eu o ouvi pregar pela primeira vez algumas semanas antes. Ele falou sobre um vaso de alabastro cheio do óleo mais precioso de todos, sobre como Maria tinha derramado aquele óleo com aroma de jasmim sobre os pés de Jesus, num gesto extravagante e amoroso.

Eu me sinto afortunada.

Fico deitada sob o macio lençol que Dawn enrolou por baixo e por cima de mim.

Quando ela termina, sussurra instruções para quando eu for capaz de me recompor e ir embora.

Eu me visto e me junto a ela numa sala de estar. Ela me serve um pouco de chá. Sento e bebo. Pergunto a ela: Por que todo o óleo?

Sou como uma planta, diz Dawn a mim, com raízes que estão penduradas. Não tenho onde colocá-las. Preciso estar presa ao chão. Hoje, sou *vata*, fala Dawn, ar. Esse é o meu *dosha*, ou tipo de corpo aiurvédico. Foi o óleo que escolhi. Somos diferentes em dias diferentes. Em alguns dias, talvez eu seja mais *pitta*, ou fogo. Ou *kapha*, terra.

Dawn compartilha comigo um velho ditado aiurvédico: *Você pode pegar veneno e transformá-lo em néctar com uma mente saudável e pode pegar o néctar e transformá-lo em veneno com uma mente doente.*

– Coma com a intenção certa – diz ela a mim. – Viva com a intenção certa.

No meu último dia no spa de Dawn, escolho um óleo diferente, *kapha*, ou terra. Enquanto o óleo escorre pelas minhas têmporas, Dawn utiliza luzes coloridas para equilibrar meus chacras, ou centros de energia. Ela passou o tempo todo usando-as, aparentemente. As luzes correspondem à energia dos chacras – vermelha, laranja, amarela, verde, azul, índigo e violeta –, e ela as focaliza na base da minha coluna, no abdômen, no coração, na garganta, no terceiro olho e no topo da minha cabeça.

Dawn massageia minhas costas, meu pescoço, meus ombros, minha cabeça, minhas clavículas, minhas mãos e meus pés.

Põe um dedo na base das minhas costas e o mantém ali, e minha respiração desacelera muito, até eu praticamente parar de respirar.

Enquanto ela trabalha nos meus pés e fixa as pedras nas solas deles mais uma vez, a música tibetana me transporta através de algum tipo de fronteira.

Meu pai surge ao pé da minha mesa.

Meus olhos estão fechados.

– Você foi amada – diz ele a mim.

Ouço aquilo por diversas vezes.

– Você foi amada.

Entro em colapso e choro.

Quero que ele permaneça por perto. Quero ouvir mais.

Posso senti-lo indo embora.

Não quero que ele se vá.

Mas, finalmente, estou pronta para retornar à minha vida.

Fui amada.

Abro os olhos.

35

Feliz Dia do Parto

— Sua mãe quer fazer algo para você.

Meu cabelo ainda estava encharcado de óleo quando Betty, a mulher que cuidava da minha mãe, telefonou para mim na pensão onde eu estava hospedada em Massachusetts, no intervalo entre os divinos tratamentos com Dawn. Betty estava com um tom urgente na voz que eu nunca tinha ouvido antes.

– Sua mãe não me reconheceu hoje – contou-me. – Mas, assim que entrei no quarto, ela me encurralou. "Sabe, tenho uma filha e gostaria de fazer algo para ela." Ela não parou de repetir isso, várias vezes. "Preciso fazer algo para minha filha. A mais velha."

O que minha mãe poderia fazer para mim àquela altura de sua vida? Estava tendo dificuldades para recordar quem ela era, onde estava e quem eu era. Ela estava em paz, mas estava morando numa ala para doentes mentais. Na verdade, na última vez que eu a tinha visto, ela não tinha nenhuma recordação de ter conhecido meu pai. Tinha olhado apaticamente para mim quando eu mencionara o nome dele. E lá se ia a ideia de que os pacientes de Alzheimer viviam no passado; eu não sabia ao certo onde minha mãe estava vivendo atualmente.

Pela primeira vez, fiquei irritada com Betty, a maravilhosa cuidadora da minha mãe pelos últimos nove anos. Parecia um tanto cruel levar

Feliz Dia do Parto

as intenções de Riva tão a sério. Minha mãe não tinha como fazer nada para mim, pensei. Não da forma como sempre desejei que ela fizesse algo.

Agradeci a Betty por ter telefonado e, depois, não pensei mais em nossa conversa.

Alguns dias depois, apareceu um comentário no blog que eu vinha escrevendo. Uma sacerdotisa ecumênica de New Hampshire, Terry O'Dell, escreveu: *"Conheci sua maravilhosa, dinâmica e divertida Mãe Sábia num Retiro em Manchester Center, Vermont, há muitos anos... muitas lembranças ternas que eu gostaria de compartilhar com você em algum momento... da sua maravilhosa Mãe... que modelou 'Following your Bliss' muito antes de estar tão na moda!!!"*

Como Louise Goodfriend, aquela mulher tinha surgido na minha vida para me contar histórias da minha mãe, que já era incapaz de contá-las a mim.

Enviei um e-mail para Terry, assombrada com a ideia de que minha mãe tinha feito, de alguma forma, com que nós nos conhecêssemos. Ela me mandou o número de telefone dela, e eu telefonei enquanto estava deitada na cama do Quarto das Contas, no mesmo lugar onde Louise Goodfriend tinha me encontrado. No quarto onde minha mãe tinha passado tantas noites.

Terry também sentiu a mão da minha mãe naquilo.

— É a coisa mais estranha do mundo — comentou ela. — Venho fazendo uma limpeza na minha casa, revirando coisas e documentos antigos. Encontrei o cartão de visitas da sua mãe na minha mesa de cabeceira, e alguma coisa me fez guardá-lo. Então, senti um poderosíssimo ímpeto de descobrir onde Riva estava. Encontrei o website que você criou para a arte dela e, de lá, encontrei o seu blog. — Ela fez uma pausa. — Não esperava descobrir que Riva ainda está viva.

— Ela ainda está bem viva — falei. — E, aparentemente, quer que nós duas nos conheçamos.

Terry recordou como ela e minha mãe tinham se conhecido, num retiro de jesuítas.

— Riva chegou atrasada — disse Terry. — Entrou a passos fortes, com grandes botas de inverno e um suéter longo e pesado. Falava o que pensava e não era tímida. Eu pensei: Eis aí uma mulher interessante. Gostaria de conhecê-la melhor.

Terry tinha feito parte da Igreja Católica Romana durante toda sua vida. Porém, na época, ela estava passando por uma crise pessoal e espiritual que a estava afastando do catolicismo. Ela e minha mãe haviam tido várias e longas conversas sobre o sofrimento que aquilo estava lhe causando.

— Só nos encontramos aquela única vez — disse-me Terry —, mas sua mãe teve um impacto tão poderoso sobre mim. Disse que iria até aí vê-la e peguei o cartão dela em várias ocasiões, mas nunca nos encontramos novamente.

— Até agora — falei.

"Não acredito que você seja uma sacerdotisa ecumênica", continuei. "Fui coautora de um livro chamado *The Faith Club*..."

— Ele está bem aqui na minha estante — disse Terry. — É você?

— Onde você foi ordenada? — perguntei.

— Na Catedral de São João, o Divino — respondeu Terry.

Foi a minha vez de ficar surpresa.

— Minha mãe tinha uma cripta lá, mas, agora, estou pensando em onde deve ser o local do descanso final dela — falei. — Não é fácil resolver essas coisas.

— Eu sei — respondeu Terry. — Trabalho muito com pessoas que estão morrendo.

— Uau. — A palavra preferida da minha mãe saltou da minha boca. — Talvez você possa me ajudar — falei. — Tenho tido dificuldades em pensar em como será a fase final da vida da minha mãe e em quem vai nos acompanhar durante essa fase.

Combinamos de nos falar novamente mais tarde naquela noite.

Terry tinha me contado a respeito dos dois irmãos jesuítas que administravam o retiro onde ela e Riva tinham se conhecido. Fiz uma busca no Google por "Irmãos Linn" e descobri que eles tinham escrito oito livros sobre a cura das feridas da vida. Ainda estavam conduzindo retiros e workshops por todo o país.

A mensagem deles, que li num artigo on-line, deixou-me perplexa.

Dennis Linn está convencido de que todos nós fomos amados e recebemos cuidados, do contrário não estaríamos vivos. A meta dele é ajudar as pessoas a permitir que essas experiências amorosas se entranhem em suas vidas diárias.

Meu pai tinha aparecido no spa de Dawn para me dizer que eu tinha sido amada. Os irmãos Linn também queriam que eu me concentrasse no quanto eu tinha sido amada. Assim como minha mãe, aparentemente.

"Se permitirmos que a luz da percepção de que somos amados reluza através da escuridão de nossas feridas, poderemos começar a nos desapegar das feridas", dizia uma citação de Dennis. *"Deus nos valoriza 'mais do que muitos pardais'"*, continuava ele, citando as escrituras, *"e carrega a todos nós como uma águia carrega sua cria... Ao nos conscientizarmos disso, permitimos que uma nova cicatrização se forme em torno das feridas da vida. Ao abrirmos nossos olhos para as muitas formas como o amor de Deus se manifesta na beleza que gera vida e nos eventos de nossas vidas, e no amor que os outros têm por nós, começamos a nos arriscar a viver com uma consciência do amor presente, em vez das feridas do passado"*.

Minha mãe tinha entrado na minha jornada de cura, levando até mim a mensagem dos irmãos Linn, por meio de Terry.

Naquela noite, Terry e eu nos falamos novamente.

– Talvez eu devesse pegar o carro e ir até New Hampshire ver você – falei. Tentamos pensar em quando poderíamos fazer aquilo, comparando nossas agendas. – O que você vai fazer na semana que vem? – perguntei. – É meu aniversário na quinta.

– Tenho muitas coisas para organizar e planejar neste fim de semana – disse Terry –, porque estou conduzindo uma cerimônia especial de solstício de verão na segunda-feira.

– Como ela vai ser? – perguntei.

– Vou fazer uma fogueira – disse Terry.

Uma fogueira.

Logo antes do meu aniversário.

Exatamente o que Bob Sachs tinha sugerido que eu fizesse para celebrar, para purificar, para curar, para seguir em frente.

– Gostaria de vir? – perguntou Terry.

Desliguei o telefone e liguei para minha amiga Barbara, convidando-a para ir comigo numa viagem até New Hampshire.

Fomos para lá três dias depois. As instruções que Terry tinha me enviado diziam que ela morava na Packard Street. Minha mãe tinha sido criada na Packard Street de Los Angeles.

– Você e Barbara estavam simplesmente procurando sinais – disse meu sábio filho Jack mais tarde. – E foi por isso que os encontraram.

Talvez ele tivesse razão.

Encostamos o carro diante da casa de Terry, e ela nos apresentou às mulheres reunidas em seu quintal. A cerimônia dela combinaria elementos de todas as religiões do mundo. A luz do fim de tarde estava dourada. Pássaros chilreavam ruidosamente.

Eu tinha ido a muitas cerimônias ecumênicas ao longo dos últimos quatro anos, enquanto viajava pelo país falando sobre *The Faith Club*. Antes de cada palestra, eu enfiava entre as minhas fichas de anotações uma fotografia da minha mãe, de pé em seu quintal, ao lado de um gigantesco girassol, e, ao final de cada discurso, eu olhava para o rosto dela e sorria.

Nunca tinha sentido a presença dela durante nenhum dos eventos até olhar para aquela foto, mas, agora, parecia que ela estava mesmo comigo. Eu estava tão emocionada que não sabia o que dizer.

Em seu convite para aquele evento, Terry tinha escrito: "Acredito que nós aparecemos, nos reunimos, e a Divindade faz o que a Divindade faz."

A Divindade fez muita coisa naquela noite.

O solstício de verão é o dia mais longo do ano, um poderoso momento na natureza, depois do qual a luz começa a se reduzir.

– Ao marcarmos essa virada – disse Terry –, podemos perguntar: "Do que precisamos abrir mão para acolher um sonho ou desejo oculto?"

Ela nos convidou a escrever nossos pensamentos, e eu fiz uma lista do que ainda sentia que permanecia em minha mente – as dúvidas, os medos e as preocupações que eu ainda não tinha sido capaz de deixar de lado.

Feliz Dia do Parto

Terry acendeu uma fogueira em seu quintal, eu li minhas palavras uma última vez e, em seguida, soltei minha folha de papel nas chamas, onde a observei se encolhendo e queimando.

Barbara e eu acendemos velas memoriais para o irmão dela e para o meu pai. Ficamos sentadas perto do fogo durante mais ou menos uma hora, conversando em voz baixa com Terry e suas convidadas. Na primeira vez em que fora chamada para ficar à cabeceira de alguém que estava próximo da morte, contou-nos Terry, ela havia se preparado de forma diligente, com livros, CDs e textos sagrados. Porém, ao chegar à casa da jovem mãe que precisava de apoio espiritual, ela soubera imediatamente que o que precisava fazer era ouvir.

Talvez fosse isso que minha mãe viesse tentando me ensinar. Talvez eu não precisasse de todo aquele planejamento frenético que vinha tentando fazer na expectativa da morte dela. Talvez fosse desnecessário me preocupar com o lugar onde ela terminaria.

Voltei para casa, em Nova York, a tempo para meu aniversário. Jimmy estava viajando a trabalho, mas eu tinha planejado jantar com Max e Jack na cidade. Enquanto dirigia pelas ruas de Nova York, liguei para minha mãe.

– Feliz Dia do Parto! – falei ao parar ao lado do meio-fio.

Minha mãe tinha inventado a ideia de que meus irmãos e eu devíamos agradecer a ela nos nossos aniversários, já que tinha sido ela quem nos trouxera ao mundo, e o parto não era algo fácil. Ela havia inventado a saudação "Feliz Dia do Parto!". Nós tínhamos rido e revirado os olhos. Até nos nossos aniversários, nossa mãe tinha dado um jeito de se colocar em evidência.

Agora, no entanto, eu a queria em evidência.

– Você se lembra do meu aniversário? – perguntei.

– Não – disse minha mãe.

Isso abalou meu ânimo um pouco. Então, eu me lembrei do que o rabino Jacobson havia dito, que o que importava no meu aniversário não era eu. Que os momentos mais mágicos da vida acontecem sem alarde, em berços e quartos. E asilos de idosos.

Dei à minha mãe um presente de aniversário no meu próprio aniversário. Contei a ela a maravilhosa história do dia em que nasci. A história que ela havia me contado várias vezes durante o curso da minha vida.

Minha mãe, grávida de nove meses, tinha resolvido fazer uma viagem a Tijuana. Meu pai era da Marinha e estava em algum lugar do Pacífico. Uma tia dele, Anne, estava fazendo companhia à minha mãe em San Diego e tinha se revelado uma divertida companheira de viagem. As duas mulheres haviam ido até Tijuana de carro e parado para almoçar no famoso restaurante Caesar's. No instante em que Riva tinha atacado sua salada Caesar, ela entrara imediatamente em trabalho de parto.

– Deve ter sido o alho – dizia ela sempre.

Tia Anne e minha mãe tinham voltado às pressas para os Estados Unidos. Porém, ao chegarem à fronteira, um guarda as atrasou, exigindo analisar todas as joias de turquesa que elas haviam comprado.

– Você e eu finalmente conseguimos atravessar – disse eu à minha mãe agora. – Você foi internada no Hospital da Marinha de San Diego com tempo de sobra. Então, você me teve.

– É uma história muito empolgante! – disse minha mãe enquanto eu me preparava para desligar o telefone e seguir para o jantar com meus dois filhos. – Muito obrigada por comemorar seu aniversário comigo!

O rabino Jacobson tinha toda a razão. Não havia jeito melhor de comemorar meu aniversário do que dando um presente a outra pessoa.

36

Um Ato de Desapego

Quando eu era uma adolescente ansiosa, costumava ficar deitada na cama imaginando como algum dia seria capaz de caminhar pela nave da igreja vestida de noiva sem ter um ataque de pânico. Eu nunca me preocupava com o lugar onde encontraria um noivo; tinha medo de hiperventilar diante de centenas de pessoas.

Eu nunca sonhava em ser mãe. Como uma garota que não conseguia dirigir por uma ponte com tranquilidade poderia pensar em ser responsável por uma minivan cheia de crianças? Nunca pensei que uma golden retriever fosse me ajudar a fazer isso. Mas nunca tinha conhecido uma cadela como Mickey Warner.

Quando Max tinha nove anos de idade, ele fez uma declaração:

– Vamos comprar um cachorro entre o meu próximo aniversário e o de Jack. – Aquilo deu a mim e Jimmy cerca de um mês.

Num ímpeto, respondi a um anúncio colocado no *New York Times* por um homem de Nova Jersey, com filhotes de golden retriever de três meses de idade, e Jimmy levou a todos nós até a casa dele em nossa minivan verde. Ver tantos cachorros lindos e de pelo sedoso num único lugar foi empolgante. Max jogou um graveto, e uma femeazinha amarelo-claro com olhos castanho-escuros o pegou. E essa foi declarada "a escolhida".

Max ficou com a cachorrinha no colo no percurso de volta para casa, porque eu estava morrendo de medo de que ela se engasgasse com a pipoca espalhada por todo o chão do carro. Implorei às crianças para que não a deixassem pegar uma das batatas fritas delas quando paramos para comprar McLanches Felizes. Eu tinha medo de ela engasgar e morrer antes mesmo de a levarmos para casa.

Eu era uma mãe canina nervosa.

Demos a ela o nome de Mickey no carro naquele dia, já que Mickey Mantle era o Yankee preferido do meu marido.

– Podemos ter um cachorro – dissera ele, cedendo à pressão de Max um mês antes –, mas não vou ter nada a ver com ele. – Obviamente, ele estava mudando de ideia, já que tinha sugerido o nome Mickey enquanto nos aproximávamos da ponte George Washington.

Dormi com ela no chão de nossa sala de estar na primeira noite. Eu havia enrolado uma toalha em volta de um despertador de plástico que tinha um barulhento mecanismo de tique-taque, para que Mickey pudesse ouvir um batimento cardíaco que lembrasse o da mãe dela.

Mas, é claro, o despertador não soava nada parecido com a mãe dela. Mickey choramingou a noite inteira, mesmo comigo deitada ao lado dela no chão. Todas as outras pessoas da casa dormiram muito bem e acordaram para aproveitar o melhor dela antes de saírem para a escola e para o trabalho.

Mickey e eu éramos as únicas mulheres da casa e não podíamos ser mais diferentes uma da outra.

Eu era ansiosa, e Mickey era alheia à angústia existencial da vida. Mickey era uma loira animada, e eu era uma morena soturna. Eu era sedentária, e Mickey adorava se exercitar. Nem se importava quando Jimmy colocava uma coleira em torno do pescoço dela, como tinha sido instruído a fazer por um adestrador de cães.

– Ele sempre quis poder colocar uma coleira em mim! – dizia eu, brincando, aos amigos. A cada passo que ele dava ao lado de sua obediente e saltitante cachorrinha, meu marido se apaixonava mais.

Meus filhos foram arrebatados desde o início. Rolavam no chão com Mickey, beijando o rosto dela, puxando suas orelhas macias e aveludadas, esfregando o nariz no focinho dela, massageando sua barriga. Eles a vestiam com chapéus e óculos de sol. Jogavam gravetos e não se importavam quando ela se recusava a buscá-los.

Uma família com uma cadela tão meiga e bonita não podia deixar de ser feliz. Mickey, como Max tinha observado de forma sábia, definia a expressão "feliz da vida". Fiquei tão feliz por ser a mãe dela.

No entanto, nas praias de Nantucket e Martha's Vineyard, onde passávamos as férias em família, Mickey fazia o papel de mãe tão bem quanto eu. Enquanto eu ficava vigiando na areia, já que não havia guarda-vidas, berrando para que Max e Jack saíssem das ondas, Mickey disparava para dentro da água e surfava com eles sem prancha.

Nunca vi outro cachorro fazer isso. Ela pegava as ondas com eles. Claro, havia sempre Jimmy ou outro adulto também na água, mas Mickey assumia o meu lugar no departamento de natação.

E Mickey adorava o oceano. Gradualmente, ela me deu lições sobre como também ser calma em terra firme.

Isso começou com todo o pelo amarelo que ela depositava em cada superfície de nossa casa. Ela soltava pelos loucamente. Grandes e felpudos bolos claros se prendiam ao carpete, aos sofás e às roupas. E ninguém se importava. Mickey amava tanto a todos nós que ficar com raiva dela por se comportar como um cachorro não era uma opção. Então, quando ela roía nossos sapatos, isso era um pouco frustrante. Quando rolava em cocô de ganso, gemíamos. Mas, na maior parte do tempo, nós simplesmente a adorávamos.

Houve uma época em que eu reunia um grupo de ioga na minha casa durante alguns meses. Eu acendia uma vela, punha um pouco de música, e Mickey tentava receber o máximo de afagos que podia dos quatro ou cinco amigos reunidos, cutucando-nos repetidamente. Por fim, ela desabava no chão e entrava numa profunda e restauradora respiração de ioga. Ao fim de nossa prática, quando ficávamos todos deitados em *shavásana*, a Postura do Cadáver, cobertos por lençóis, Mickey se aproximava de nós, um por um, e nos dava uma rápida e determinada lambida na boca. Um beijo para ser lembrado.

Mickey continuou fazendo ioga comigo durante toda a sua vida, mas parou de pegar ondas quando fez onze anos. No entanto, ela continuou adorando ir à praia. E, uma semana antes do seu décimo quarto aniversário, quando toda a nossa família foi até Vineyard para ficar com nossos primos, Mickey trotou até a praia, feliz por ver as ondas mais uma vez. Ela se deitou na areia fria e compacta, contorcendo-se e coçando as costas com prazer. Seguiu os garotos para a água, alerta como sempre, ainda que tivesse ficado bem perto da areia.

Ficou fascinada com um grupo de pessoas na praia que tinha levado uma golden retriever e uma pequena tenda azul, onde a cadela se refugiava do sol quente. Mickey desabou ao lado dessas pessoas como se pertencesse a elas, e não queria ir embora de jeito nenhum. Max e eu nos revezamos para convencê-la a voltar para nossas toalhas de praia. Seria impossível as pessoas terem sido mais bondosas do que foram com relação à intrusão de Mickey. A golden retriever delas também tinha quatorze anos. Tinha passado recentemente por uma cirurgia para a retirada de um tumor canceroso e estava fazendo quimioterapia.

– Ela está tolerando bem, e isso nos dá mais alguns meses com ela – disse-me uma mulher encantadora.

Dei uma longa caminhada no bosque alguns dias depois, e Mickey ficou empolgada por trotar ao meu lado. Era disparado a caminhada mais longa que ela havia feito em alguns anos, pois nos perdemos em todas as trilhas de terra. Mas ela acompanhou o meu ritmo.

Dois dias depois, uma onda de calor atingiu a ilha. Mickey parecia esgotada, mas todos na casa também pareciam. Quando pusemos as malas no carro para irmos embora, ela mal conseguia levantar, apesar de a termos empurrado para que fizesse isso. Ela mancou porta afora. No entanto, suas pernas traseiras cederam, e ela desabou no gramado da frente.

Quando paramos o carro em nossa casa seis horas depois, Mickey não conseguia se mexer. Jack tentou carregá-la para dentro da casa, mas ela estava tão esgotada que ele não conseguiu levantá-la. Liguei para nossa veterinária. Uma gravação orientou que fôssemos a um hospital veterinário, onde um atendente a transferiu para uma maca e a levou para ser examinada.

Ela estava sangrando internamente por causa de um tumor canceroso. Com toda a família ao lado dela no chão da sala de exames, tomamos a decisão de arriscar a cirurgia, apesar de sabermos que havia uma possibilidade de o câncer ter entrado em metástase.

Mickey aguentou a cirurgia, mas o câncer tinha se alastrado para o fígado. Ela permaneceu no hospital por dois dias e, quando a levamos para casa, ela mal conseguiu subir os degraus.

Mas Mickey estava empolgada por estar em casa. Parou no nosso corredor da frente, sentiu alguns cheiros familiares e virou a cabeça lentamente, absorvendo tudo o que conseguia ver através das cataratas que cobriam seus olhos. Balançou o rabo furiosamente. Então, adormeceu em sua cama na sala de jantar, enquanto comíamos e tentávamos acreditar que ela ficaria bem.

No dia seguinte, Mickey mal conseguia sair para a varanda. Jimmy e eu a ajudamos a descer os degraus até o quintal, e ela ficou deitada na grama fria e incômoda enquanto sentamos ao lado dela numa cadeira de jardim. Minha amiga Monica veio nos visitar e cantou nos ouvidos de Mickey. Depois que ela foi embora, fiquei sentada com Mickey por mais uma hora.

Nunca tinha me sentido tão presente na minha vida. O tempo passou muito lentamente naquele domingo. "Estou num retiro com Mickey", pensei, sentada ao lado dela, em silêncio, apreciando quem ela era. Eu a observei dormindo e, em seguida, olhei para nosso exuberante quintal verde. Minha mãe tem Alzheimer, minha cachorra está morrendo, e eu estou feliz, pensei. A vida é maravilhosa.

Quando ficou quente demais no quintal, Jack carregou Mickey até a varanda da frente, onde ela dormiu em sua cama. Encostei o nariz no focinho dela e percebi que ela estava com febre. Manchas vermelhas inflamadas tinham aparecido em seu abdômen raspado. Minha amiga Sarah, "mãe" de cinco cachorros, veio nos visitar e concordou que Mickey precisava de uma consulta.

Jack a carregou para a minivan, e Jimmy e eu a levamos novamente ao hospital veterinário. Mickey estava com uma infecção e passou a noite lá recebendo antibióticos e soro. No entanto, a notícia da manhã seguinte não foi boa.

— Sinto muito — disse a veterinária a mim. — Queria muito fazê-la voltar para casa para vocês. — Ela recomendou que fôssemos logo, para que pudéssemos pôr Mickey para dormir antes que ela continuasse sofrendo por tempo demais.

Desliguei o telefone e chorei.

– Precisamos marcar uma hora para pôr Mickey para dormir – falei para Jimmy.

– Não consigo tomar essa decisão – disse ele. – Você precisa fazer isso.

Então, fiz. Em seguida, andei pelo nosso quintal, colhendo flores e galhos de todos os arbustos e árvores preferidos de Mickey. Salpiquei grama na água. Queria que ela fosse capaz de sentir o cheiro de casa uma última vez.

Todos tiraram o dia de folga e fizeram a triste viagem até o hospital veterinário. Sonia, que tinha sido nossa babá desde sempre, encontrou-se conosco lá. Quando Mickey foi levada de maca para a sala de exames, nossa meiga cadela parecia exausta.

Tinha considerado o apego de Mickey à golden retriever na praia de Martha's Vineyard um sinal. Outra milagrosa mensagem enviada a mim naquele ano; a de que ela, como a cadela da praia, receberia mais tempo na Terra. Conosco.

Mas era hora de dizer adeus. Um por um, encostamos nossos rostos no de Mickey, beijando-a, acariciando-a, dizendo a ela o quanto a amávamos. Ela começou a respirar com dificuldade, e eu pus a mão no seu ombro trêmulo, apertando-o, tentando confortá-la, como Adrienne tinha me confortado tantos meses antes.

A respiração de Mickey se acalmou. Beijei o ponto macio entre os olhos dela, torcendo para que, de alguma forma, algum dia, eu a encontrasse novamente, de alma para alma, e beijei novamente aquele ponto.

Talvez houvesse uma chance de que ela se tornasse um ser humano em outra vida e acabasse por se tornar iluminada.

– Talvez você seja nosso Buda – falei para ela.

Ou talvez ela fosse rumar para o Bardo, o estado intermediário pelo qual as almas passam entre as encarnações. Planejei ler o *Kaddish* judaico, a prece memorial, depois que ela morresse, mas, primeiro, li para ela um trecho do *Livro tibetano dos mortos*, para fortificar sua alma para a jornada à frente.

– *Ei, nobre!* – Olhei nos belos olhos castanhos de Mickey, fixos nos meus. – *Neste momento, quando sua mente e seu corpo estão se separando, a*

Um Ato de Desapego

251

pura realidade se manifesta em visões sutis e deslumbrantes, vividamente vivenciadas, naturalmente assustadoras e preocupantes, tremeluzindo como uma miragem nas planícies no outono. Não as tema.

"*Não fique aterrorizada!*", falei para Mickey. "*Não entre em pânico!*"

Eu podia dizer a Mickey para não ter medo, pois eu não tinha medo. Eu não fugiria do leito de morte dela.

– *Quaisquer que sejam os sons, luzes e raios que possam chegar até você, eles não podem machucá-la* – disse eu a ela –, *você não pode morrer.*

Um a um, nós nos aproximamos de Mickey, nos curvamos e a abraçamos, fazendo nossa última despedida. Em seguida, nós a colocamos numa posição confortável, e a veterinária a pôs para dormir.

Ela ficou deitada em *shavásana*, a Postura do Cadáver, coberta por nossos beijos.

37

A Roshi

Uma mulher de cabeça raspada olhava para mim de dentro de um exemplar da revista *Shambhala Sun*, a Roshi Pat Enkyo O'Hara. Ela me parecia familiar.
Olhei fixamente para a foto dela.
Nós nos conhecíamos?
Não.
Mas onde eu a tinha visto antes?
De repente, percebi que ela era a mulher que tinha conduzido o serviço memorial para minha amada ex-terapeuta, Nettie, um ano antes. Ela era ligada ao Village Zendo, "uma comunidade zen no coração da cidade de Nova York".

No instante em que eu estava começando a me recuperar da morte de Mickey, descobri que ainda tinha algumas lições sobre a morte a aprender. O'Hara daria uma palestra chamada "Como Morrer" no Rubin Museum of Art, em Manhattan.

Fui de carro até a cidade para vê-la.

Um Roshi é um abade, e O'Hara é uma sacerdotisa Soto Zen e professora zen diplomada. Ela sentou no palco do acolhedor teatro e foi imediatamente ao assunto da morte:

– Quando este dia terminar – disse ela tranquilamente –, nossos dias de vida serão reduzidos em um.

A Roshi 253

"Como vivemos é como morremos", declarou a Roshi de forma simples.

Toda semana, pessoas do Zendo dela enfrentam sua mortalidade entoando estas palavras:

Deixe-me lembrar respeitosamente a você
Que a vida e a morte são de suprema importância,
O tempo passa rapidamente, e a oportunidade se perde.
Cada um de nós deve buscar despertar,
Desperte! Não desperdice sua vida!

A Roshi nos exortou a redigir diretrizes de progresso — documentos legais que detalham as escolhas que queremos fazer em relação aos cuidados que receberemos no fim da vida. Então, ela nos apresentou poemas de morte japoneses.

O primeiro dia do ano, explicou ela, é um momento perfeito para escrever um poema de morte, "só por precaução...". No entanto, eles podem ser escritos a qualquer momento. Ela escreve um todos os dias e leu para nós seu mais recente:

Fazendo coisas demais, sem nenhuma disciplina,
Todos esses sessenta e oito anos,
Agora, deixando, deixando tudo como é.
Isso, não isso, retorna ao céu, às nuvens, ao mar.

Ela nos estimulou a escrever nossos próprios poemas de morte e nos explicou a estrutura. A primeira linha deve descrever sua vida e o que você fez. Em seguida, você deve abordar durante quanto tempo viveu. A terceira linha deve descrever seus sentimentos quando você se aproxima da morte. O poema termina com sua compreensão do Zen.

Ela descreveu os lindos rituais funerários do zen-budismo. O corpo morto é lavado e vestido com vestes leves, colocado num caixão de papelão e, em seguida, coberto por flores. Por fim, o caixão, o corpo e as flores são cremados. Não há foco no renascimento no zen-budismo, explicou a Roshi.

— O que importa é a vida agora.

Ao fim da palestra, eu me aproximei da Roshi e lhe disse o quanto tinha gostado do funeral que ela havia conduzido para minha falecida terapeuta. Ela me convidou a visitar o Village Zendo no fim de semana seguinte.

Cheguei na manhã de domingo, tirei os sapatos e entrei no espaço de meditação amplo e frugal, onde dúzias de pessoas estavam sentadas em almofadas pretas, ao longo de três paredes. A Roshi estava sentada em sua própria almofada na frente do recinto, diante de nós, com um simples altar e uma estátua do Buda atrás dela.

Um gongo foi soado, e o grupo entoou cânticos, enquanto eu acompanhava, lendo de um panfleto que tinha recebido. As palavras do cântico eram simples, e a determinação do grupo era poderosa.

Então, veio a parte difícil.

O local ficou muito sossegado. As pessoas ficaram sentadas em suas almofadas, em *zazen*, ou meditação silenciosa. Ninguém se mexia.

Depois de um intervalo, todos se viraram para ficar de frente para as paredes brancas à sua frente e meditar.

Minha orelha coçava loucamente, mas eu não queria coçá-la. À minha volta, as pessoas estavam sentadas totalmente imóveis. Consegui me concentrar na limpa superfície de gesso diante de mim, e, por fim, a coceira passou. No entanto, quando minha perna começou a me incomodar, entrei em ação. Mesmo assim, fiquei muito orgulhosa de mim mesma por olhar fixamente para uma parede branca com tão calma determinação. Isso jamais teria sido possível sem minha prática diária ao longo do último ano.

Levantei e comecei a meditação ambulante, seguindo os outros numa fila que se enrolava muito lentamente em torno do salão.

Depois de mais dois períodos sentada e praticando meditação ambulante, era hora da palestra da Roshi sobre darma.

– Sei que vocês vieram até aqui em busca de algo novo – disse ela. – Mas vou oferecer a vocês algo antigo.

Ela contou uma história da tradição zen, sobre um professor que tinha feito uma visita a um rei em seu palácio na Índia. A história envolvia três príncipes, um generoso banquete e lições sobre o verdadeiro valor de uma joia rara e preciosa.

A Roshi

Tendemos a enxergar a vida de modo transacional, disse a Roshi. Escolhemos as pessoas por sua utilidade, em vez de pela qualidade do seu ser. Em vez de pensarmos na criatura diante de nós, perguntamos: "Como esta pessoa pode se adequar à minha necessidade?" Perdemos o deslumbramento de uma pessoa não convencional quando olhamos para a vida dessa forma. Perdemos o reconhecimento do que é verdadeiramente valioso. Se vivemos vidas transacionais, disse-nos a Roshi, nada jamais tocará nosso íntimo.

Ao fim da conversa sobre darma, fiquei para trás para me encontrar em particular com a Roshi, seguindo-a para uma pequena alcova atrás do altar.

A Roshi sugeriu que minhas frequentes lágrimas, que tinham ressurgido de repente, simplesmente significavam que eu me sentia tocada pela vida, como os poetas românticos.

– Wordsworth e Keats choravam quando um chapéu caía! – disse ela, sorrindo. – Eles viam um narciso dourado e choravam.

A poesia romântica era meu ponto fraco. E, recentemente, eu tinha passado a levar lenços de papel comigo. Pondo a mão dentro da minha mochila, eu a revirei em meio a várias barras de chocolate comidas pela metade e encontrei um.

Pedi à Roshi para dar mais detalhes sobre algo que ela havia mencionado em sua conversa: o significado dos botões de flor de cerejeira na cultura asiática.

– Os japoneses veem os botões de cerejeira como um símbolo das nossas vidas – explicou a Roshi. – Eles aparecem bem no início da primavera, quando está frio. A beleza deles faz você querer chorar.

Pensei em como eu tinha meditado no jardim do meu quintal, debaixo de vários botões de cerejeira.

– Um dos motivos pelos quais choramos é o fato de esses botões serem tão efêmeros – continuou a Roshi. – Eles cairão – disse ela de forma simples. – E observar os botões de cerejeira caindo é como observar a nós mesmos morrendo. Começamos jovens e bonitos. Então, nos tornamos de meia-idade e lindos de outra forma. Por fim, ficamos velhos e lindos, e, por fim, ficamos mortos e lindos.

"Uma das coisas que o zen nos ensina em sua austeridade é que podemos tolerar muito mais do que achamos que somos capazes. Podemos estar sentados, com o local muito silencioso, e, de repente, temos vontade de coçar o nariz, mas não podemos, porque não devemos nos mexer. Então, ficamos sentados e toleramos a coceira. E, se ficarmos sentados durante tempo suficiente, nosso nariz não vai coçar. Outra coisa vai, e começaremos a ver a impermanência do nosso sofrimento."

Na cerimônia do Village Zendo, cada período de meditação dura apenas meia hora.

– Independentemente de quão confortável estejamos, sabemos que vamos levantar – disse a Roshi. – Então, aprendemos a tolerar.

Por meio de seu trabalho com o New York Zen Center for Contemplative Care, a Roshi proporciona cuidados compassivos a pessoas que estão enfermas ou terminalmente doentes. Ela fica sentada junto de pessoas que estão sentindo muita dor. Não foge dos leitos de morte. Quando terminamos de conversar, a Roshi me acompanhou até o lado de fora do Zendo, passando pelo altar e pela estátua do Buda. Havia um grupo de fotos emolduradas ali perto.

– Aqui está Nettie! – A Roshi pegou uma pequena foto em preto e branco.

Perdi o fôlego.

Reconheci minha querida terapeuta, que tinha partido, mas ela estava tão jovem! A fotografia tinha sido tirada numa festa décadas antes, quando Nettie tinha quarenta e poucos anos. Ela estava recostada numa cadeira, claramente se divertindo, com um elegante vestido curto e escuro, segurando um cigarro!

A vida é uma aventura surpreendente, pensei.

E, quando cheguei à minha casa, arrisquei escrever meu próprio poema de morte:

O temor espreitava no meu sangue enquanto eu esperava que o medo atacasse.
No meu quinquagésimo sétimo ano, ferozes incêndios se tornaram
chamas tremeluzentes.
Agora, temo abandonar este calor.
Quero sentir cada fagulha.

38

Minha Rede de Segurança

Eu tinha renascido de tantas formas ao longo do último ano que achava que tinha aprendido a enfrentar a morte com uma certa desenvoltura.

Porém, eu ainda tinha mais lições a aprender.

Minha amiga Barbara e eu rimos muito nos quarenta e cinco anos que se passaram desde que nos tornamos amigas. Ela é famosa por rir descontroladamente, mas também sobreviveu a um raro câncer e à morte prematura de seu irmão. Ela estava ao meu lado quando tive meu primeiro ataque de pânico. Assim, quando Barbara perguntou se podia escrever um trabalho sobre mim para uma aula de pós-graduação que ela estava fazendo, A Psicologia do Trauma e da Perda, concordei em ser entrevistada.

Sentamos no Quarto das Contas, e ela me perguntou a respeito de acontecimentos do meu passado, nos quais eu tinha passado tantos anos trabalhando: a doença, a morte e a falência do meu pai, meus ataques de pânico e a dinâmica da minha família quando eu era criança. No meio de nossa conversa, precisei me deitar.

– Quando esta entrevista acabar – falei calmamente –, vou isolar todas essas histórias e lembranças. Nunca mais vou falar sobre elas.

Barbara me enviou um e-mail quando terminou o trabalho. "Você é mesmo um milagre!", escreveu. "É incrivelmente maleável."

Ela me convidou para assistir a uma das suas aulas. Então, fui encontrá-la na Columbia University's Teachers College, no Upper West Side de Manhattan.

No início da aula, os alunos descreveram os trabalhos que estavam produzindo. Um jovem tinha entrevistado sua mãe, cuja irmã havia cometido suicídio por volta da época em que ele fora diagnosticado com linfoma. Outra pessoa entrevistaria uma mulher que tinha sido estuprada por vários homens. Outra pessoa escreveria sobre o abuso sexual na infância e adolescência. O local ficou silencioso; o professor, o Dr. George Bonanno, respondeu a perguntas de maneira direta e generosa.

Então, começou a lecionar. "Por que nem todos são maleáveis?", perguntava um slide projetado na gigantesca tela na frente da sala de aula. Bonanno discutiu fatores de personalidade das pessoas que se curavam de traumas. Ele mostrou slides dos ataques ao World Trade Center em 11 de setembro de 2001.

A sala estava em silêncio. Gráficos e tabelas enchiam a tela seguinte, substituindo pessoas condenadas suspensas em pleno ar.

Minha vida é fácil, pensei enquanto o professor compartilhava os resultados de diversos estudos sobre trauma e perda.

Depois da aula, saí para o corredor e esperei Barbara preencher alguns documentos.

Resolvi telefonar para a Dra. Jaeger para saber como ela estava se sentindo. Uma semana antes, eu tinha recebido uma preocupante resposta a um e-mail que havia mandado para ela, solicitando uma consulta. Alguém tinha me enviado uma resposta dizendo que minha terapeuta sofrera um acidente e que não estaria disponível até "o ano seguinte". Estávamos no início de dezembro. O ano seguinte parecia bem longe.

Digitei o número da Dra. Jaeger. Uma voz masculina desconhecida chegou à linha, e eu ouvi uma mensagem gravada:

– Esta mensagem é para os pacientes da Dra. Jaeger. Sentimos muito informar que ela faleceu...

Meu coração desabou dentro do meu peito. Explodi em lágrimas.

Minha Rede de Segurança

— A Dra. Jaeger sofreu um sério acidente — continuou lenta e claramente a voz. — Esperávamos que ela fosse se recuperar...

Ouvindo meu choro, uma mulher de uma sala de aula próxima saiu às pressas para ver se eu estava bem. Alunos que passavam por mim no corredor tentavam ser respeitosos, desviando o olhar.

Barbara se aproximou, e eu consegui lhe dar a notícia. Ela tinha um compromisso. Então, concordamos em nos encontrarmos no meu carro dali a dez minutos, e fomos cada uma para um lado.

Caminhei muito lentamente, por corredores e escadas, saindo para a rua, onde parei para entender onde estava. Meus pulmões começaram a entrar em convulsão, no antigo padrão que eu conhecia muito bem. Eles logo forçariam ar demais para dentro do meu organismo e, em seguida, acabariam por se desligar, fechando-se com força. Minha garganta se fecharia, minha cabeça começaria a girar...

Mas nada daquilo aconteceu.

Vá devagar, disse a mim mesma. Respire devagar... Respirações pequenas... Uma respiração pequena por vez...

Meus pulmões obedeceram aos meus comandos. Caminhei, me tremendo toda, de volta para o carro, sentei no banco do motorista e chorei.

Barbara chegou e sentou ao meu lado, perplexa. Eu me concentrei em respirar lentamente com minha mais antiga amiga sentada ao meu lado.

Jimmy estava numa viagem de negócios, na Califórnia. Enviei uma mensagem de texto para ele antes de me afastar do meio-fio, para avisar que a Dra. Jaeger tinha morrido.

Deixei Barbara no apartamento dela e dirigi até minha casa, lenta e cautelosamente, seguindo pelo mesmo caminho que eu tinha passado dez anos seguindo, entrando e saindo da cidade para ver minha amada terapeuta. Quando cheguei em casa, acendi uma vela e fiquei sentada, imóvel, numa cadeira no corredor da frente, respirando devagar, pensando na Dra. Jaeger.

Na primeira vez que tinha ido me consultar com ela, eu havia descrito meu histórico pessoal e de pânico, exagerando um pouco, ocultando minha dor por trás de histórias narradas com loquacidade e exagero.

– Você tem alguns problemas – tinha me dito a Dra. Jaeger. – Mas qual foi sua rede de segurança?

– Hã?

– Qual foi sua rede de segurança quando você era mais nova? – perguntara a Dra. Jaeger. – Parece que você não teve muita gente com quem pudesse contar.

Eu tinha tecido meu próprio tipo de rede de segurança, percebi. Os pais estáveis de Barbara tinham me mostrado como famílias saudáveis poderiam funcionar. Eu tinha feito amigos maravilhosos. Tinha criado arte e encontrado uma carreira que me dava um grande prazer. Então, tinha conhecido Jimmy.

A Dra. Jaeger também tinha se tornado parte da minha rede de segurança.

Ela dizia coisas de modo extremamente sucinto:

"Seus pais não criaram você, mas permitiram que você crescesse." Ou: "Você teve uma mãe, mas ela não foi muito maternal."

Quis me lembrar de mais jaegerismos.

Às vezes, eu a interrompia no meio de uma frase:

– Aguente aí e me dê sua caneta! – dizia eu.

A Dra. Jaeger ria e me entregava uma gorda e reluzente caneta azul esmaltada que ela deixava em sua mesa. Eu anotava o que ela havia acabado de dizer, lenta e atentamente, num pedaço de papel amassado pescado de dentro da minha mochila. No entanto, eu nunca tinha arquivado devidamente aqueles pedaços de papel ao voltar para casa.

Jimmy voltou da Califórnia um dia antes e me acompanhou ao funeral da Dra. Jaeger. Ficamos sentados na última fileira da capela e choramos juntos.

Eu não conseguia acreditar que minha experiência do pânico à paz tinha começado e terminado com as mortes dos meus dois amados terapeutas. Eu precisaria praticar a cura pelo resto da minha vida, com as ferramentas que eles tinham me dado e tudo o que eu havia aprendido ao longo do último ano.

Na manhã seguinte, acordei cedo, sentindo uma dor que eu não sentia desde a morte do meu pai.

Minha Rede de Segurança

– Acha que os monges tibetanos choram quando alguém que eles amam morre? – sussurrei para Jimmy.

– Claro – disse meu marido. Então, voltou a dormir.

Mais tarde naquele dia, busquei na minha mochila algum dos pedaços de papel nos quais eu tinha anotado as palavras de sabedoria da Dra. Jaeger. Encontrei as anotações que eu tinha feito na aula de Barbara, A Psicologia do Trauma e da Perda.

"Não existe apenas um jeito de ser maleável", eu tinha escrito.

E, de repente, eu me lembrei do que havia conversado com a Dra. Jaeger em nossa última sessão juntas, na véspera do seu trágico acidente.

Eu tinha me sentido um pouco triste enquanto escrevia meu relato do último ano, e a Dra. Jaeger tinha me perguntado se eu me sentia culpada. Eu me sentia, e sabia exatamente por quê.

Ainda que eu desejasse que as coisas fossem de outro jeito, minha mãe e meu pai nunca tinham conhecido a paz até estarem à beira da morte ou mentalmente doentes.

– Mas eu estou em paz aqui e agora – disse eu à minha terapeuta, movendo as mãos pelo ar fluidamente, em pequenas ondas, como Gina e o rabino Jacobson haviam me ensinado a fazer. – A vida vai subir e descer – falei. – E eu só preciso perseverar.

Com o obituário e o funeral da Dra. Jaeger, fiquei sabendo que ela tinha sessenta e nove anos, apesar de parecer muito mais jovem. Tinha sido profundamente amada por seus filhos, e eles haviam expressado esse amor por ela regularmente. Tinha sido venerada por seu companheiro, com quem ela compartilhara risadas e uma alegria tranquila. Ela havia deixado para trás duas lindas netas, que adorara. Tinha sido uma estimada professora e valiosa clínica, amada por seus colegas e pacientes. Era conhecida por seu "charme, perspicácia e beleza sem idade".

Às vezes, um coração partido precisa ser medicado, e não apenas isso. Desenvolvi palpitações cardíacas que simplesmente não paravam. Sendo assim, marquei uma consulta com meu especialista em clínica geral. Um ecocardiograma revelou extrassistolia, provavelmente devido ao estresse. Meu médico prescreveu Rivotril, conforme necessário, e um betabloqueador diário.

Tentei incorporar o maravilhoso senso de humor da Dra. Jaeger e ser bem-humorada comigo mesma, com meus amigos e minha família. Porém, surgiram nos meus olhos mais lágrimas do que de costume. Eu era como John Boehner, sem o bronzeado.

Gradualmente, no entanto, como o Buda, comecei a me sentir desperta. Conseguia sentir pequenos pedaços meus ganhando vida. Tênues fios de emoções, como alegria, empolgação e esperança, começaram a me permear e a pulsar através de mim, coexistindo com o medo, a raiva e a dúvida.

Em outras palavras, eu me sentia viva.

Eu me movimentava em meio aos sentimentos como se estivesse andando na chuva. Eu os sentia, mas eles não me encharcavam, não me inundavam, nem me fustigavam até machucar.

Uma noite, conheci um cirurgião de fala tranquila num jantar. Mencionei meu histórico de ataques de pânico e lhe contei a história da noite em que eu quase tinha morrido, a história que meus pais haviam me contado tantas vezes.

O médico pareceu abalado quando apontei para a cicatriz de traqueostomia no meu pescoço.

– Reparei nisso – disse ele. – E posso lhe garantir uma coisa. O residente que fez essa cirurgia nunca deve ter esquecido aquela noite. Provavelmente, contou essa história centenas de vezes.

– Sério? – Toquei meu pescoço num gesto reflexo.

– Com certeza! É o pior pesadelo de um médico. Um bloqueio das vias aéreas de alguém tão jovem? Uma traqueostomia de emergência? Provavelmente, ele saiu da sala de operação com incontinência! Aposto que *ele* mal conseguia respirar!

O cirurgião que estava diante de mim tinha sido um especialista operacional em trauma que havia presenciado combates com os Fuzileiros Navais durante a Guerra do Golfo. Ele ensina suporte à vida com trauma avançado a outros médicos no Massachusetts General Hospital, em Boston.

– Sou feliz por nunca ter tido de fazer esse procedimento – disse-me ele. – Uma criança que não reage e não está respirando? – Ele balançou a cabeça. – Mais traumático, impossível. A traqueia de alguém tão jovem é minúscula. – Ele pôs os dedos juntos, quase tocando um no outro. – Não há espaço para erro. Você tem muita, muita sorte de estar viva.

Eu sentia mesmo que tinha toda aquela sorte. Lembrei-me das palavras de Thich Nhat Hanh: o maior dos milagres é estar vivo. E uma respiração pode mostrar isso.

39

Apenas Respire

Depois que Mickey morreu, Jimmy teve a ideia de fazermos um passeio cerimonial por nosso bairro, o mesmo passeio que ele tinha feito com Mickey talvez mil vezes, indo até nosso parque favorito, com vista para o Estuário de Long Island. Fizesse o tempo que fosse, continuamos fazendo aquela caminhada por várias vezes, conversando um com o outro.

– É assim que se faz – imaginei Mickey me dizendo. – Você deixa Jimmy levá-la para passear, apesar de ele andar mais rápido do que você. Se reduzir o passo, ele a deixa cheirar alguma coisa ou apreciar a vista. Quando você chegar em casa, vai andar com ele pela casa. Entendeu? É fácil. É só não ir muito rápido.

Então, desacelerei. Não me apressei a chegar a lugar algum, ainda que isso me fizesse sentir as coisas de forma mais acentuada que de costume.

– Não podemos aplanar a vida para que não existam altos e baixos – disse Sharon Salzberg quando eu a ouvi discursar uma noite na Tibet House. – Não vale a pena se apegar aos altos, pois eles nunca vão durar, e os baixos também não. A equanimidade é a paz que vem dessa compreensão. Não sinta inveja da alegria de outras pessoas, porque ela vai passar, assim como a sua.

Eu tinha blindado a mim mesma durante o curso da minha vida. No entanto, já retirara parte dessa armadura. Estava aprendendo a me desapegar um pouco mais a cada dia.

Às vezes, isso era assustador. Eu tentava reconfortar as partes do meu corpo, dizendo a elas, como Gina tinha sugerido que eu fizesse: "Estamos em segurança. Tudo vai ficar bem. Estou no controle, consigo lidar com isso."

Comecei a passar muito tempo no Quarto das Contas, onde havia meditado com Mickey durante tantas horas – eu, na minha almofada preta, ela, em sua cama de tecido xadrez verde. Imaginei-a sentada ao meu lado, enquanto eu meditava.

Amigos de fora da cidade vieram me visitar e dormiram no Quarto das Contas, comentando a respeito da deslumbrante luz dourada que entrava todas as manhãs. Lá, eu fazia joias e lia.

Um dia, eu me recordei de repente de um quarto bonito e tranquilo da casa dos meus pais, que todos nós chamávamos de Quarto do Sol. A todas as horas do dia, a luz entrava pelas antigas janelas de duas folhas.

Comecei a me conectar a meus pais de novas formas. Quando eu ria, lembrava-me do som da risada da minha mãe e do jeito magistral do meu pai de contar histórias engraçadas e piadas. Meus pais tinham inventado a vida à medida que avançavam, jamais recorrendo a outras pessoas para que lhes dissessem o que fazer ou pensar. Eu herdei a criatividade, a espontaneidade e o entusiasmo deles por aventuras incomuns e peculiares.

Felizes lembranças de infância me voltaram à mente, substituindo as dolorosas. Eu me lembrei de quando havia vagado, aos sete anos, pelo terreno baldio ao lado de nossa casa no subúrbio, de quando havia colhido gordas e maduras amoras de uma cerca viva de arbustos silvestres que ficava nos limites do terreno. Lembrei-me da "pedra mágica" que ficava no centro daquele mesmo terreno – uma imensa extensão de rocha cinza onde as crianças do bairro se reuniam e me ensinavam a sapatear. Eu me recordei de quando tinha sido coroada Miss Blossom Way aos sete anos de idade nas férias de verão, num saudável concurso de beleza infantil no qual eu tinha recitado um poema. Eu havia recebido uma faixa feita de papel higiênico e a usado com orgulho por cima da minha roupa de banho.

Minha irmã veio da Califórnia me visitar, e nós nos flagramos conversando sobre o dia em que nosso pai havia morrido, quando eu tinha fugido e ela havia permanecido ao lado dele.

– Tio Nathan também estava lá – contou-me ela.

Fiquei assombrada com a força de Nathan. Ele tinha sido corajoso e forte o suficiente para estar presente ao leito de morte de seu irmão gêmeo. Aquela nova informação era a prova de que eu tinha interpretado o que acontecia na minha família à minha própria maneira, que talvez não tivesse correspondido à realidade de mais ninguém. A profundidade do evidente amor que existira entre meu tio e meu pai me emocionou.

"A conveniência do pânico foi só um fino véu para você", escreveu Bob Sachs para mim num e-mail certo dia. "Ela acobertou a tranquilidade e a compaixão que existem em você. É necessária muita coragem para se desapegar disso tudo e demonstrar a impossibilidade de conter tanto amor."

Quando vou de carro a Nova York, há um ponto no Bruckner Boulevard onde os arranha-céus surgem, enchendo todo o meu para-brisa. Quase perco o fôlego toda vez que o vejo. Existem tantas possibilidades por aí.

Gosto de dirigir até Nova York de manhã cedo e andar pelas ruas, ouvindo os ruídos dos lojistas erguendo as portas de metal, sentindo o cheiro dos pães tostando e do café sendo preparado, observando as crianças indo para a escola, as pessoas que trabalham levando cães para passear em sua primeira volta do dia, as coleiras totalmente estendidas, vira-latas e filhotes de todos os tipos trotando num caos controlado. Adolescentes flertam uns com os outros de forma barulhenta nessa hora do dia, acordando uns aos outros enquanto suas vozes ecoam pelas calçadas.

Já fui um deles. Uma adolescente com uma vida pela frente, antes de o meu pânico se estabelecer. Antes de eu sentir tanto medo.

Mas não sinto mais medo. Não tenho um ataque de pânico completo faz alguns anos. Claro, meu corpo não é sempre um oceano de tranquilidade. Continuo sentindo solidão, medo e o que chamo de hematomas

— a tristeza que finalmente me permito sentir, a tristeza que o pânico tinha encoberto durante tantos anos.

Às vezes, pergunto a mim mesma se foi autoindulgente da minha parte passar todo esse tempo ao longo do último ano tentando compreender como e por que eu tinha passado a vida inteira tendo ataques de pânico. Então, eu me lembro de algo que ouvi Thich Nhat Hanh dizer certa vez: *"Compreenda seu próprio sofrimento. Então, compreenda o sofrimento de outra pessoa e você poderá ter compaixão."*

Espero ter melhorado minha capacidade de ter compaixão. Onde quer que eu vá, carrego um kit de ferramentas emocionais com as técnicas que aprendi ao longo do último ano, enquanto tento obter acesso ao Buda dourado que há dentro de mim, aquele do qual tive meu primeiro vislumbre quando Tara Brach o descreveu.

Meu curso intensivo de relaxamento acabou. Estou vivendo minha vida agora sem registrar cada pequeno momento. Simplesmente vivencio os altos e baixos que todas as outras pessoas do mundo vivenciam.

Às vezes, de manhã, bem cedo, levo minha almofada de meditação para a cozinha e a ponho no chão ao lado da mesa onde minha família compartilhou milhares de refeições. Medito no local onde meus entes queridos ainda se reúnem e tento receber esse amor.

Às vezes, pego minha almofada de ioga no Quarto das Contas e faço as posturas restauradoras que Amy me ensinou. Elas podem se transformar numa prática mais longa ou podem ser tudo de que preciso.

Às vezes, pego o desenho que o Lama Tsondru fez do Buda e o sigo, medindo cuidadosamente um gráfico quadriculado e, em seguida, desenhando as orelhas, o nariz, os lábios e os olhos do Buda.

Às vezes, eu me recordo de Sylvia Boorstein dizendo que, se passarmos nossas vidas simplesmente praticando a compaixão voltada para nós mesmos, isso seria uma prática perfeita.

— Que eu esteja em segurança — sussurro para mim mesma. — Que eu seja feliz, saudável; que eu viva com tranquilidade.

Às vezes, a vida faz com que sentimentos desagradáveis subam até o meu peito, minha garganta ou meu estômago, e retorno ao consultório de Gina para processá-los enquanto as luzes piscam diante dos meus olhos.

Às vezes, medito na minha saleta à luz de velas, e a Dra. Jaeger vem me visitar. Eu a imagino abrindo a porta de seu consultório e sorrindo. Ouço sua voz, com seu leve sotaque do Brooklyn.

Às vezes, tomo um Rivotril, feliz por ela tê-lo prescrito para mim e sem vergonha de precisar dele ocasionalmente.

Às vezes, eu me debruço sobre minha coleção de contas, pego meu *mala*, o rosário tibetano, e faço longos e intrincados colares de preces.

Às vezes, choro na cama à noite, lembrando como o rei Davi meditou em lágrimas sobre seu travesseiro.

Às vezes, mergulho meus pés nos sais de banho especiais aiurvédicos que Dawn usou, imergindo no aroma de gengibre e eucalipto.

Às vezes, recito o Shemá, ou o Salmo 23, ou leio de uma coletânea do poeta sufi Hafiz. Seus títulos, por si só, já me confortam: "Quando o Sol Concebeu um Homem", "Toda Cidade É um Saltério",* e "Deixe o Pensamento se Tornar seu Lindo Amante".

Às vezes, uso o truque que Pema Chödrön ensinou em seu retiro, que ela aprendeu com Thich Nhat Hanh. Ergo levemente os cantos da minha boca, formando um sorriso, e começo a me sentir mais leve. Imagino Mickey me olhando de cima com aprovação e seu maravilhoso e bobo sorriso.

E, às vezes, quando acordo em plena madrugada com uma pontada de medo em meu coração ou uma sensação vibrante e ansiosa, fico deitada no escuro, ponho as mãos na barriga e respiro.

Essa é a melhor coisa que consegui com o ano que passei vivendo de forma meditadora, como chamo, às vezes, meu projeto do pânico à paz.

Consigo respirar.

Todas as pessoas que conheci nesse ano me ensinaram a importância de acompanhar minha respiração. No entanto, precisei aprender sozinha a confiar nessa respiração. O fato de eu ter crescido dissociada da sensação de respirar tinha me aterrorizado durante muitos anos. Meu pediatra costumava me lembrar de respirar sempre que eu tremia no consultório dele.

Ao longo dos anos, respirei demais, e muito pouco. Rápido demais e irregularmente demais.

---

* Instrumento de cordas usado no acompanhamento dos salmos. (N. da. T.)

Mas minha respiração se tornou minha maior fonte de conforto, algo em que confio mais do que em qualquer outra coisa em mim mesma. É o pilar do meu plano de paz de meia-idade. É sagrada. Em hebraico, é *ruach*, o vento que Deus sopra dentro de cada ser vivo.

Depois que meu pai morreu, quando eu estava grávida, esperando Jack, e duelando constantemente com o pânico, minha mãe costumava vir ficar comigo e com Max, já que, com frequência, Jimmy estava longe a trabalho. Ela dormia no sofá-cama da sala de estar do nosso apartamento em Nova York. Quando eu acordava em plena madrugada, assustada e ansiosa, ela me ouvia fazendo uma xícara de chá de ervas na cozinha e chamava meu nome. Eu sentava diante dela numa cadeira e bebia o chá quente, tentando obrigar o calor a entrar nos meus pulmões aterrorizados com tanta velocidade, que frequentemente queimava a língua e a garganta.

– Apenas respire – dizia-me minha mãe. Essas palavras costumavam me enlouquecer. Por que alguém diria a uma garota que hiperventilava para "apenas respirar"? Ela não via que eu estava respirando demais? Como de costume, eu sentia que minha mãe tinha muito pouco a me ensinar, que eu estava sozinha neste mundo, sendo minha própria mãe.

Entretanto, minha mãe tinha razão. Às vezes, tudo o que precisamos fazer é respirar.

Cada respiração é uma dádiva, uma lição.

Dizem que o Buda veio ao mundo para ensinar oitenta e quatro mil lições. Talvez seja meu destino aprender essas lições através da minha respiração. Talvez estejamos todos aqui para aprender oitenta e quatro mil lições ao longo do curso de nossas vidas; algumas, fáceis, outras, difíceis.

Quando criança, eu costumava fazer cara feia quando pegava as ondas de Narragansett Beach e o ar salgado fazia meus pulmões arderem. Eu me sentia viva demais. Atualmente, contudo, fico empolgadíssima ao respirar na praia e em todos os outros lugares do mundo. Estou respirando uma tempestade. E uma vida. De vez em quando, respiro de forma profunda e deliciosa, algo verdadeiramente glorioso.

Porém, na maioria das vezes, apenas respiro.

40

Prova

Depois de todas as minhas extraordinárias aventuras, eu sabia que tinha melhorado consideravelmente. Não tinha dúvidas disso.

Mas tinha uma última coisa a resolver.

Fui de carro até a Filadélfia para visitar meu cérebro e Andy Newberg, "meu neurocientista".

Andy tinha deixado a Universidade da Pensilvânia para se tornar diretor de pesquisa do Myrna Brind Center of Integrative Medicine, no Thomas Jefferson University Hospital da Filadélfia. Ele estava ajudando outras pessoas tensas a se tornarem felizes, dando-lhes o apoio de que precisavam, enquanto as incentivava a encontrar seus próprios caminhos para a cura, assim como eu tinha feito ao longo do último ano.

Continuávamos em sintonia.

Andy me mostrou o grande e sereno centro. Então, nós sentamos no consultório dele, cercados por todas as caixas que ele ainda estava desencaixotando.

Meu cérebro tinha se formado na Penn e saído para o mundo real. Seus exames de ressonância não serão publicados em periódicos médicos, analisados e nem celebrados durante séculos, mas, por mim, tudo bem.

Peguei meu laptop e o detalhado e-mail que Andy tinha me enviado antes de sair da Penn, com imagens pixelizadas do meu cérebro e uma análise dos meus exames de ressonância. Abri as imagens, e Andy as analisou para mim.

Ele me fez um rápido e abrangente relatório do que meu exame de ressonância magnética revelava, usando termos como *lobo parietal posterior* e *tálamo*.

— Vimos uma atividade reduzida no seu cingulado anterior — eu o ouvi dizer.

Atividade reduzida? Aparentemente, no meu caso, isso era algo bom. Andy também disse algo a respeito da minha capacidade aumentada de suprimir meus extremos emocionais, e minhas orelhas se aprumaram. Assim como meu humor.

Aparentemente, os exames de ressonância mostravam que eu tinha uma maior regulagem das minhas emoções.

Aquilo parecia maravilhoso.

— Missão cumprida — disse eu, sorrindo.

— Ao praticar a meditação da compaixão por oito semanas, você alterou a forma como seu cérebro reage quando você faz a prática — disse Andy. — Você exibe alterações especialmente em áreas como o lobo frontal e o tálamo — continuou ele. — E já vimos isso acontecer também em outras práticas de meditação...

Então, como eu me saía em comparação aos monges?

Andy apontou para imagens que mostravam um maior fluxo sanguíneo cerebral para determinados lugares, durante meu primeiro exame de ressonância e, de forma muito mais pronunciada, durante o segundo, oito semanas depois.

Toda minha prática tinha dado resultado!

Eu queria o cérebro de um monge e tudo o que esse cérebro implicava — paz, compaixão, bondade, sabedoria, paciência, felicidade e amor.

Eu tinha sentido que tinha progredido nesses aspectos, e, agora, aqueles exames de ressonância pareciam provar isso de maneira concreta.

Meu cérebro estava radiante! Ao menos dentro da minha mente.

— Comecei esse experimento todo querendo o cérebro de um monge — falei, descrevendo os estudos que eu tinha lido a respeito de meditadores cujos lobos pré-frontais se acendiam em exames de ressonância magnética.

– Se você quer o cérebro de um monge, está indo na direção certa – falou Andy com um sorriso.

Fiquei radiante.

– Como você sabe disso?

– Em nossos outros estudos, vimos alterações no tálamo e no lobo frontal, as que você está exibindo agora – disse ele.

Eu tinha ensinado alguns novos truques ao meu velho cérebro.

– Quer dizer que estou parecida com um monge?

– Sim – falou minha brilhante, cheia de compaixão e respeitada autoridade em espiritualidade e cérebro. – Você está parecida com um monge. Ao menos, com base nos nossos dados.

Eu estava empolgadíssima.

Tinha passado um ano me voltando para dentro de mim mesma, e, agora, era hora de sair para o mundo com confiança, em vez de medo, gratidão infinita, em vez de pânico, e um coração cheio de compaixão, que eu esperava compartilhar.

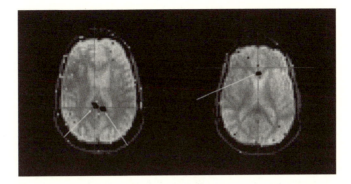

Estas imagens de ressonância magnética funcional comparam a tentativa inicial de realização da meditação da compaixão com um período de descanso. Durante a meditação da compaixão, os exames de RM mostram um fluxo sanguíneo cerebral (FSC) aumentado no cingulado posterior (área com duas setas curtas) e um FSC reduzido no cingulado anterior (área com a seta comprida). Estudos sobre o amor romântico e incondicional revelaram alterações nessas áreas, que, segundo o que vem se provando, estão envolvidas com a emoção do amor e parecem também estar presentes na meditação da compaixão. Com os resultados de apenas uma pessoa realizando essa prática, não podemos dizer se essas descobertas são realmente válidas, mas elas são interessantes.

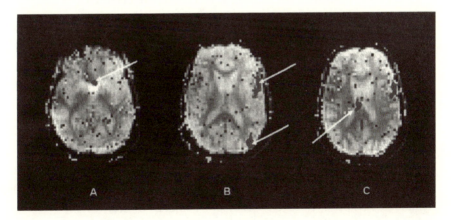

Os exames de varredura feitos após oito semanas de prática da meditação da compaixão mostraram um FSC reduzido no cingulado anterior (seta em A). Há também uma atividade maior no parietal posterior esquerdo (seta de baixo em B), no frontal inferior esquerdo (seta de cima em B) e no tálamo direito (seta em C). Essas descobertas ilustram como o cérebro é ativado de forma diferente após oito semanas de treinamento de meditação em comparação à atividade cerebral inicial durante a primeira prática de meditação. Parece haver um efeito de treinamento tal que mais áreas são afetadas após oito semanas de treinamento de meditação.

Fonte: *Dr. Andrew Newberg, Myrna Brind Center of Integrative Medicine, Thomas Jefferson University.*

Agradecimentos

Agradeço a todos os meus sábios e generosos professores e terapeutas.

Agradeço a todos os meus incríveis amigos que têm sido meus professores e terapeutas há décadas. Alguns de vocês são mencionados neste livro; todos têm um lugar no meu coração.

Agradeço a minha excelente agente, Elizabeth Kaplan, pelo seu apoio, sábio aconselhamento e pelos lenços de papel.

Agradeço a Leslie Meredith, minha brilhante editora. Eu abri meu coração e você tomou conta dele de um modo maravilhoso.

Agradeço a vocês todos, tão talentosos, da Free Press.

Agradeço a Linda e Jules por me suprir com uma casa segura, amor e bolo de chocolate de Toblerone.

Agradeço ao tio Nathan e à prima Priscilla, que demonstraram somente amor por mim.

Agradeço a tia Nettie, minha segunda mãe.

Agradeço à insubstituível Dra. Roberta Jaeger, que vive em mim para sempre.

Agradeço a Gina, meu Buda de sete metros de altura.

Agradeço a Mamie, Louise e Terry por projetarem luz.

Agradeço a Betty. Você tem cuidado da minha mãe com tanta compaixão e dignidade.

Agradeço às minhas famílias Warner e Lipsett. Agradeço a Mike e Annie, Courtney, Keri e Molly. Agradeço aos doutores Andrew Newberg, Bobby e os alunos do Lama Tsondru, James DeBoer, Sam Ryder, Tamah e Mike, Tina Gombar, Linda Kurtz, Alana Kornfeld, Dr. Shari Medonick, Dr. Richard Koehler, Dr. Frank Lipman, Lisa Ravetto, Karen Brown, Sheryl Moller, Yves Darif, Lee Kravitz,

Agradecimentos

Lisa Stoffer, Jim Hardy e todas as excelentes pessoas na Steere House e na Hallworth House.

Agradeço a Stephen Batchelor por sua bela tradução de *A Guide to the Bodhissattva's Way of Life*, e à madre beneditina Elaine Dillhunt, por seu excelente artigo sobre os irmãos Linn, "Healing Your Painful Memories".

Agradeço a Ranya e a Suzanne por nossa maravilhosa aventura que me levou a Tulsa e além!

Agradeço a Therese Borchard, que pavimentou o caminho para eu falar abertamente sobre doenças mentais.

Agradeço a Sonia por me ajudar a formar uma família.

Agradeço a Judy, que está sempre pronta para uma aventura, com ou sem Dolma.

Agradeço a Anna, por ser minha mãe tibetana, colega de quarto bagunceira e fonte de inspiração. Um grande abraço, sempre.

Agradeço a Patty por me trazer leveza, amor e um vislumbre do nirvana.

Agradeço a Anne e Monica, minhas companheiras de estrada e queridas amigas.

Agradeço a Meg, que reapareceu alegremente na minha vida no momento certo, com os recursos certos.

Agradeço a Peggy, que leu este livro e me inspirou em um momento crucial.

Agradeço a Liz, por seu companheirismo e insights na estrada para a iluminação.

Agradeço a meu irmão e a minha irmã por caminharem comigo.

Agradeço a Barbara, a melhor leitora que eu poderia ter. Você esteve comigo pela primeira vez, há quarenta e cinco anos, e a segunda, quando revivi aquela vida para este livro. Espero que estejamos juntas na próxima vez, onde quer que seja.

Agradeço a Jimmy, que salvou minha alma.

Agradeço a Max e Jack, que a fizeram se elevar.

Agradeço a Mickey, onde quer que você esteja.

Agradeço a Paul e Riva. Amo vocês.

E agradeço a todos que sempre me perguntam: "Como vai sua mãe?" Ou simplesmente: "Como vai você?"

Apêndice: o Plano de Priscilla

1. **Comece devagar.** Sua Santidade, o Dalai-Lama, aconselha as pessoas a começarem a prática meditando de cinco a dez minutos por dia. Eu constatei que vinte minutos diários são um objetivo realista e gerenciável. Participar de um retiro é uma experiência maravilhosa, mas há muitas formas de criar minirretiros em nossa vida cotidiana, momentos de calma em todas as circunstâncias.
2. **Encontre um caminho interno.** Os exercícios de visualização com imagem guiada de Belleruth Naparstek me levaram a um local seguro que jamais sonhei poder acessar sozinha. Aprendi como é ficar imóvel e sentir-se em paz, mesmo que por um momento. Então sabia aonde queria ir, repetidas vezes.

    Há inúmeras maneiras de ficar imersa em uma experiência que não exija ou estimule o pensamento. Fazer isso lhe facilitará a entrada em um estado meditativo. A quietude da natureza sempre me empurra na direção certa. Tirar fotos e fazer vídeos faz com que eu me concentre intensamente no balanço do capim alto e na chuva caindo; tudo o mais perde a força.

    Yongey Mingyur Rinpoche me ensinou a meditar com os olhos abertos. Tente fazer isso, concentrando sua atenção em qualquer coisa: de um vaso de flores ao chão do ônibus no qual esteja preso durante um engarrafamento. Não seja severo consigo mesmo

Apêndice: o Plano de Priscilla

quando sua lista da feira ou o chefe irritado aparecer na sua mente. Como ensina Sharon Salzberg, "Sempre podemos começar novamente". E, se quiser contemplar algo surpreendente, procure o DVD *Robert Sach's Mandala* (disponível on-line).

3. **Dica de música.** Iniciei minha aventura na meditação ouvindo os solos de piano profundos e meditativos de Dustin O'Halloran. Sempre que coloco esse CD no meu carro, o tráfego flui e as buzinas são silenciadas. Ao menos na minha mente. E também, é claro, há Krishna Das, meu terapeuta da alegria.

4. **Encontre um mestre.** Navegue na internet e investigue os CDs de meditação ou downloads que podem lhe guiar nessa prática quando você precisar de ajuda. Para minha pesquisa com o Dr. Newberg, ouvi a meditação da compaixão de Sharon Salzberg, *Guided Meditations for Love and Wisdom — 14 Essential Practices*. Ter alguém sussurrando no seu ouvido é uma experiência muito íntima. Escolha seu parceiro com cuidado.

5. **Ouça as palestras sobre o darma.** Meu website favorito é www.dharmaseed.org, que traz vários mestres com diferentes estilos de ensinar. E, por favor, faça uma doação. Todos os professores com os quais estudei têm websites, livros e vídeos.

6. **Desacelere e fique em silêncio.** Encontre um tempo e um lugar em sua vida aonde possa se retirar, se refazer e se rejubilar. Eu medito em qualquer lugar, sempre que tenho tempo. Alguns acham que ajuda a manter uma certa rotina. Se quiser, crie um santuário particular. Mas, se mantiver os olhos e ouvidos abertos, você ficará surpreso com os locais e momentos sagrados que vão aparecer subitamente em sua vida.

7. **Tente ser bom.** Primeiro tente consigo mesmo, e depois com os outros.

Por favor, visite meu website e minha página no Facebook para compartilhar suas ferramentas favoritas para meditação e cura.

Nota: A terapia Trager, a terapia da Experiência Somática e a EMDR foram ferramentas essenciais para mim, à medida que minha prática se intensificava. Os websites deles estão na seção de Fontes.

Bibliografia

Batchelor, Stephen (tradutor). *A Guide to the Bodhisattva's Way of Life*. Dharmasala, Índia: Library of Tibetan Works and Archives, 1979.

Begley, Sharon. *Train Your Mind, Change Your Brain: How a New Science Reveals Our Extraordinary Potential to Transform Ourselves*. Nova York: Ballantine Books, 2007.

Bonanno, George. *The Other Side of Sadness: What the New Science of Bereavement Tells Us About Life After Loss*. Nova York: Basic Books, 2009.

Boorstein, Sylvia. *Happiness Is an Inside Job: Practicing for a Joyful Life*. Nova York: Ballantine Books, 2008.

_____. *That's Funny, You Don't Look Buddhist: On Being a Faithful Jew and a Passionate Buddhist*. Nova York: HarperOne, 1998.

Brach, Tara. *Radical Acceptance: Embracing Your Life with the Heart of a Buddha*. Nova York: Bantam, 2004.

Carlebach, Shlomo. *Lamed Vav: A Collection of the Favorite Stories of Rabbi Shlomo Carlebach*. Brookline, Massachusetts: Israel Book Shop, 2004.

Chödrön, Pema. *The Places That Scare You: A Guide to Fearlessness in Difficult Times*. Boston: Shambhala, 2005.

_____. *When Things Fall Apart: Heart Advice for Difficult Times*. Boston: Shambhala, 2002.

Dalai-Lama e Victor Chan. *The Wisdom of Forgiveness*. Nova York: Riverhead Trade, 2005.

Dalai-Lama e Nicholas Vreeland. *An Open Heart: Practicing Compassion in Everyday Life*. Boston: Back Bay Books, 2002.

Das, Krishna. *Chants of a Lifetime: Searching for a Heart of Gold*. Carlsbad, Califórnia: Hay House, 2011.

Forrest, Margot Silk, e Francine Shapiro. *EMDR: The Breakthrough Therapy for Overcoming Anxiety, Stress and Trauma*. Nova York: Basic Books, 1997.

Bibliografia

Frederick, Ann, e Peter Levine. *Waking the Tiger: Healing Trauma – The Innate Capacity to Transform Overwhelming Experiences.* Berkeley, Califórnia: North Atlantic Books, 1997.

Gerstein, Mordicai. *The Mountains of Tibet.* Nova York: HarperCollins, 1989.

Hafiz, e Daniel Ladinsky. *The Gift – Poems by Hafiz, the Great Sufi Master.* Nova York: Penguin Compass, 1999.

Hanh, Thich Nhat. *Taming the Tiger Within: Meditations on Transforming Difficult Emotions.* Nova York: Riverhead Trade, 2005.

_____. *No Death, No Fear: Comforting Wisdom for Life.* Nova York: Riverhead, 2003.

Hoffman, Yoel. *Japanese Death Poems: Written by Zen Monks and Haiku Poets on the Verge of Death.* Rutland, Vermont: Tuttle, 1998.

Jacobson, Simon. *Toward a Meaningful Life, New Edition: The Wisdom of the Rebbe Menachem Mendel Schneerson.* Nova York: Harper Paperbacks, 2004.

Kaplan, Aryeh. *Jewish Meditation: A Practical Guide.* Nova York: Schocken, 1995.

_____. *Outpouring of the Soul: Rabbi Nachman's Path in Meditation.* Jerusalém: Breslov Research Institute, 1980.

Kornfield, Jack. *Meditation for Beginners.* Louisville, Colorado: Sounds True, 2008.

_____. *A Path with Hearth: A Guide Through the Perils and Promises of a Spiritual Life.* Nova York: Bantam, 1993.

Liskin, Jack. *Moving Medicine: The Life and Work of Milton Trager, M.D.* Barrytown, Nova York: Station Hill Press, 1996.

Naparstek, Belleruth. *Invisible Heroes: Survivors of Trauma and How They Heal.* Nova York: Bantam, 2005.

Newberg, Andrew e Mark Waldman. *How God Changes Your Brain: Breakthrough Findings from a Leading Neuroscientist.* Nova York: Ballantine Books, 2010.

_____. *Born to Believe: God, Science, and the Origin of Ordinary and Extraordinary Beliefs.* Nova York: Free Press, 2007.

_____. *Why We Believe What We Believe: Uncovering Our Biological Need for Meaning, Spirituality and Truth.* Nova York: Free Press, 2006.

Parnell, Laurel. *Transforming Trauma: EMDR: The Revolutionary New Therapy for Freeing the Mind, Clearing the Body, and Opening the Heart.* Nova York: Norton, 1998.

Ricard, Matthieu. *Why Meditate: Working with Thoughts and Emotions.* Traduzido por Sherab Chodzin Kohn. Carlsbad, Califórnia: Hay House, 2010.

Rinpoche, Yongey Mingyur, e Eric Swanson. *Joyful Wisdom: Embracing Change and Finding Freedom.* Nova York: Three Rivers Press, 2010.

_____. *The Joy of Living: Unlocking the Secret and Science of Happiness.* Nova York: Three Rivers Press, 2008.

Salzberg, Sharon. *Real Happiness.* Nova York: Workman Publishing, 2011.

_____. *Faith: Trusting Your Own Deepest Experience.* Nova York: Riverhead, 2003.

Sambhava, Padma, e Robert Thurman. *The Tibetan Book of the Dead (The Great Book of Natural Liberation Through Understanding in the Between).* Nova York: Bantam Books, 1993.

Scaer, Robert. *The Body Bears the Burden: Trauma, Dissociation, and Disease.* Nova York: Haworth Medical Press, 2007.

_____. *The Trauma Spectrum: Hidden Wounds and Human Resiliency.* Nova York: Norton, 2005.

Thompson, Margaret. *Rebirth into Pure Land: A True Story of Birth, Death and Transformation.* Editado por Robert Sachs. San Luis Obispo, Califórnia: Diamond Way Ayurveda, 1994.

Trungpa, Chögyam. *Smile at Fear: Awakening the True Heart of Bravery.* Boston: Shambhala, 2010.

Fontes

Visite estes websites para saber mais e encontrar um profissional:

"**EMDR** é uma abordagem de psicoterapia integrativa baseada na teoria de que muitas das psicopatologias se devem a experiências traumáticas ou eventos perturbadores, que resultam na deficiência da habilidade inata do indivíduo para processar e integrar tais experiências no sistema nervoso central." – **www.emdria.org**

"Ao utilizar movimentos suaves, não invasivos e naturais, a abordagem **Trager** ajuda os clientes a liberar padrões mentais e físicos profundamente enraizados e facilitar o relaxamento profundo, o aumento da mobilidade física e a clareza mental." – **www.trager.com**

"**Experiência Somática** é uma terapia que restaura a autorregulação e devolve uma sensação de alívio, relaxamento e integração a indivíduos traumatizados que perderam esses preciosos dons." – **www.traumahealing.com**